U0143227

名家通识讲座书系

俄罗斯文化十五讲

□ 任光宣 著

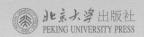

北京大学出版社
PEKING UNIVERSITY PRESS

图书在版编目（CIP）数据

俄罗斯文化十五讲/任光宣著.—北京：北京大学出版社，2007.11
（名家通识讲座书系）
ISBN 978 - 7 - 301 - 12228 - 0

Ⅰ.①俄…　Ⅱ.①任…　Ⅲ.①俄罗斯—世界　Ⅳ.①R-091

中国版本图书馆 CIP 数据核字（2007）第 080718 号

书　　　　名	俄罗斯文化十五讲
	ERLUOSI WENHUA SHIWUJIANG
著作责任者	任光宣　著
责 任 编 辑	艾　英
标 准 书 号	ISBN 978 - 7 - 301 - 12228 - 0
出 版 发 行	北京大学出版社
地　　　　址	北京市海淀区成府路 205 号　　100871
网　　　　址	http://www.pup.cn　新浪微博：@北京大学出版社
电 子 信 箱	pkuwsz@ 126.com
电　　　　话	邮购部 010 - 62752015　发行部 010 - 62750672
	编辑部 010 - 62756467
印 　刷 　者	三河市北燕印装有限公司
经 　销 　者	新华书店
	965 毫米×1300 毫米　16 开本　25.25 印张　410 千字
	2007 年 11 月第 1 版　2023 年 1 月第 8 次印刷
定　　　　价	69.00 元

《名家通识讲座书系》
编审委员会

《名家通识讲座书系》总序

本书系编审委员会

《名家通识讲座书系》是由北京大学发起，全国十多所重点大学和一些科研单位协作编写的一套大型多学科普及读物。全套书系计划出版100种，涵盖文、史、哲、艺术、社会科学、自然科学等各个主要学科领域，第一、二批近50种将在2004年内出齐。北京大学校长许智宏院士出任这套书系的编审委员会主任，北大中文系主任温儒敏教授任执行主编，来自全国一大批各学科领域的权威专家主持各书的撰写。到目前为止，这是同类普及性读物和教材中学科覆盖面最广、规模最大、编撰阵容最强的丛书之一。

本书系的定位是"通识"，是高品位的学科普及读物，能够满足社会上各类读者获取知识与提高素养的要求，同时也是配合高校推进素质教育而设计的讲座类书系，可以作为大学本科生通识课（通选课）的教材和课外读物。

素质教育正在成为当今大学教育和社会公民教育的趋势。为培养学生健全的人格，拓展与完善学生的知识结构，造就更多有创新潜能的复合型人才，目前全国许多大学都在调整课程，推行学分制改革，改变本科教学以往比较单纯的专业培养模式。多数大学的本科教学计划中，都已经规定和设计了通识课（通选课）的内容和学分比例，要求学生在完成本专业课程之外，选修一定比例的外专业课程，包括供全校选修的通识课（通选课）。但是，从调查的情况看，许多学校虽然在努力建设通识课，也还存在一些困难和问题：主要是缺少统一的规划，到底应当有哪些基本的通识课，可能通盘考虑不够；课程不正规，往往因人设课；课量不足，学生缺少选择的空间；更普遍的问题是，很少有真正适合通识课教学的教材，有时只好用专业课教材替代，影响了教学效果。一般来说，综合性大学这方面情况稍好，其他普通的大学，特别是理、工、医、农类学校因为相对缺少这方面的教学资源，加上很少有可供选择的教材，开设通识课的困难就更大。

这些年来，各地也陆续出版过一些面向素质教育的丛书或教材，但无论数量还是质量，都还远远不能满足需要。到底应当如何建设好通识课，使之能真正纳入正常的教学系统，并达到较好的教学效果？这是许多学校师生普遍关心的问题。从2000年开始，由北大中文系主任温儒敏教授发起，联合了本校和一些兄弟院校的老师，经过广泛的调查，并征求许多院校通识课主讲教师的意见，提出要策划一套大型的多学科的青年普及读物，同时又是大学素质教育通识课系列教材。这项建议得到北京大学校长许智宏院士的支持，并由他牵头，组成了一个在学术界和教育界都有相当影响力的编审委员会，实际上也就是有效地联合了许多重点大学，协力同心来做成这套大型的书系。北京大学出版社历来以出版高质量的大学教科书闻名，由北大出版社承担这样一套多学科的大型书系的出版任务，也顺理成章。

编写出版这套书的目标是明确的，那就是：充分整合和利用全国各相关学科的教学资源，通过本书系的编写、出版和推广，将素质教育的理念贯彻到通识课知识体系和教学方式中，使这一类课程的学科搭配结构更合理，更正规，更具有系统性和开放性，从而也更方便全国各大学设计和安排这一类课程。

2001年底，本书系的第一批课题确定。选题的确定，主要是考虑大学生素质教育和知识结构的需要，也参考了一些重点大学的相关课程安排。课题的酝酿和作者的聘请反复征求过各学科专家以及教育部各学科教学指导委员会的意见，并直接得到许多大学和科研机构的支持。第一批选题的作者当中，有一部分就是由各大学推荐的，他们已经在所属学校成功地开设过相关的通识课程。令人感动的是，虽然受聘的作者大都是各学科领域的顶尖学者，不少还是学科带头人，科研与教学工作本来就很忙，但多数作者还是非常乐于接受聘请，宁可先放下其他工作，也要挤时间保证这套书的完成。学者们如此关心和积极参与素质教育之大业，应当对他们表示崇高的敬意。

本书系的内容设计充分照顾到社会上一般青年读者的阅读选择，适合自学；同时又能满足大学通识课教学的需要。每一种书都有一定的知识系统，有相对独立的学科范围和专业性，但又不同于专业教科书，不是专业课的压缩或简化。重要的是能适合本专业之外的一般大学生和读者，深入浅出地传授相关学科的知识，扩展学术的胸襟和眼光，进而增进学生的人格素养。本书系每一种选题都在努力做到入乎其内，出乎其外，把学问真正做活了，并能加以普及，因此对这套书作者的要求很高。我们所邀请的大都是那些真正有学术建树，有良好的教学经验，又能将学问深入浅出地传达出来的重量级学者，是请"大家"来讲"通识"，所以命名为《名家通识讲座书系》。其意图就是精选名校名牌课程，实现大学教学资源共享，让更多的学子能够通过这套书，亲炙名家名师课堂。

本书系由不同的作者撰写，这些作者有不同的治学风格，但又都有共同的追求，既注意知识的相对稳定性，重点突出，通俗易懂，又能适当接触学科前沿，引发跨学科的思考和学习的兴趣。

本书系大都采用学术讲座的风格，有意保留讲课的口气和生动的文风，有"讲"的现场感，比较亲切、有趣。

本书系的拟想读者主要是青年，适合社会上一般读者作为提高文化素养的普及性读物；如果用作大学通识课教材，教员上课时可以参照其框架和基本内容，再加补充发挥；或者预先指定学生阅读某些章节，上课时组织学生讨论；也可以把本书系作为参考教材。

本书系每一本都是"十五讲"，主要是要求在较少的篇幅内讲清楚某一学科领域的通识，而选为教材，十五讲又正好讲一个学期，符合一般通识课的课时要求。同时这也有意形成一种系列出版物的鲜明特色，一个图书品牌。

我们希望这套书的出版既能满足社会上读者的需要，又能够有效地促进全国各大学的素质教育和通识课的建设，从而联合更多学界同仁，一起来努力营造一项宏大的文化教育工程。

目录

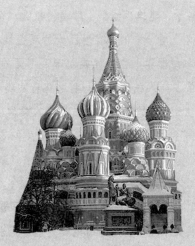

作者的话

俄罗斯当代著名的电影导演A．康恰洛夫斯基在他最近完成的一部电视系列片《文化——这就是命运》的前言中写道："文化——是一种复杂的、历史地发展着的社会现象。由于文化囊括人的活动所有方面，人的理性和情感，因此文化是人类生活的一个不可分割的本质属性。生活中任何一个领域——无论是家庭还是教育，经济还是政治，艺术还是伦理——离开文化都是不可能的。"

康恰洛夫斯基言之有理，文化的确囊

括人类活动的方方面面，并且任何文化现象都带着人的劳动、智慧和才能的印记。然而，"文化"是一个十分广泛的、甚至包罗万象的概念。从广义讲，文化几乎包括与"文明"有关的一切现象，是人类的生活和活动的总和；从狭义看，它是指一个民族的精神财富，如语言、文学、哲学、宗教、教育、科学、建筑、绘画、雕塑、音乐，等等。因此，无论从广义上还是从狭义上看，文化都有着巨大的涵盖性和包容性。此外，在人类历史的长河中，世界上各个民族创造了不同的文化历史类型。

俄罗斯文化是俄罗斯人民创造的一种文化历史类型，由俄罗斯民族意识的独特结构所决定，它是俄罗斯人民献给人类文明的一个"成熟的果实"，以其丰富的精神内涵和独具一格的文化品位屹立于世界文化之林。我们把俄罗斯文化介绍给广大的学生，是让他们走进俄罗斯文化的海洋，领略俄罗斯文化的风采和魅力。但俄罗斯文化内容太多太多，不是一本《俄罗斯文化十五讲》所能囊括和涵盖的。作者只是撷取了近千年来俄罗斯文化发展史中几个重要的时期和一些有代表性的文化现象进行介绍，希望大学生从本书中不但可以了解到俄罗斯文化的一些问题和现象，而且可以触摸到俄罗斯文化发展的历史脉络，认识俄罗斯文化的特征和内涵，从而对俄罗斯文化有一种总体概念和把握。

我在多年的俄罗斯文学的教学和研究中，深深感到俄罗斯文化的深厚底蕴，认识到俄罗斯文化在俄罗斯民族历史发展中的地位和作用，以及俄罗斯文化为世界文明发展做出的巨大贡献。因此，我早就产生了要写写俄罗斯文化的想法。恰逢丛书主编温儒敏先生约我撰写《俄罗斯文化十五讲》一书，于是我愉快地答应了。俄罗斯文化内容十分丰富，涉及的知识面甚广，由于作者的知识水平有限，因此书中可能会有这样或那样的不足乃至谬误，欢迎广大读者提出宝贵意见，以便及时补充和更正。

任光宣

2006年夏于北京大学燕北园

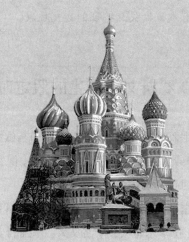

俄罗斯文化概述

你又贫瘠，你又富饶，
你又衰弱，你又强盛，
俄罗斯，我的母亲！

——H. 涅克拉索夫

　　每个民族都有自己的文化，每个民
族的文化都是由本民族在自己的历史发
展长河中创造的。俄罗斯文化是俄罗斯
人民创造的，是俄罗斯民族生活方式的
记忆，是俄罗斯人民的精神财富。

　　俄罗斯民族的生活方式经过长期的

历史积淀，最终形成俄罗斯民族的精神传统和精神财富——俄罗斯文化。因此，俄罗斯文化是俄罗斯民族的生活方式在其劳动和传统中的积淀，是俄罗斯人的精神创作的体现。俄罗斯文化有着文化类型的丰富内容、文化流派的千差万别、文化活力的种种表现、文化发展的不同形态，总而言之是一种具有俄罗斯民族特征的文化现象。

一　俄罗斯文化诞生的假定时间

俄罗斯文化是什么时候形成的？这首先要回答俄罗斯民族是什么时候形成的。因为俄罗斯文化是俄罗斯人民创造的，俄罗斯文化的形成与俄罗斯民族的形成时代密切相关。

俄罗斯人属于东斯拉夫人，俄罗斯民族是在古代维亚迪奇人、波里安人、克里维奇人、拉季米奇人、斯洛文人、塞维利安人以及其他一些部族定居和聚居的地域上渐渐形成的。在此过程中，一些非斯拉夫部族也先后加入进来，形成了最早的俄罗斯民族。但是，俄罗斯民族究竟形成于什么时代，这在俄罗斯史学界尚无定论，甚至是众说纷纭，莫衷一是。一方面这是由于各种史料的矛盾以及史学家们的假想矛盾所致，另一方面，恐怕更主要的是因为一个民族的形成时间本身就是难以确定的。俄罗斯文化史学家С．别列维坚采夫对此曾经作了一个很好的比喻，他说："一个民族的产生可以与一个孩子的诞生相比。受孕是个秘密……婴儿要在母亲的肚子里呆好长时间……但肚里的孩子已经有了，他在成长，他的心脏在跳动——他有生命，只不过没有来到世上而已。终于，他的诞生带来了欢乐。任何民族的产生就是如此。大多数民族的产生就像其最初几个世纪的存在一样，——是神秘莫测的，因为它们处在历史的肚子里。但是他们已经生活着、劳动着、打仗作战、追求某些目标……可每个民族登上历史舞台的时候已经是作为一个成型的、独具一格的机体。"[1]别列维坚采夫把一个民族的形成与女人受孕、婴儿在母体的成长和诞生过程相比是十分有趣和形象的，这不但形象地说明一个民族从"受孕"到"诞生"要有一个漫长的历史过程，而且还可以缓解史学家们关于一个民族具体形成于什么时代的争论，因为谁也不能确切知道一个民族究竟在什么时候"受孕"，"受孕"后又经历了多久才"诞生"。俄罗斯民族的形成就是如此，因此很难确定俄罗斯民族形成的具体时间。

　　既然俄罗斯文化的创造者——俄罗斯民族的形成时间难以确定，那么俄罗斯文化的产生时间也同样难以确定。有的俄罗斯文化学者认为，俄罗斯文化作为一种独具一格的文化现象，是从公元 10 世纪基辅罗斯开始的，确切说是从"罗斯受洗"后产生的，基辅罗斯时期文化是俄罗斯文化的源头和根基。但是，也有些俄罗斯文化研究者不同意这种看法，认为俄罗斯文化的历史十分悠久，应追溯到古斯拉夫民族历史的源头，追溯到斯拉夫文化历史类型的板块[2]。这两种看法都各有道理，但都是学者们的假定和推测，因为任何一个民族的历史和文化的开始时期都具有一种假定性。诚如俄罗斯著名学者利哈乔夫院士所说："文化本身并不知道自己开始的日期，正如各个民族、部族、居民也不知道自己确切的开始日期一样。所有的开始纪念日通常都是假定的。"[3]因此，利哈乔夫就给俄罗斯文化订出一个假定的诞生时间。他说："如果说到俄罗斯文化开始的假定日期，那么，根据我自己的理解，我认为公元 988 年是最有根据的。应不应该把这个纪念日往前推，追溯到历史的深处？我们需不需要一个两千年的或一千五百年前的日期？以我们在艺术的各个领域里取得的世界级成就，这样做未必能够抬高俄罗斯文化。主要的是看东斯拉夫民族为世界文化所作的贡献，在近一千年所作的贡献。其余的东西——只是一种假定的价值。"[4]利哈乔夫把公元 988 年视为俄罗斯文化诞生的假定日期，是有其道理的。因为公元 988 年"罗斯受洗"是俄罗斯历史发展的重大事件，"罗斯受洗"后俄罗斯文化告别了自己的多神教文化，获得了新的思想、内容、形式和维度，开始了一个全新的发展时代。利哈乔夫的这种认识在俄罗斯文化史学界很有影响，并且成为许多人考察俄罗斯文化开始的一个依据。

二 俄罗斯文化是一种混合型文化

俄罗斯人民在自己的历史发展过程中创造出自己的文化——俄罗斯文化。俄罗斯文化在世界文化格局中占有引人注目的地位，并且为世界文化发展做出了较大的贡献。我们说俄罗斯文化对世界文化发展的贡献较大，这是符合历史事实的。因为由于每个民族在整个人类发展中的地缘政治、地域特征、宗教信仰、历史命运等方面的不同，他们的文化发展水平及其为整个世界文化所做的贡献是有所不同的。有的民族文化在世界文化中占据的地位较高、分量较大，对世界文化的贡献大一些；有的民族文化在世界文化中占据的地位较低、分量较小，贡献小一些。这是完全正常和自然的现象。对于这一点，季羡林先生有过十分精辟的论述。他说："我是主张文化产生多元论的。世界上任何民族，不论大小，都能产生文化，都对人类总体文化有贡献。但是，各民族产生的文化，在质和量上，又各自不同，甚至有极大的悬殊，这是历史事实，不承认这一点，不是实事求是的态度，不是科学的态度。"[5] 此外，每个民族文化的类型是不同的，走过的历史道路不同，有自己的独具一格的特征，有自己的发展方向和目标，对世界文明的贡献内容也有所不同。从

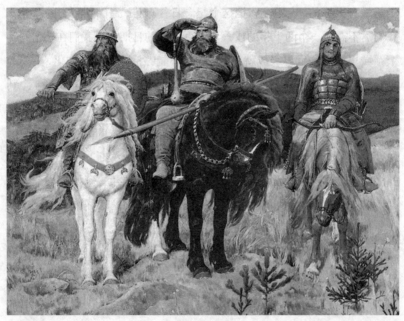

瓦斯涅佐夫：《三勇士》，1898

人类文明历史上看，希腊人在美学领域的贡献较大，罗马人在法律和政治领域积累了较为丰富的经验，而犹太人和印度人在宗教领域的成绩有目共睹，中国人在哲学和科学领域的成就令世人惊叹，俄罗斯人则以其独具一格的欧亚文化丰富了世界文化宝库。

俄罗斯文化在世界文化中是一种独特的文化历史类型，走过自己特殊的发展道路，但俄罗斯文化像世界上任何一种其他的民族文化一样，它的形成和发展不是孤立的，而处在与世界上其他民族文化的交流和往来之中，是与其他民族文化互相交融、互相借鉴的结果。俄罗斯文化不是在文化孤岛上形成和发展的，它自始自终受到来自其他民族文化的影响，并与世界上其他民族的文化积极交流，吸取其他民族文化的精华和营养，不断丰富和充实自己，形成一种既继承本民族文化的传统、又积极吸收外来文化的一种多样化的混合型文化，成为全人类精神文化遗产的一个组成部分。

俄罗斯文化在其历史发展过程中受到世界上许多民族文化的影响。一方面俄罗斯与西方民族，尤其与希腊、意大利、德国、法国、荷兰等西欧国家的文化进行交流，深受其影响。这种影响不仅表现在社会思想、宗教信仰等方面，而且反映在文学、建筑、音乐、绘画、雕塑、芭蕾舞、舞台艺术等领域；另一方面，俄罗斯又与东方各民族，尤其与拜占庭、波斯、印度、蒙古－鞑靼、中国等东方国家进行文化往来，吸收了东方文化的许多成分。在 20 世纪末，俄罗斯文化还受到美国文化的强劲影响。

俄罗斯文化接受的西方文化影响我们会在以后陆续谈到，俄罗斯接受东方文化的影响，主要是接受拜占庭文化的影响。俄罗斯与拜占庭的文化往来，俄罗斯文化受拜占庭文化的影响，我们将在下一讲予以比较详细的介绍。俄罗斯除受拜占庭文化影响以外，也受到亚洲其他民族文化的影响。由于俄罗斯受到蒙古鞑靼人近250多年的奴役，因此被迫接受了东方游牧民族文化的影响。比如，历史学家和民族志家Э.哈拉－达尔万指出，俄罗斯政治文化的基础是在蒙古鞑靼奴役时期打下的。C.特鲁别茨科伊也认为俄罗斯沙皇是蒙古可汗的"继承人"。比如，俄罗斯沙皇吸收了蒙古人的外交谈判礼仪，俄罗斯贵族学蒙古人的带着鹰和猎狗打猎的方式，俄语里有关钱币和税收方面的许多词汇来自蒙古－鞑靼语，俄罗斯沙皇从全国美女中选皇后的做法来自东方国家习俗，等等。此外，有的欧亚文化论者还论证俄罗斯人的一种心理类型形成与图兰成分进入俄罗斯文化有关。俄罗斯与亚洲其他国家和地区的接触和往来也有着十分悠久的历史。据考证，罗斯人很早就与亚洲有着广泛的商务往来。基辅罗斯的弗拉基米尔（？—1015）大公执政时期（980—1015），罗斯才开始铸制自己的金币和银币。但在俄罗斯城市的考古挖掘中发现有公元699年铸造的东方国家钱币，这说明早在7世纪在罗斯就有东方银币的流通。其实，俄罗斯与东方国家的往来不仅始于7世纪，还可以追溯到远古罗斯的多神教时代。俄罗斯当代民族志学家С.扎尔尼科夫在一部考察俄罗斯文化历史渊源的专著里得出结论，认为当今的印度人和斯拉夫人曾经有同一个发祥地和同一种语言——梵文，他还大胆地指出"罗斯"（Русь）一词来自梵文，意思是"神圣的、光明的"。此外，在苏联卫国战争期间，在俄罗斯偶然发现了一本《韦列斯书》[6]（大约创作于公元9世纪），这是"罗斯受洗"之前的一部文献，记述公元前两千年到公元前一千年的历史事件，其中有关于斯拉夫民族起源的资料。另一位俄罗斯斯拉夫文化研究者А.库拉科夫还指出，在《韦列斯书》中"提到别龙神、斯瓦洛格（达日博格之父——笔者注）和斯维亚托维特，这些神完全可以与印度的吠陀文献中的诸神相比较。吠陀研究者们认为，吠陀文献的诸神是俄罗斯多神教诸神的起源"[7]。还有学者发现，斯拉夫多神教诸神与古印度宗教诸神有相似之处，甚至名字都是近似的，如：斯拉夫多神教的雷神别龙（Перун）和吠陀文献中的云雨神波尔阇尼耶神（parjanya）。因此，有人认为古斯拉夫人的宗教更正确地应称为吠陀教，而不是多神教[8]。此外，如古罗斯多神教诸神也像东方民族的多神教诸神一样没有确切的面孔，古罗斯人对彼世的相信以及陪葬习俗与东方一些民族有相似或相近之处，俄语中一些词来自印欧语词汇，这些都表明作为俄罗斯文化前身的斯拉夫文化受到东方诸国文化的影响，吸收了其中一些成分和因素。

　　俄罗斯文化受到来自东西方文化的影响，吸收了东西方文化的成分，这是一个不争的事实，得到绝大多数俄罗斯文化研究者的认同。但对俄罗斯文化的地域归属问题,俄罗斯文化究竟是西方文化还是东方文化,在俄罗斯存在着不同的认识和看法,并且是俄罗斯文化史学界长期争论的一个问题。

有些俄罗斯文化史学家认为俄罗斯文化属西方文化。俄罗斯著名学者,科学院院士Д. 利哈乔夫是持这种观点的一位突出的代表。他认为俄罗斯文化属于西方文化,也就是他在《沉思俄罗斯》一书中所说的欧洲文化。利哈乔夫认为俄罗斯文化属于欧洲文化,是因为俄罗斯文化具备欧洲文化的特征。他指出欧洲文化有三大特征:第一,欧洲文化是一种个性文化;第二,欧洲文化是容易接受其他个性和文化的一种文化;最后,欧洲文化具有自由性,即欧洲文化是一种建立在创作的自我表现自由之上的文化。利哈乔夫还阐释了这三大特征之间的关系。他说,欧洲文化的个性、普适性和自由这三个基础是互为依存的,普适是个性的普适,个性的宽容是对异族文明的向往,由此产生出自由、内在自由的原则。俄罗斯文化正是具有欧洲文化的上述三大特征,因此在类型上属于欧洲文化。[9]耐人寻味的是,利哈乔夫还从俄罗斯学者对研究东方文化感兴趣这一点去佐证和解释俄罗斯文化的欧洲属性。他认为俄罗斯学者之所以对东方文化感兴趣,是因为他们是站在俄罗斯文化是欧洲文化这一点上并且从俄罗斯文化的欧洲属性出发的。他说:"在对东方和南方的关注上首先表现出了俄罗斯文化的欧洲性质。因为欧洲文化的特点正在于它开放地接受其他文化,对其他文化的整合、研究、保存和部分开发是开放的。"[10]当然,利哈乔夫并不否认拜占庭文化和亚洲游牧民族文化对俄罗斯的影响。他说:"通常俄罗斯文化被界定为介于欧洲和亚洲之间、西方和东方之间的文化,但是这个边缘地位只是从西方看俄罗斯的角度才体现出来的。实际上,亚洲的各游牧民族对以定居为生活方式的罗斯人的影响是微不足道的。拜占庭文化把自己的基督教性质给予罗斯,而斯堪的纳维亚给予罗斯的主要是一种军事部落体制。在俄罗斯文化的产生中,拜占庭和斯堪的纳维亚起了决定性作用……它们在古罗斯文化的创建中也具有决定的意义,是南方和北方,而不是东方和西方;是拜占庭和斯堪的纳维亚,而不是亚洲和欧洲。"[11]利哈乔夫基于自己对东西方概念的界定和对俄罗斯文化的这种分析,得出了俄罗斯

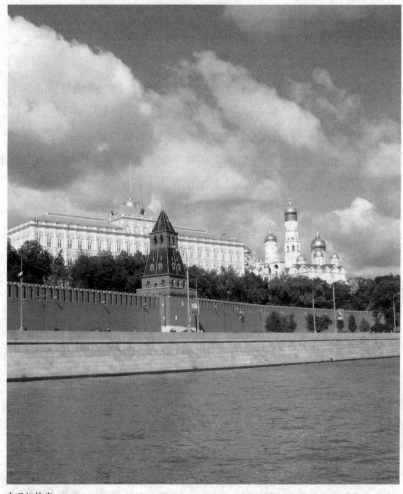

克里姆林宫

文化是欧洲文化的结论，但他不否定拜占庭文化的影响。他写道："我们是欧洲文化国家。基督教教会了我们习惯这种文化。与此同时我们还接受了拜占庭文化。"[12] 但他认为俄罗斯不是东方，俄罗斯文化也不是东方文化。

从利哈乔夫的上述论断可见，利哈乔夫承认"在俄罗斯文化的产生中，拜占庭和斯堪的纳维亚起了决定性作用"，但他依然认为俄罗斯文化属于欧洲文化，他的观点带有欧洲文化中心论的思想印记。

有的文化史学者对俄罗斯的东西方归属问题有另外的看法，他们认为俄罗斯既不属于西方也不属于东方，这种认识和看法在俄罗斯已经有

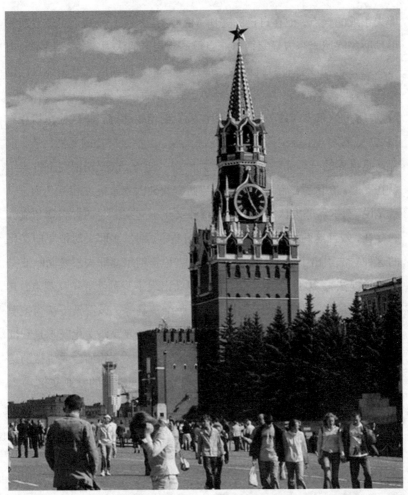

莫斯科红场上的斯巴斯克钟楼

一定的历史。早在 19 世纪，俄罗斯的著名思想家Ⅱ．恰达耶夫[13]在自己的论著《哲学书简》里，就对俄罗斯历史、俄罗斯文化等问题提出了自己的独特看法。他承认俄罗斯的一些区域与东方诸国接壤，但他认为"我们的心却不在那里，我们的生活不在那里，而且将永远不在那里"[14]，"我们生活在欧洲的东边，这是事实。然而我们却从来就不属于东方。东方有它自己的历史，这历史与我国的历史毫无共同之处"[15]。因此，他的结论是："我们既不属于西方，也不属于东方。我们既没有西方的传统，也没有东方的传统"[16]。恰达耶夫坚决反对把俄罗斯划入纯粹的西方或纯粹的东方。20 世纪俄罗斯著名的哲学家 H．别尔嘉耶夫也持与恰达耶夫相近的观点。他在自己的著作《俄罗斯思想》一书里，对俄罗斯和俄罗斯民族属于东方还是西方有自己的定位。他认为："俄罗斯不能把自己定为东方，从而使自己与西方对立起来；俄罗斯应当意识到自己也是西方，即是东西方；是两个世界的连接者，而不是分割者。"[17]他还说："世界历史的东方与西方两股之流在俄罗斯发生碰撞，并且处在相互作用之中。俄罗斯民族不是纯粹的欧洲民族，也不是纯粹的亚洲民族。俄罗斯是世界的一个完整部分，是巨大的东—西方，俄罗斯把两个世界结合在一起。在俄罗斯精神中，东方与西方两种因素永远在相互角力。"[18]就是说，别尔嘉耶夫认为在俄罗斯精神文化里有东方与西方因素和成分的存在，并且这两种因素和成分在互相斗争。别尔嘉耶夫对俄罗斯文化的这种看法引出了后来的欧亚主义观点(尽管别尔嘉耶夫不赞同欧亚文化这种提法)。20世纪20年代，在俄罗斯出现了一种欧亚主义观点，其代表人物是 H．特鲁别茨科伊、Π．萨维茨基等。该派人士认为俄罗斯是欧亚国家，俄罗斯文化是一种欧亚文化："俄罗斯文化既不是欧洲文化，也不是亚洲文化中的一种，也不属于二者成分的加合或机械的结合。它是一种与欧洲文化和亚洲文化对立的中间性质的欧亚文化。"[19]

如今，在俄罗斯文化史学界还有人认为俄罗斯"是一个介乎于东西方之间的国家"，并且从这种意义上讲，俄罗斯"注定要进行文明的选择，并由此产生社会历史不稳定这种危险"。[20]俄罗斯所处的这种地域状况和特征使得俄罗斯和俄罗斯文化总是处在十字路口，其选择时而偏向西方，时而偏向东方，而且在这种左右顾盼、来回"摇摆"中产生文化的困惑、矛盾乃至斗争。如今，俄罗斯文化依然在西方文化和东方文化之间"摇摆"，进行着文化的选择，恐怕这种"摇摆"和选择还会持续下去。

三 俄罗斯文化的主要特征

俄罗斯文化仅有近千年的历史，不要说与中国、印度、阿拉伯、亚速－巴比伦、埃及等亚洲和非洲文明古国的文化相比，就是与欧洲的希腊、罗马等国的文化相比，俄罗斯文化的历史也比较短。俄罗斯文化虽"起步晚"，但却"进步快"，它继承本民族文化的历史传统，积极吸收和借鉴东西方各民族文化的优点和长处，经过几个世纪的努力"追赶"，到了19世纪初已经达到相当高的水平，几乎与欧洲文化发展同步，成为世界文化大家庭中的一种具有明显俄罗斯特征的民族文化。

那么，俄罗斯文化究竟有哪些主要的特征呢？

第一，俄罗斯文化具有欧亚特征。俄罗斯文化既不是纯粹的西方文化，也不是纯粹的东方文化，而是一种具有"欧亚"特征和成分的文化。俄罗斯版图辽阔广大，土地广袤无垠，是一个横跨欧亚两大洲的国家。这种地理位置和地缘状况在很大的程度上影响并决定着俄罗斯文化的"欧亚"性质和特征。一方面，广袤的俄罗斯大地的统一构成俄罗斯文化发展的一个内部环境和条件，对俄罗斯人性格的形成和俄罗斯文化的发展产生影响；另一方面，广袤的俄罗斯疆土横跨欧亚大陆，这种地域位置让俄罗斯处在东方文明和西方文明之间，俄罗斯文化容易与西方文化和东方文化进行相互交流，接受东西方文化的精华。近千年的历史发展表明，俄罗斯文化是在欧亚两种文化双重影响下发展的，但它既不同于欧洲文化，也不属于亚洲文化，而是在与西方文化和东方文化共时性的和历时性的交流中，融合欧亚两大文化的一些成分和因素，形成自身文化的欧亚特征。

俄罗斯文化的"欧亚"特征表现在俄罗斯的社会构建、宗教信仰、民族性格、思维方式、生活习惯等方面。从国家体制看，俄罗斯的专制制度既不同于西方国家的绝对君主制，也不同于东方拜占庭式的专制君主制，而是一种带有欧亚文化特征的俄罗斯特有的专制制度——沙皇专治制度。我们知道，沙皇是一个与东方和西方都不同的对君主的称谓。在俄罗斯历史上，伊凡四世首次接受这种称谓，成为俄罗斯国家的最高元首。从宗教信仰看，俄罗斯民族信仰的是东正教。俄罗斯东正教虽然是西方基督教的一个分支，但它与基督教又有不同，其中有东方文化的因素和传统，甚至保留着东方多神教的某些祭祀仪式的痕迹。俄罗斯东正教是基督教传统与俄罗斯古代多神教传统的一种独具一格的结合，它是一种既有别于西方宗教，又有别于东方宗教（佛教和伊斯兰教）的教别。从民族性格来看，俄罗斯人的性格既不完全像西方人，也不完全像东方人，因为在俄罗斯人的性格中既有西方人的粗犷，又有东方人的细腻；既有西方人的张扬，又有东方人的含蓄。就是说，俄罗斯性格中兼有东西方人性格的因素。对俄罗斯民族兼有东西方因素这一点，不但俄罗斯学者有过许多论述，就连德国的弗伦兹·巴德尔在致俄罗斯国民教育大臣乌瓦洛夫的信中也曾经指出："俄罗斯民族本身兼有东方和西方两种因素，因而理所应当起到一个中间过渡层的作用。"[21]从思维方式上看，俄罗斯人的思维也不是纯西方式的或纯东方式的。俄罗斯人不像西方人那样富于思辨，长于分析，没有西方唯理性主义造成的那种思维的割裂，而更像东方人那样把理性、意志、感觉和直觉有机地融合起来，注重整合和联系，"用完整的精神去认识"外部世界和内心世界。对这点别尔嘉耶夫有过论述："俄罗斯思维类型和俄罗斯文化类型完全有别于西欧，比起较为分化、分割为范畴的西方思维来看，俄罗斯思维更注重集聚和讲究整合。"[22]俄罗斯人的情感总是胜于理智，欲望胜于利益，他们往往倾听"心灵的声音"，而不是听从理性的呼唤。此外，俄罗斯文化摒弃了不少西方文化的概念，如，不像西方人那样重物质、崇尚理性、金钱万能、人情淡薄、个人至上等等，而吸收了许多东方文化的概念，如注重精神、崇尚感性、主张道德完善、富有灵感、注重人情等等。可见，俄罗斯文化是一种吸收和融合了东西方文明、东西方文化因素的一种文化。也许正因为俄罗斯文化在把东西方文化因素结合和统一的基础上创造出自己独具一格的文化，才使得无论西方人还是东方人都能够在俄罗斯文化中找到自己的思想共鸣和审美理想，易于理解和接受俄罗斯文化。

第二，俄罗斯文化是一种二元文化现象。所谓二元文化现象就是说俄罗斯文化在文化的各个层面是由两个或多个互为依存、互为对立甚至互相斗争的部分或方面构成的，而且这种多元局面贯穿于俄罗斯文化发展的自始自终。俄罗斯文化的许多现象都是两极的矛盾统一。如，专制思想与自由思想、斯拉夫派与西欧派、传统与反传统、"自然派"与"纯艺术"、欧洲因素与亚洲因素、官方文化与"地下文化"、集结与个体，等等。这些现象都是俄罗斯文化中矛盾的、但又互为依存的几个部分，这些部分构成了俄罗斯文化的二元体系。

有些俄罗斯学者认为这种双重构成性是俄罗斯文化的"矛盾统一",是俄罗斯文化的"一分为二"。А．扎比亚科、О．普拉东诺夫、Т．格奥尔基耶娃、И．康达科夫等人用文化的双重构成性(двусоставность)来表述俄罗斯文化的这个特征。如,康达科夫指出双重结构性是俄罗斯文化的一个重要特征。他认为,上千年俄罗斯文化历史发展的过程和实践表明,俄罗斯文化整体中的两部分、两个方面一直在对抗、冲突和斗争,呈内部分裂的态势。然而这种分裂态势不会破坏俄罗斯文化的完整,没有发生过分崩离析的现象。康达科夫以20世纪俄罗斯文化为例说明这一特征。他写道,20世纪,统一的俄罗斯文化明显分为俄罗斯苏维埃文化和俄罗斯侨民文化两大营垒。但即使这样,无论俄罗斯苏维埃文化还是俄罗斯侨民文化都"保持着俄罗斯文化的主要结构特征并且与其以前的历史有着继承联系。此外,处在其'对生的'存在、矛盾和互补状态中的20世纪的两种俄罗斯文化,是作为两位一体的俄罗斯文化整体的一种二元模式,是一种辩证的社会文化平衡,这种平衡是如此不稳定,又是如此必要的和不可避免的"[23]。这种构成形式使得俄罗斯文化具有适应性、包容性和灵活性等特征。康达科夫解释说,俄罗斯文化的灵活性和适应性表现在在其历史发展中能够适应和应对俄罗斯社会的各种剧变,适应包括战争、革命、内战、国家解体等在内的各种灾难,也适应外来文化的影响和宗教的影响,等等。他认为俄罗斯文化的包容性表现在这种文化能够包容互相矛盾、互相对立、互相排斥的文化现象。

俄罗斯文化的双重构成性是一种"矛盾的统一",有矛盾又有统一,但集结力、向心力、整合力在俄罗斯文化历史发展的整个过程以及各个阶段总是超过和大于分散力、离心力、分化力。因此,在俄罗斯文化史上尽管出现了诸如"双重信仰"、"双重思维"、"双重影响"、"双重感情"、"两种文化"(贵族文化和平民文化),甚至"两个都城"(古罗斯时代是基辅和诺夫哥罗德,后来是莫斯科和彼得堡)和"双头鹰"形象作为国徽等现象,但是俄罗斯始终保持着其文化的完整性,俄罗斯文化一直作为一个统一的整体存在。不仅如此,俄罗斯文化的每一半在俄罗斯文历史发展的每一阶段都靠着与另一半的经常的争论、对抗、冲突、斗争而存在，离开了这种争论、对抗、冲突、斗争，每一半都会失去自身存在的意义。因此"在斗争中一方的'胜利'就等同于它的'失败'，因为这种'胜利'破坏了整个二元体系的平衡，动摇了'力量均衡'，这样就给俄罗斯文化的完整物带来一些灾难性后果，因为这个完整物丧失了其'生命保障'所必需的圆满"[24]。我们认为康达科夫的观点有其合理的一面。因为俄罗斯文化的确是一种二元的对立和统一，而且这种对立统一贯穿其发展的自始至终。

但是，俄罗斯文化的向心力和集结性、倾心于克服自己的分裂，有时候会转化为一种文化的"超中心主义"。这种"超中心主义"毁坏了文化的构成平衡及其自然的历史进程，把文化逼到死角，导致极权主义文化和文化的极端现象出现。如，伊凡雷帝时代的极权主义文化以及单维的文化批评、文化的择一性（二者必择其一）、对思想对立面的不容忍性（"谁战胜谁？"、"谁若不与我们在一起，谁就是我们的敌人"等提法）等文化的极端表现。但是，在俄罗斯文化史上，极权主义文化和文化的极端现象一般不会长久地存在，它们或迟或早要走向自己的反面，导致俄罗斯文化发展的多声部、多元化。19世纪末至20世纪之交多元的白银时代文化和20世纪末至21世纪之交苏联解体后的俄罗斯文化多元现象就是极权主义文化和文化的极端现象不能持久存在的佐证。

第三，俄罗斯文化具有宗教性。公元988年，基辅罗斯的弗拉基米尔大公把基督教宣布为国教，即"罗斯受洗"。"罗斯受洗"开始了俄罗斯历史的基督教时代。基督教思想渗透到俄罗斯社会的各个领域，促进了俄罗斯文化的形成，并使俄罗斯文化成为一种以基督教为基础的文化。"太初有道"这句基督教《圣经》箴言几乎是俄罗斯文化的精神精髓。中古时期，俄罗斯文化具有明显的宗教性质，被许多俄罗斯文化学学者称为"信仰文化"（культура—вера）。后来，17世纪后半叶，确切说从彼得大帝改革开始了俄罗斯文化世俗化过程，是把文化与信仰和祭祀分开的过程，这是俄罗斯文化的现象和形式的世俗化过程。在俄罗斯文化的世俗化过程中，"事物"代替了"道"，自然科学代替了神学，实践活动代替了书本知识，等等。于是，启蒙主义思想、古典主义、浪漫

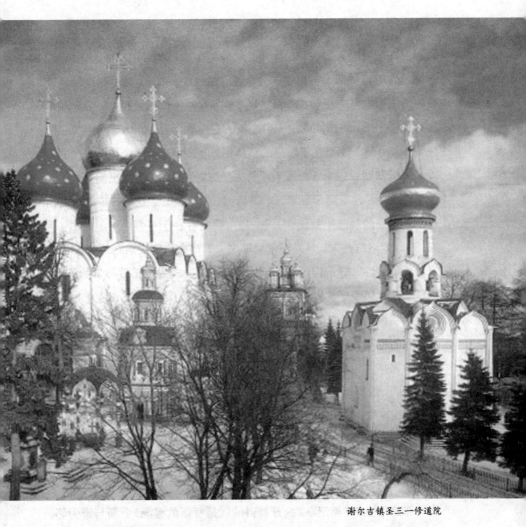

谢尔吉镇圣三一修道院

主义、现实主义等从前没有过的一些文化现象出现在俄罗斯文化中。到
19世纪下半叶，实证主义的科学认识方法论、自然科学方法以及哲学、
历史、美学、文学批评等人文科学开始在俄罗斯文化中逐渐确立，大大
地促进了俄罗斯文化的世俗化进程。在19世纪，俄罗斯文化的世俗化
已经具备了相当的影响和规模，但这并没有彻底撵走俄罗斯人心目中的
基督教信仰，就连19世纪的一些后来转为革命的秘密结社起初就带着
一种宗教的性质，对上帝的信仰和基督思想对俄罗斯文化的各个种类和
领域的发展依然起着重要的作用。

　　来自俄罗斯东正教神学的"集结性"（"соборность"，有人译成"会

同性"、"聚议性"、"共同性"，等等）是俄罗斯文化的一个重要思想。这是因为在俄罗斯人的文化原型中"成为共性"这种意识占主要地位。这种意识妨碍俄罗斯人实现"成为个性"的愿望。"成为共性"这种反个性的价值取向与东正教神学的"集结性"有着密切的关系。从俄罗斯东正教神学来看，集结性就是人们之间的自由联合，是个体与整体的和谐统一。自由的个体存在于统一的整体中，但又不失去其个体的价值。19世纪的俄罗斯思想家Ａ．霍米亚科夫最先对"集结性"作出阐释。他认为"集结性"含有两个要素，一是自由，二是统一。这种"统一"是在基督教之爱的基础上的统一，而"自由"是存在于基督之中的自由。后来，Ｂ．索洛维约夫、Ｈ．别尔嘉耶夫、Ｒ．弗洛罗夫斯基等宗教哲学家对"集结性"概念作过进一步的解释，使之成为东正教神学的基础。俄罗斯文化接受了"集结性"思想，主张文化的和谐和统一，追求文化的集结精神，提倡文化的利他主义，崇尚文化的道德品味，等等。因此，东正教的"集结性"是一种巨大的凝聚力和向心力，对保持俄罗斯文化发展的完整、对联合和团结俄罗斯文化的各种势力起到了重要的作用。

第四，俄罗斯文化具有包容性。这种包容性是指俄罗斯文化善于吸收其他民族文化的营养和精华，具有"掌握任何一种民族类型特征的能力"（罗斯基语），不断充实和完善自己，使自身像滚滚奔流的伏尔加河一样，成为一种容纳百川的文化现象。我们知道，俄罗斯的形成历史与周边国家和民族的形成历史相互影响、相互关联。11世纪，古罗斯最早的一部编年史《往年纪事》的开篇讲的就是罗斯的起源，罗斯与谁为邻，河流流向何方。古罗斯西北是波罗的海部族，南部是拜占庭，西部是凯尔特和日耳曼部族，东北部是芬兰和乌戈尔部族。可见古罗斯处在不同部族的包围之中，最后，古罗斯国家是在联合和吞并了周边国家和民族之后形成的。这就是说，俄罗斯国家本身从一开始就是一个多民族国家。俄罗斯周边诸国也是多民族的。俄罗斯文化就是在这个多民族的条件下形成的。诚如学者利哈乔夫所说，"俄罗斯是各民族之间的一座巨大的桥梁，首先是一座文化桥梁"[25]。这就决定了后来俄罗斯文化吸收了其他民族文化的精华，许多民族的文化给俄罗斯文化增添了营养，留下了自己的印记。比如，俄罗斯文化不但包括乌克兰、白俄罗斯等斯拉夫民族的文化，而且也含有中亚一些民族文化的成分。在俄罗斯文化形成的漫长岁月里，它又吸取和借鉴了居住在俄罗斯本土上许多民族文化的营养，最后形成一种统一的但多样的民族文化。就俄罗斯与乌克兰两个民族的文化关系而言，应当说这是一个母体衍生出的两种文化，因此，俄罗斯文化包含着乌克兰文化的东西，而乌克兰文化又孕育着俄罗斯文化的许多东西。所以利哈乔夫说："没有乌克兰——没有基辅、基辅洞穴大修道院、基辅莫基拉学院，没有乌克兰的巴洛克，没有营造术和应用艺术中的伊凡·扎鲁德内，没有文学和戏剧中的乌克兰巴洛克学派——也就不可能有17世纪的全部俄罗斯文化。"[26] "没有乌克兰文化，俄罗斯文化是不可思议的，正如乌克兰文化离开俄罗斯文化也不可思议一样。"[27] 利哈乔夫的说法是完全正确的。

其实，俄罗斯文化的包容性是其宇宙性的一种表现。俄罗斯文化能够积极接受外来文化、吸收和包容不同民族文化和文明，这就使得它具有一种欧洲文化、亚洲文化，乃至全人类文化的特征。

第五，俄罗斯文化具有使命意识。俄罗斯文化向来有一种崇高的使命意识，这种使命意识来自俄罗斯民族的使命感。俄罗斯人自接受基督教以来，就认为自己是一个肩负着上帝赋予的特殊使命的民族。H.别尔嘉耶夫说："俄罗斯有着特殊的命运，俄罗斯人民是特殊的民族。如同对欧洲人民一样，弥赛亚说几乎也是俄罗斯人民的固有特征。"[28] 俄罗斯文化承载着对自己民族、国家和人民的一种深深的使命和责任，这是任何一种其他民族文化少有的特征。首先，这种使命和责任表现在俄罗斯文化对俄罗斯的发展道路和前途的关注，对俄罗斯人民的命运的关心和思考，因此，这使得俄罗斯文化具有一种忧国忧民的精神。其次，这种使命和责任表现在俄罗斯人对自己祖国——俄罗斯的深深热爱。近千年的俄罗斯文化史就是一部弘扬俄罗斯人的爱国主义思想的文化史。再次，这种使命和责任表现在俄罗斯文化的自责机制上。俄罗斯人经常进行自我批判和自我否定，"谁之罪"、"怎么办"是经常摆在俄罗斯人面前的问题。正是由于俄罗斯人的这种经常的自我批判和自我否定，促进了他们对自身的深层次思考和探索，加深了他们的文化使命感，促进了俄罗斯文化的使命意识。

应当指出，俄罗斯文化的使命意识中有"救世使命"思想的成分。在俄罗斯，"救世使命"这种思想来自东正教教会，带有很强的宗教色彩，是俄罗斯东正教神学思想的一个翻版。"救世使命"就是说俄罗斯是上帝精选出来的民族，肩负着解放各民族的使命，它将在人类生活中起决定性作用。因此俄罗斯不但要关注自己民族的过去、思考自己民族的未来，而且还肩负着普救世界上的芸芸众生、拯救全人类的"救世使命"。H．别尔嘉耶夫对此有过明确的表述。他说："天将降大任于俄罗斯，俄罗斯是世界上非同寻常的特殊国家。滋养俄罗斯民族情感的是：俄罗斯是上帝精选的民族，是体现上帝的民族。这种感觉源于莫斯科是第三罗马这一古老思想，经过斯拉夫主义，直到陀思妥耶夫斯基、B．索洛维约夫和现代新斯拉夫派。"[29]别尔嘉耶夫在这里提到了"第三罗马"思想。"莫斯科是第三罗马"这一说法是在 15 世纪的俄罗斯出现的。15 世纪，伊凡三世认为自己是罗马和拜占庭的继承者。普斯科夫修道院院长菲洛费伊在致伊凡三世的信中对这一思想作了详细的阐述，即第一罗马是意大利的罗马，第二罗马是拜占庭，第三罗马是莫斯科。第三罗马是最后一个罗马，因为不会有第四罗马。所以，东正教世界的中心是莫斯科，莫斯科这个罗马是万古长青的。历代沙皇深受这一思想的影响，认为莫斯科是第三罗马，俄罗斯是世界其他民族的救世主，因此到处侵略扩张，并且把对外扩张和征服其他民族视为自己的救世使命。到了 20 世纪，苏维埃俄罗斯也以世界强国、救世主的身份和姿态出现在国际舞台上。"莫斯科是世界的希望"，"苏联是世界和平的保障"等提法应运而生，实际上就是苏维埃俄罗斯认为自己肩负着拯救人类、解放全人类的重大使命。因此，在它认为其他民族人民需要"解放"的时候，就去"援助"、"拯救"。苏联时期，苏联与其他国家的矛盾、苏联国内各民族的矛盾与俄罗斯推行"国际主义"的"救世使命"这一思想有很大的关系。因此，对于俄罗斯文化中这种"救世使命"思想必须有清醒的认识。

第六，俄罗斯文化具有历史继承性和俄罗斯民族精神。俄罗斯文化接受东西方外来文化遗产和影响时，并没有成为外来文化的翻版，并没有失去自己俄罗斯文化的民族特色，而是以十分鲜明的民族性屹立在世界文化之林。这是因为俄罗斯文化具有一种强劲的历史继承性,还有一种独特的文化的民族精神。

俄罗斯文化的历史继承性是指每个时期或时代的俄罗斯文化是在继承以前的时期或时代的俄罗斯文化的传统和遗产基础上产生的(例外的情况有,但是很少)。我们仅以20世纪俄罗斯的音乐文化为例来说一下这个问题。20世纪俄罗斯音乐是在19世纪俄罗斯音乐的基础上发展的。比如,Д.肖斯塔科维奇的交响乐就是如此。我们一听他的交响乐就立刻感到这是俄罗斯的交响乐,而不是西欧某个作曲家的交响乐,因为在他的交响曲作品里可以感受到俄罗斯民族音乐的因素、旋律和节奏。然而,Д.肖斯塔科维奇的交响乐又与19世纪"强力集团"作曲家和柴科夫斯基的交响乐作品有所不同,因为肖斯塔科维奇在继承19世纪俄罗斯交响乐传统的同时,还吸收了西方的一些作曲新技巧、新的营养和成分,成为一种新时代的俄罗斯交响乐作品。但是,肖斯塔科维奇的交响乐没有因为吸收其他民族交响乐的一些营养而失去俄罗斯民族的旋律特征。这是因为俄罗斯交响乐有着自己的民族传统和历史继承性。这种历史继承性贯穿于俄罗斯文化发展的自始至终。

俄罗斯文化的民族精神是一个比较抽象的范畴。它可以理解为俄罗斯文化高度的道德感、充满哲理、崇尚理想、追求真善美、渴望变革、敢于斗争、自我牺牲、利他主义等等,总之,凡与物质世界相对的、属于精神范畴的东西均可以视为俄罗斯文化的民族精神。俄罗斯文化的民族精神与西方文明的重物质、追求欲望相对立;俄罗斯文化不像西方文化那样过分理性,却保持了对精神的重视。俄罗斯人对精神的重视成为俄罗斯文化的民族精神的特征。这种文化的民族精神既是俄罗斯文化有别于西方文化的一个重要特征,又是俄罗斯文化具有强大生命力的一个原因。

我们可以以19世纪俄罗斯文学的人物形象为例来说明这一点。19世纪俄罗斯文学塑造出一系列文学形象,如"多余人"形象奥涅金、毕巧林、罗亭,"新人"形象巴扎罗夫、吉尔山诺夫、格里沙·多勃拉斯克罗诺夫,以及"特殊的人"拉赫美托夫等。这些都是重理想轻欲望、重精神轻物质的人物典型,是俄罗斯文化民族精神的体现。这里要指出的是，这些人物形象不是俄罗斯作家的虚构，而是来自19世纪俄罗斯社会生活，在生活里可以找到人物的原型。如果说"多余人"、"新人"和"特殊的人"是经过作家加工的文学形象，还不足以说明俄罗斯文化的精神性的话，那么十二月党人则是19世纪俄罗斯社会生活中一些重精神轻物质的真实的人，他们身上体现出俄罗斯的高尚的民族精神。十二月党人是俄罗斯上层社会的贵族，其物质生活和社会地位是很优越的，但是他们追求的是精神生活，不满足于自己的生活现状，他们思考国家和民族的前途，关心俄罗斯人民的命运。因此，他们秘密结社，准备武装起义推翻沙皇专制制度，消灭农奴制。他们冒着失去自己的贵族地位和牺牲生命的危险，于1825年12月14日在彼得堡参政院广场举行武装起义。起义失败后，5位主要领导人被处死，上百名起义者被流放到西伯利亚服劳役。但是他们没有丧失斗争的信心，在"西伯利亚的矿坑深处，保持着高贵的容忍"，相信"星星之火，可以燎原"，表现出自我忍耐、自我牺牲的精神，等待着新的斗争时机的到来。十二月党人的妻子们追求精神和信仰的行为更加可贵，她们在丈夫被流放之后，抛弃了舒适而豪华的贵妇人生活，不顾艰难险阻，去遥远的西伯利亚寻找自己的丈夫，支持丈夫的事业。这样的例子可以举很多很多……

俄罗斯文化的民族精神有时候表现为一种乌托邦理想。这种乌托邦往往成为俄罗斯文化中的一个独具一格的结构成分和推动其发展的因素。从古到今，许多俄罗斯文化人就是怀着这样的思想去从事文化活动的。他们的文化理想和目标是虚幻的，是不可能达到的，但他们往往锲而不舍地去追求，努力、奋斗甚至牺牲。这是因为他们认为，即使这些理想和目标不能实现在现实生活里，也希望能够实现在自己的创作想象中。因此他们的努力、奋斗显示出一种"堂吉诃德式"的勇气和精神。这就是俄罗斯文化的民族精神的一种魅力所在。

俄罗斯文化的特征有许多许多，我们以上概括的只是其中的几个主要特征。此外，俄罗斯文化的特征在不同的历史发展时期有所不同，凸现出其不同的侧面。比如，文化的传统主义、封闭性是古罗斯文化的一个典型的特征。这是由于古罗斯人简单的、封闭的思维方式，崇尚经验、

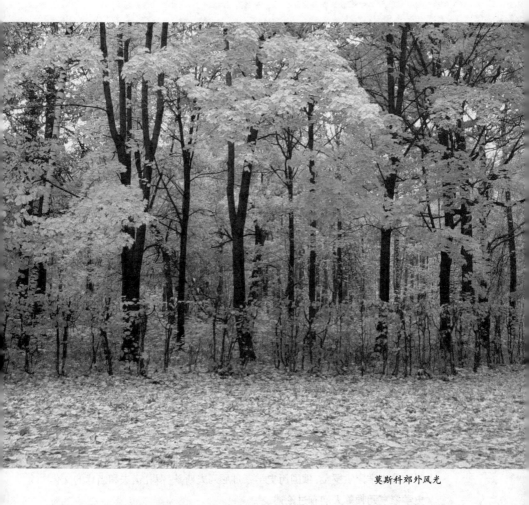

莫斯科郊外风光

思想保守、地域的隔绝和交通不发达造成的。可到了 19、20 世纪，这种特征就不复存在了。再如，17 世纪世俗文化与宗教文化的矛盾和斗争既是俄罗斯文化发展的一种强大的动力，又是 17 世纪俄罗斯文化发展的一个主要特征，可是这种特征在 20 世纪俄罗斯文化里就不那么明显了。这就是说，俄罗斯文化具备自己的一些总体特征，但不同时期又有一些不同的时代特征，绝对不能一概而论。

19 世纪俄罗斯著名诗人Φ．丘特切夫曾经写过这样一首诗：

俄罗斯无法凭理智理解，

也不能用一般尺度衡量：

俄罗斯有一种独特气质——

对俄罗斯只能去信仰。

这首诗是写俄罗斯的，诗人认为俄罗斯博大精深，深奥莫测，具有自己的特质，是一个谜。俄罗斯是凭一般的理智无法理解，用一般的尺度无法衡量的。我们认为，也可以用丘特切夫的这首诗来观察、思考和研究俄罗斯文化。因为俄罗斯文化也像俄罗斯一样，是一种内涵丰富、复杂深奥、独具一格的现象，也不能用"一般的理智"去理解，用"一般的尺度"去衡量。只有潜入俄罗斯民族历史和俄罗斯民族思维的深层，把握其独特品格和精神内涵，才能揭示俄罗斯文化的本质，认识这种"起步晚、进步快、水平高"的文化现象。

注 释

1. С. 别列维坚采夫：《俄罗斯历史的涵义》，莫斯科：维切出版社，2004年，第13页。

2. 对文化历史类型问题，德国学者施本格勒、英国历史学家汤因比、俄裔美国文化史学家索罗金、俄国历史学家丹尼列夫斯基、罗札诺夫和当代的文化史学家亨廷顿等人均有过论述。

3. Д. 利哈乔夫：《沉思俄罗斯》，圣彼得堡：逻各斯出版社，1999年，第85页。

4. 同上。

5. 季羡林：《文化，东方文化和西方文化》，见《东方研究》（论文集），北京：蓝天出版社，1993年，第1页。

6. 有些俄罗斯学者质疑这本书的真实性，也有研究者认为这本书是真实的，指出该书是诺夫哥罗德的一位术士在9世纪撰写的。1943年这本书的原稿遗失，后来失而复得，1995年在莫斯科获得重新出版的机会。

7. А. 库拉科夫：《世界宗教》，莫斯科：阿斯特出版社，1997年，第236页。

8. Е. 斯克沃尔佐娃：《文化理论和文化史》，莫斯科：团结出版社，1999年，第 195 页。

9. Д．利哈乔夫：《沉思俄罗斯》，圣彼得堡：逻各斯出版社，1999 年，第 29 页。

10. 同上书，第 57 页。

11. 同上书，第 36 页。

12. 同上书，第 14 页。

13. П．恰达耶夫（1794—1856），是 1812 年卫国战争的参加者，后来与十二月党人交往密切，并且与德国唯心主义哲学家谢林有过书信往来。

14. В．索洛维约夫等：《俄罗斯思想》，杭州：浙江人民出版社，2000 年，第 12 页。

15. 同上书，第 11 页。

16. Н．别尔嘉耶夫：《俄罗斯思想》，莫斯科：阿斯特出版社，2002 年，第 44 页。

17. В．索洛维约夫等：《俄罗斯思想》，杭州：浙江人民出版社，2000 年，第 279 页。

18. Н．别尔嘉耶夫：《俄罗斯思想》，莫斯科：阿斯特出版社，2002 年，第 14 页。

19. 《欧亚主义：系统阐释的尝试》，巴黎，1926 年，第 32 页。转引自 В．索洛维约夫等：《俄罗斯思想》，杭州：浙江人民出版社，2000 年，中译本前言。

20. 转引自 В．索洛维约夫等：《俄罗斯思想》，杭州：浙江人民出版社，2000 年，第 9 页。

21. 转引自 Н．别尔嘉耶夫：《俄罗斯思想》，莫斯科：阿斯特出版社，2002 年，第 60 页（原文为德文）。

22. 同上书，第 49 页。

23. И．康达科夫：《俄罗斯文化导论》，莫斯科：阿斯佩克特出版社，1997 年，第 646 页。

24. 同上书，第 654 页。

25. Д．利哈乔夫：《沉思俄罗斯》，圣彼得堡：逻各斯出版社，1999 年，第 55 页。

26. 同上书，第 140 页。

27. 同上书，第 139 页。

28. Н．别尔嘉耶夫：《俄罗斯思想》，莫斯科：阿斯特出版社，2002 年，第 42 页。

29.B. 索洛维约夫等：《俄罗斯思想》，杭州：浙江人民出版社，2000年，第260页。

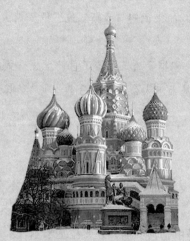

"罗斯受洗"及其文化意义和作用

公元5—7世纪，原始斯拉夫人开始了各部族的大迁徙，其结果是形成了南斯拉夫、东斯拉夫和西斯拉夫人。公元5世纪，在第聂伯河一带，波利安人居住的罗西河两岸形成了一个强大的斯拉夫部族联盟，他们在基（Кий）及其兄弟谢克、霍利夫和妹妹雷别姬的带领下，建立了一座城市——基辅城。该城建在第聂伯河上，地理位置十分优越，水道加强了它与周边地区的通商联系和往来，四周的森林草原是一道天然屏障，能防御异族进犯。基辅成为当时整合东斯拉夫各部族的一个中心。

公元9世纪，留利克（？—879）[1]的继承人奥列格（？—912）[2]在882年占领了基辅，并且把其他的一些东斯拉夫部族归在自己麾下，合成为基辅公国，定都基辅。此后，基辅就成为了"罗斯诸城之母"。在10世纪，基辅罗斯总的来说叫"罗斯"或"俄罗斯大地"，是俄罗斯国家的源头之一。

俄罗斯文化从"罗斯受洗"开始了自己里程碑式的发展。因此，我们从基辅罗斯弗拉基米尔大公接受基督教，即"罗斯受洗"开始介绍俄罗斯文化。

一 基辅罗斯大公弗拉基米尔

"罗斯受洗"是由基辅罗斯大公弗拉基米尔（？—1015）推行的。因此我们首先介绍一下弗拉基米尔大公。弗拉基米尔是一位出色的国务活动家和军事家，他从公元980年开始执政，直到1015年去世。公元972年，弗拉基米尔的父亲，基辅大公斯维亚托斯拉夫（？—972，在位时间为964—972）死后，弗拉基米尔与自己的两位哥哥雅罗波尔克和奥列格开始了争夺基辅公国王位的残杀。他借助瓦兰吉亚人军队的支持战败了哥哥雅罗波尔克（此前，雅罗波尔克打败了自己的弟弟奥列格）后占领基辅，成为基辅罗斯的大公。弗拉基米尔登上基辅大公宝座之后采取武力手段，成功地对波兰出征，后又占领了赫尔索涅斯，把佩彻涅格人撵到远远的南部，大大地扩展了基辅罗斯的疆土。

后来，弗拉基米尔又南下占领了波洛茨克公国，杀死该公国大公罗格沃尔特，并霸占其女儿罗格涅达为妻。这是一个很著名的历史事件。18世纪俄罗斯画家 A．洛欣科（1737—1773）根据这个历史事件[3]创作了油画《弗拉基米尔与罗格涅达》（1770）。

罗格涅达是波洛夫茨大公罗格沃尔特的女儿。弗拉基米尔大公击败罗格涅达的父亲和哥哥们的部队之后，把罗格涅达霸占为妻。画家洛欣科这幅画描绘了弗拉基米尔刚刚攻下波洛茨克都城，闯入罗格涅达的闺

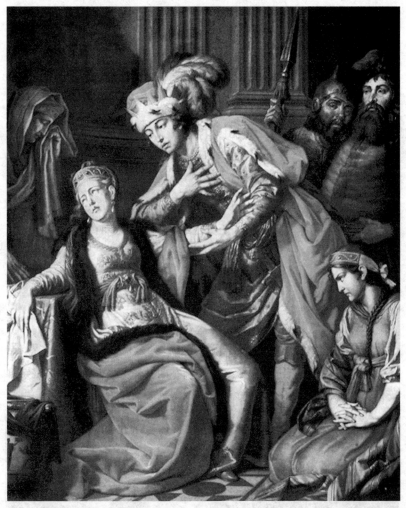

洛欣科：《弗拉基米尔与罗格涅达》，1770

房与她初次见面的场面：弗拉基米尔的左手抓起罗格涅达的左手，把自己的右手放在胸前，弯下腰做出向罗格涅达求婚的样子。这时他仿佛不是以胜利者而是以忏悔者的姿态出现，仿佛在忏悔自己的杀人行为。罗格涅达实际上是个俘虏，她坐在那里头扭向一边，脸上露出一副无奈的表情。这幅画栩栩如生地表现了弗拉基米尔和罗格涅达各自的神态和内心活动，是对那个遥远的历史事件的一种最好的艺术阐释。

　　弗拉基米尔大公还是一位杰出的政治家和外交家。在对外政策上，他注意搞好与周边国家的关系，加强与波兰、拜占庭、匈牙利、德国、瑞典等国的外交往来。在对内政策上，他主张俄罗斯大地的统一。尽管遭到诸公国大公的反对，再加上拜占庭和其他欧洲基督教国家的干扰，使得弗拉基米尔大公的统一俄罗斯的思想很难实现，但是这种思想表达出绝大多数古罗斯人的愿望。弗拉基米尔大公去世后，他的几个儿子为争夺王位又开始了新一轮的互相残杀，最后他与罗格涅达所生的儿子雅罗斯拉夫（978—1054）于1019年登上了基辅罗斯大公的位置，直到1054年去世。

1169年，安德烈·鲍戈留波斯基占领基辅，"俄罗斯诸城之母"基辅沦陷。安德烈·鲍戈留波斯基定都弗拉基米尔，他的后人不再为争夺大公尊号而攻占基辅，俄罗斯历史上的基辅罗斯时期宣告结束。

二 古罗斯的多神教信仰

公元988年"罗斯受洗"以前，基辅罗斯是信仰多神教的国家。据编年史记载，弗拉基米尔大公当政初期有两大爱好，其中之一就是崇拜多神教的偶像[4]。这是古罗斯人信仰多神教的表现。

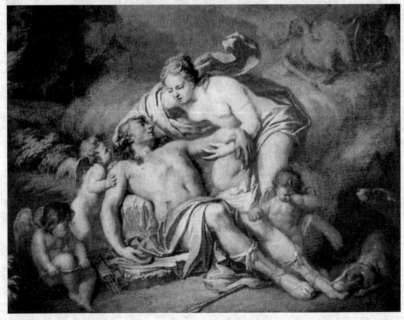

洛欣科：《阿多尼斯之死》，1764

多神教是古罗斯人的宗教信仰。在古罗斯,多神教崇拜和祭祀的对象起初是大自然的各种现象,如日月江河、风雨雷电、树木丛林、各种动物,等等。这是因为古罗斯人过着以狩猎、捕鱼和采集为主的生活,他们的科学知识极为有限,对大自然的异常现象和变化往往作出错误的结论和愚昧的反应,导致了对大自然现象的祭祀和崇拜。恩格斯曾经指出:"一切宗教都不过是支配着人民日常生活的外部力量在人们头脑中的幻想的反映,在这种反映中,人间力量采取了超人间力量的形式。"[5]多神是多神教信仰的基础,多神教不是一种现代意义上的宗教。俄罗斯著名学者Д.利哈乔夫就指出了这一点。他在《沉思俄罗斯》一书中写道:"多神教并不是在现代意义上的宗教,它不像基督教、伊斯兰教和佛教。这是各种信仰、崇拜的一种相当混乱的总合,但不是一种学说。这是各种宗教仪式和一大堆宗教崇拜对象的集合体。"[6]利哈乔夫在这里不但说出了多神教崇拜的性质,而且也在强调多神教与基督教、伊斯兰教和佛教这些一神教的不同。

一些西方基督教神学家强调多神教的原始、愚昧、野蛮和落后,极力贬低多神教在古罗斯文化生活中的地位和作用,有些俄罗斯东正教神学家也否定多神教在古罗斯社会和文化领域的作用,这都是不符合历史实际的。多神教作为古罗斯唯一的宗教信仰,伴随着古罗斯国家和俄罗斯民族的形成,影响着古罗斯社会的发展进程,成为古罗斯人的意识形态、思维方法和世界观,在社会生活的各个领域里起着重要的作用,其作用和地位是不容置疑的,并且多神教的这种作用已经被史学考证和考古挖掘所证实。许多俄罗斯学者,如Б.雷巴科夫院士在自己的《古罗斯人》(1953)、《古斯拉夫人的多神教》(1981)、《基辅罗斯和12—13世纪的俄罗斯公国》(1982)、《古罗斯文化史》(1984)等著作里,多次肯定多神教对古罗斯的政治、经济、文化等领域所起的积极作用。

考古挖掘发现证明,在古罗斯人信仰多神教的历史时期,已经有了动物和人(主要是女人)的泥塑以及各种形状的泥制餐具。这些东西可以视为古罗斯最初的多神教文化艺术品,属于古罗斯多神教文化现象。在挖掘出来的餐具上有的有用白、黑、红的颜色画着的各种圆圈、波浪线和曲线,有的有动物和人的画像。更能说明古罗斯多神教时期的文化艺术水平的是从罗斯古城切尔尼科夫附近的"黑墓"（武士们的墓地，高14米，方圆125米）里挖掘出来的文物。从那里挖掘出来的剑、头盔、盔甲、箭尾、投枪、陶器、金属器皿、钱币、女人的饰物、青铜偶像等物品表明了基督教传入之前古罗斯多神教的工艺水平。其中尤其值得一提的是一个67公分长的牛角。这个牛角上绘制着一组复杂的图画。这是古罗斯多神教绘画艺术的一个很好的例证。此外，基督教传入之前，动物、人甚至多神教神话诸神的图案嵌入女性的饰物，或者成为木雕和石雕的对象，这些均可视为古罗斯多神教文化的现象和痕迹。

民间口头创作是古罗斯多神教时期一种重要的文化现象。民间口头创作的一个重要内容是讲人与大自然的关系，反映古罗斯人的日常生活和生产劳动，表现古罗斯人与大自然的斗争，传达他们的各种感受和体会。古罗斯民间口头创作按照多神教神话的方式解释和说明大自然现象，以多神教意识去认识大自然；多神教诸神出现在古罗斯民间口头创作里，帮助或破坏古罗斯人的生活。此外，有的古罗斯民间口头创作为多神教祭祀仪式服务，成为古罗斯多神教祭祀活动的内容。

古罗斯多神教文化的特征是精神文化的混合主义，即多神教信仰和崇拜与文化艺术混合在一起。以古罗斯民间口头创作为例，民间口头创作与古罗斯多神教神话有密切的关系，是由这种表现古罗斯人的混合意识的文化现象演变而来的。莫斯科大学教授Ⅱ．乌格里诺维奇指出，"在神话和各种体裁的民间创作之间有一定的界限。只要人们相信所叙述事件的实在性，神话始终是神话；一旦人们不再相信这点，神话就变成史诗、童话等艺术作品"[7]，言简意赅地阐明了民间文学创作与神话的关系。

多神教信仰对古罗斯社会各个领域的影响和作用不容置疑。但随着古罗斯封建社会的发展，多神教信仰的弊端日益暴露出来，成为古罗斯社会和文化发展的绊脚石。

弗拉基米尔大公执政时期，基辅罗斯已经进入封建社会发展阶段。封建社会的生产方式与多神教思想意识相矛盾，多神教成为封建社会发展的制约因素。此外，多神教不利于弗拉基米尔大公实现罗斯统一的理想。再则，多神教信仰巩固的是古罗斯宗法制—部族的生产关系，流行的是血族复仇、活人贡品、妻子为丈夫殉葬等愚昧、野蛮的原始习俗，这些习俗已经引起当时社会的反感和反抗。最后,多神教已经成为封建社会的基辅罗斯与拜占庭和其他欧洲国家进行经济往来和文化交流的严重障碍。因为在当时大多数欧洲国家里多神教早已被天主教、伊斯兰教和东正教这些一神教所取代了。信奉一神教的国家不愿意与还处于多神教信仰的基辅罗斯进行政治、经济、商业、文化的往来,一些欧洲国家的皇室甚至都不愿意与多神教的古罗斯王室子女通婚。可见,基辅罗斯的封建社会发展和外部世界的环境都迫使弗拉基米尔大公尽快地摆脱多神教信仰,只有这样,基辅罗斯才能找到合适的生存环境,得到良好的发展机遇。

弗拉基米尔起初对多神教信仰还是依依不舍的,因此,他试图通过改革多神教来整顿东斯拉夫各部族意识中多神教信仰的混乱,改变古罗斯多神教教徒的崇拜和祭祀"各自为政"的状况。公元 980—981 年,他曾经搞过一次多神教改革。考虑到古罗斯境内各个地区人们敬奉的多神教诸神不同,弗拉基米尔大公在基辅城郊建立了一个万神殿,把多神教的太阳神霍尔斯、光明神达日伯格、雷神别龙、风神斯特利伯格、播种神谢马尔格尔、生育女神莫科什等主要的神像都摆了进去,还把雕成银首金须的雷神别龙封为万神之首。应当说,弗拉基米尔把这些神摆进万神殿基本上考虑到了东斯拉夫各部族的主要崇拜偶像。但是,他仍然不可能把各地多神教崇拜的偶像都摆进万神殿,在把上述的诸神摆进万神殿的时候,却把另一批神排斥在万神殿之外,像古罗斯神话的天神和火神斯瓦洛格、传宗接代和家灶女神罗德、家畜之神韦列斯神,等等。这种做法遭到了许多多神教徒的强烈反对,因此他的改革以失败告终。但是,多神教改革失败并没有改变他意识中的多神教应当有一个"中央神"的观念,这种观念为他后来过渡和接受基督教一神教打下了基础。

多神教改革失败后,弗拉基米尔知道对多神教的改革是行不通的,因此他干脆决定引入一神教。因为在他看来,一神教的最高神没有种族的特征,可以抹去古罗斯种族的关系和传统,克服崇拜和祭祀"各自为政"的状况。当时,可供弗拉基米尔选择的一神教有:可萨人的犹太教、东方的伊斯兰教、罗马的天主教和拜占庭的东正教。弗拉基米尔最终选择的是来自拜占庭的东正教。

为什么弗拉基米尔大公最终从拜占庭接受了基督信仰并将之定为国教呢？这是由多种因素所决定的。首先，这是弗拉基米尔大公"调查研究"的结果。据《往年纪事》记载，为了决定选择哪种一神教，弗拉基米尔曾经派使者去周边国家的穆斯林、犹太教徒、天主教徒、东正教徒那里了解情况。弗拉基米尔首先否定了伊斯兰教，因为尽管伊斯兰教的多妻制合乎他的爱好，但伊斯兰教的割礼和不让酗酒却是他不能接受的。他有一句名言："喝酒是罗斯人的一件乐事，不喝酒是不行的。"弗拉基米尔大公也不喜欢犹太教。他知道该教的信徒被赶出自己的家园，无家可归，到处流浪。他认为犹太教连自己的信徒都保护不了，不值得引进。弗拉基米尔大公也反对天主教严格的禁欲主义。这样一来，只剩下基督教东正教可以选择了。其次，基督教在古罗斯有过一定的影响和基础。据说，公元 1 世纪在克里米亚就居住着许多基督徒。3 世纪，克里米亚的基督教主教出席过第一次基督教普世大会。后来"从瓦兰吉亚人至希腊人"的商路穿过古罗斯的大片地域，扩大了基督教在罗斯人中的影响。早在988年之前，基督教就通过拜占庭和欧洲其他国家（如保加利亚）传入古罗斯一些地方，并且有的大公王室人员和侍从让从拜占庭来罗斯的主教做了洗礼。这些事件说明罗斯人对基督教并不陌生。再次，弗拉基米尔大公对拜占庭东正教基督教更为满意。弗拉基米尔大公派使者到基辅罗斯的邻国——拜占庭、波兰、德国、保加利亚等信仰基督教的国家进行考察，之后他一一听取归来使者的汇报。在归来使者中间，唯有从拜占庭归来的使者对拜占庭的东正教基督教赞不绝口：查士丁尼一世（482/483—565）皇帝在拜占庭首都君士坦丁堡修建了一座气势宏伟的圣索菲亚大教堂。圣索菲亚教堂的辉煌、神甫衣着的华彩、皇室各种仪式的豪华、牧首与众多的神职人员、唱诗班优美的歌声——这一切给到访的罗斯人留下深刻的印象。归来的使者曾经这样描述东正教教堂里的祈祷："……我们来到希腊人的土地上，我们被带进他们向上帝祈祷的地方，我们当时都不知道自己是在天堂还是在人间；因为在人间没有这样的壮观，我们也没有见过这样的美景，而且我们现在也不知该怎样讲述那一切。我们只知道在那里上帝与芸芸众生同在，而且他们的宗教仪式比其他所有国家的都好。我们无法忘记那种美景，因为每个人在品尝过甘美之果之后，就不会把苦涩东西放到嘴里；因此我们再也不能生活在多神教里了。"[8] 拜占庭的东正教祈祷让罗斯使者看到另一番天地，倍感自己生活在多神教世界的落后和愚昧。又次，拜占庭这个"东方罗马"[9] 当时在政治、经济和军事方面有很强的实力。拜占庭也是东正教文化、艺术和神学的中心。拜占庭对罗斯这块地盘垂涎已久，早就想把罗斯变成自己的扩张地盘，把罗斯人变成自己的驯服工具。而宗教是实现这一目的的最好方法。因此拜占庭东正教教会早就开始对罗斯传教和做文化渗透工作。在罗斯受洗之前，拜占庭修士基里尔（约827—869）和梅福季（约815—885）认为，没有书本给那些不会阅读的人传教，这就仿佛用手指在水中写字。因此，他们在古保加利亚语基础上创建了一套古斯拉夫字母，借助这套字母把《福音书》译成斯拉夫文。之后，他们开始用斯拉夫文向斯拉夫人传教，并且用斯拉夫语进行宗教仪式。此外，奥列格的继承人伊戈尔大公（912—945）的遗孀奥尔迦在伊戈尔死后继续奉行与拜占庭的睦邻友好政策。奥尔迦不但在955年做了洗礼，还劝说自己的儿子斯维亚托斯拉夫接受基督教。虽然奥尔迦以及后来一些罗斯大公接受基督教并没有在罗斯形成全民的规模，但这一切为基辅罗斯接受基督教的分支——拜占庭的东正教做了充分的准备。

可见，弗拉基米尔大公接受拜占庭基督教的主要原因，是因为多神教阻碍罗斯的统一和巩固，不符合基辅罗斯封建社会的发展需要，不利于封建君主的统治，有碍于基辅罗斯与基督教世界的交往。考虑到罗斯业已形成的社会的、政治的、军事的、经济的、文化的关系，再加上拜占庭长期以来对罗斯的宗教影响，为了维护与拜占庭的和平关系等原因[10]，弗拉基米尔最后选择了拜占庭的东正教基督教。诚如俄罗斯学者利哈乔夫所说，是"国家利益号召罗斯接受更加发达的和更加具有世界性的宗教。这个号召明显地回荡在各种部落和民族的人们相互交往的地方，这个号召具有久远的往昔，它回响在俄罗斯的整个历史过程中"[11]。

三 "罗斯受洗"和"双重信仰"现象

988年，弗拉基米尔大公夺下赫尔索涅斯之后，把一批神甫作为战俘带回基辅，用抢回来的教堂装饰和圣物装点基辅。弗拉基米尔向基辅全体居民下了诏书："明天，不管富人、穷人还是奴隶，如果不到河边去受洗，那就是与我为敌。"[12] 次日，弗拉基米尔命令他们按时集合在第聂伯河[13]边，强迫全城男女分成两路下河做了洗礼。他仰望上天说："创造天地的上帝基督啊！看看这些新子民吧，让他们像其他基督徒一样认识你——惟一的真神，请赐予他们坚定正义的信仰；同时也请你给我力量和帮助，我将战胜魔鬼。"[14] 为了表示自己与多神教决裂的决心，他下令把多神教诸神像烧掉或者抛到河里。许多多神教徒哭着不愿意扔掉自己心爱的神像，但无济于事。弗拉基米尔大公又下令把基辅郊外的万神殿改成基督教教堂，派神甫进驻教堂，让全国各地效仿基辅的榜样。弗拉基米尔大公还把基督教定为国教，用行政命令手段改变罗斯人的多神教信仰，让古罗斯人相信上帝和基督。这就是俄罗斯历史上著名的"罗斯受洗"。"罗斯受洗"具有"自上而下"的特征，弗拉基米尔大公强迫古罗斯人接受基督教的做法遭到了社会下层人民的反抗，他有时不得不采取武力手段。比如，989年（亦说是991年），弗拉基米尔大公派主教约吉姆·科尔松尼亚宁去诺夫哥罗德，强迫诺夫哥罗德人信仰基督教时，主教是由诺夫哥罗德的部队长官多布雷尼亚（弗拉基米尔的舅舅）和基辅部队长官普吉亚塔陪同的。因此，有"普吉亚塔用利剑，多布雷尼亚用火给他们（诺夫哥罗德人）做了洗礼"一说。992年，靠近诺夫哥罗德的切尔尼科夫城居民也是被以类似方法强迫接受了洗礼。

弗拉基米尔大公运用行政命令手段强迫古罗斯人改变多神教信仰而改信基督教，这种做法造成了古罗斯大地上"双重信仰"现象的出现。多神教信仰作为意识形态并不是一下子就从古罗斯大地和人们的意识中消失，基督教信仰也不是一下子就能在古罗斯大地和古罗斯人的意识里扎根的，因此在基督教传入罗斯后很长的历史时期里，多神教信仰没有完全消失，多神教信仰和基督教信仰同时存在。马卡里在《俄国教会史》一书中写到："在我们这里多神教的确到处存在。多神教几乎保留了下

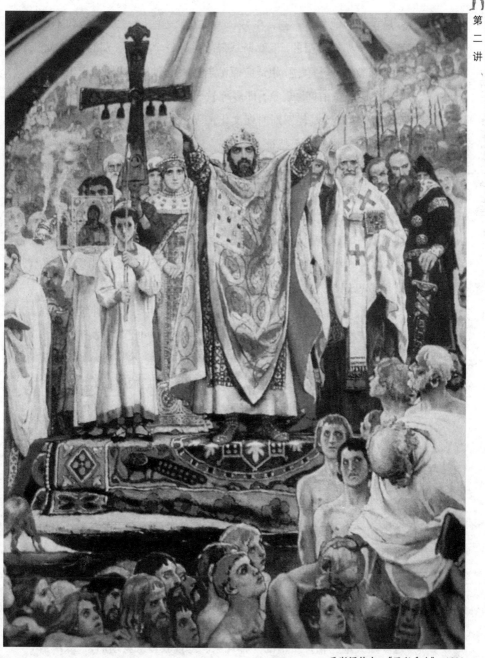

瓦斯涅佐夫:《罗斯受洗》, 1890

来。只是在一些地方多一些，在另一些地方少一些……"[15]基督教不是一下子就被罗斯人接受的，俄罗斯基督教化是一个相当长期的过程，是一个两种宗教互相斗争、互相适应而渐渐融合的过程。这期间产生了罗斯历史上的"双重信仰"现象，即多神教—基督教的宗教混合形象，并且"双重信仰"成为基辅罗斯时期文化，乃至基辅罗斯之后很长一段时期的古俄罗斯文化的一个特征。

在俄罗斯的"双重信仰"时期里，上帝、基督和圣徒与多神教诸神共存，基督教的祈祷仪式与多神教的祭祀仪式共存，基督教生活习俗与多神教生活习俗共存。这种现象持续了很久。更有甚者，有些多神教习俗在俄罗斯一直保持至今。俄罗斯学者利哈乔夫认为，在基辅罗斯，教会"对待多神教风俗和信仰没有持十分敌对的立场，而恰恰相反，渐渐地把基督教思想带入多神教中，而在基督教中看到民间生活的和平改造"[16]。同时，多神教的一些东西也进入基督教之中，如多神教的一些节日演化为基督教节日。像多神教祭祀节（"радуница"）变成基督教祭祀节（"радоница"），即把"радуница"一词改变词根，变成"радоница"，取其中的"радость"（快乐）之意。在耶稣复活节后的第一天，死者的亲人和亲戚来到墓地，告诉死者基督复活的快乐消息。基督教的谢肉节也是从多神教时期的节日演变而来的。此外，"多神教习俗获得了基督教的伦理色彩，基督教也弱化并吸收了多神教的一些其他习俗"[17]。比如，多神教十分崇拜水，因此有一种把未婚妻从水中抢走的多神教习俗，但随着基督教传入，基督教对水的崇拜弱化，多神教崇拜水的这种习俗渐渐不见了。因此，多神教和基督教虽然是两种不同的信仰，但两者有可能进行沟通和渗透。俄罗斯古文化学家Б.雷巴科夫指出："不应当把多神教和基督教对立起来，因为这是同一种原始意识形态的两种形式，是两种不同的外在表现。"[18]另一位俄罗斯文化学者Т.格奥尔基耶娃也指出，在很长时期里基督教东正教与多神教的混合主义（融合性）是罗斯大地的精神生活的一种现象。基督教传入罗斯后，"双重信仰"和"两种文化"表现在中世纪罗斯社会意识的所有层次上。后来，由于东正教愈来愈大的影响和对从前多神教信仰和神话思维体系的逐渐排挤，东正教基督教理想才占了上风。[19]

　　"双重信仰"是在古罗斯存在的一种文化现象。史诗《伊戈尔王远征记》（1187）[20]恐怕最能说明这种文化现象了。《伊戈尔王远征记》是古罗斯文学的一座丰碑，在思想和艺术上都达到了较高的水平。它创作于 12 世纪后半叶——1187 年，距"罗斯受洗"的 988 年已有近二百年的历史，已经不是基辅罗斯时期的文学作品，但是我们想通过这部作品说明，就是在 12 世纪末罗斯人的思想和意识里，基督教依然没有完全地确立，多神教信仰依然存在，因此"双重信仰"还是罗斯人的一种突出的文化现象，并且在文学作品里得到反映。

　　《伊戈尔王远征记》记述北诺夫哥罗德大公伊戈尔·斯维亚托斯拉夫（1150/1151—1202）对波洛夫茨人的一次失败的远征。在这次远征中，罗斯的众多将士丧命疆场，伊戈尔本人和几位罗斯大公被俘。这次远征的失败给罗斯带来巨大的损失，并引起罗斯社会的极大震动。《伊戈尔王远征记》的作者十分了解这次事件的前因后果，在事件发生后不久就写出了这部不朽的史诗。他不仅叙述伊戈尔大公的远征和失败、被俘和逃亡，展示罗斯诸大公的内讧和分裂给罗斯国家和人民带来的严重后果，而且把对历史事件的描述与对历史事件的思考和评价结合起来，号召罗斯诸大公团结起来一致对付异族入侵，使作品成为一种爱国主义的呼唤。因此，马克思在评价这部作品时写道："这部史诗的要点是号召俄罗斯王公们在一大帮真正的蒙古军[21]的进犯面前团结起来。"[22]

　　《伊戈尔王远征记》中有两个主要的人物形象，一个是伊戈尔，另一个是他的妻子雅罗斯拉夫娜。如果说伊戈尔是基督教信仰的代表者，那么雅罗斯拉夫娜就是一位虔诚的多神教教徒。这两个人物的不同信仰是对当时罗斯人"双重信仰"的一种艺术表现和阐释。

　　伊戈尔远征是为了保卫罗斯，但这仅是他远征的动机之一。因为伊戈尔是基督徒，而波洛夫茨人是异教徒，伊戈尔远征也为了捍卫自己的基督教信仰。在他的意识里，保卫罗斯与捍卫基督教思想是糅合在一起的。伊戈尔的军队就是一支由"卫护基督的教徒，反对邪恶的军队"的王公、武士和士兵组成的。伊戈尔及其将士心中装着基督，一心捍卫基督教的罗斯，他在战斗中表现出来的勇气和信心也出于反对波洛夫茨人异教的动机。

　　但是，多神教信仰在这部史诗里同样得到表现和反映。伊戈尔的妻子雅罗斯拉夫娜就是信仰多神教的古罗斯人的代表。当得知自己丈夫伊戈尔远征失败，伊戈尔及其弟兄落入敌人的手中之后，她站在普季夫尔城垒上的哭诉，是祈求大自然诸神的一个最有力的表现，也是史诗叙事部分中最动人、最优美、最富有诗意的篇章。

　　雅罗斯拉夫娜首先祈求风神：

> 啊，风啊，大风啊！
> 神啊，你为什么不顺着我的意志来吹拂？
> 你为什么让可汗们的利剑
> 乘起你轻盈的翅膀
> 射到我丈夫的战士们身上？
> 难道你在碧海上爱抚着大船，
> 在云端下吹拂得还少？
> 神啊，你为什么要把
> 我的快乐在茅草上吹散？

接着，雅罗斯拉夫娜向河神、向第聂伯河祈求，让河神给她送回丈夫。最后，她转向太阳神：

> 光明的、三倍光明的太阳啊！
> 你对什么人都是温暖而美丽的：
> 神啊，你为什么要把你那炎热的光芒
> 射到我丈夫的战士们身上？
> 为什么在那无水的草原里，
> 你用干渴扭弯了他们的弓
> 用忧愁塞住了他们的箭囊？[23]

　　雅罗斯拉夫娜在内心悲痛的时刻没有去祈求上帝，也没有想到基督和圣母，而是求助于风神、河神和太阳神，这显然是多神教的崇拜和习俗。在雅罗斯拉夫娜的意识里，多神教诸神依然主宰着人们的命运，这与她丈夫伊戈尔在关键时刻祈求上帝和相信基督形成一种对照。《伊戈尔王远征记》这部史诗中的雅罗斯拉夫娜形象表明，在"罗斯受洗"以后几百年里，多神教依然存在于许多古罗斯人的意识中，诚如学者雷巴科夫所指出的那样："基督教无论在城市还是在乡下都有计划地向多神教发起进攻，但处处遇到强烈的反抗。这种反抗一直持续到中世纪早期的罗斯。总的来看很难说，是基督教还是多神教主宰着罗斯人的世界观。"24

在《伊戈尔王远征记》里，大自然的日月山河、花草树木均被诗意般地神灵化了，表现出多神教的万物有灵论思想。此外，在这部史诗里，多神教的迷信在古罗斯人的意识里根深蒂固。如，斯维亚托斯拉夫大公做的梦，梦见"顶板已经没了横梁"，意思为凶多吉少，伊戈尔出征前天空上出现了日蚀，等等，这都是古罗斯多神教的迷信说法。因此，马克思给这部史诗的又一个结论是："整首《远征记》具有基督教的英雄性质，虽然其中也有鲜明的异教因素。"25

四 基辅罗斯时期的俄罗斯文化

"罗斯受洗"是俄罗斯历史上的一个极为重要的事件，它不仅具有重大的政治、社会和经济的意义，而且也具有巨大的文化意义。俄罗斯文化在"罗斯受洗"后开始了新的发展，因此公元988年罗斯接受基督教成为俄罗斯民族文化历史发展的新起点。

基辅罗斯时期是俄罗斯文化发展的最初阶段，这个时期的俄罗斯文化尚未获得自己显著的民族特征。基辅罗斯不但受到拜占庭东正教信仰的巨大影响，而且受到拜占庭东正教文化的影响。拜占庭文化像是架设在西方和东方之间的一座文化桥梁，对基辅罗斯时期俄罗斯文化的确立和形成产生巨大的影响。

古罗斯最初开始与拜占庭交往的时候，拜占庭是一个十分强大的帝国，是世界上最富有的国家之一，其发展超过了西欧。因此，拜占庭对于古罗斯来说，是各方面学习和效仿的范例。"罗斯受洗"后，俄罗斯文化是按照拜占庭文化的方式发展的。因此，19世纪"俄罗斯诗歌的太阳"，A．普希金有一句名言："我们从拜占庭学来了福音书和传统。"白银时代哲学家兼文学家Π．弗罗连斯基也指出："古罗斯直接用拜占廷的圣火点燃了自己的文化之火，就像接受自己珍贵的财产一样，亲手接过了埃拉多斯的普罗米修斯火种。"[28]这些话都说出了古罗斯接受拜占庭文化并且受到这种文化的极大影响，概括了古罗斯文化与拜占庭文化的密切联系。但应当指出，基辅罗斯接受拜占庭文化不是被强迫的，而是出自基辅罗斯社会的一种内在的需要，反映出基辅罗斯人想接受比较高级的文化的愿望。因此，基辅罗斯接受拜占庭文化是主动的，以积极的态度吸收拜占庭文化中的营养，用自己的民族传统加以消化，使之成为俄罗斯文化的内容和成分。

基辅罗斯接受拜占庭文化的影响是多方面的和全方位的。保留至今的基辅罗斯的许多文化艺术珍宝和古迹，均带着拜占庭文化的影响并且留下拜占庭文化的痕迹和印记。我们从基辅罗斯的建筑、绘画和文学等方面来看拜占庭文化的影响。

"罗斯受洗"之前，古罗斯基本是木建筑，古罗斯工匠积累了木建筑的丰富经验，如木头的连接处不用钉子，而用"互咬型"的、"牛头型"的木榫头等。古罗斯木营造术已达到一定的水平。"罗斯受洗"后，拜占庭的石头建筑术传入罗斯，罗斯开始了石建筑时代。当时，随着东正教基督教传入，大量兴建教堂和修道院。据统计，"罗斯受洗"之后，仅在基辅城就建起大约四百多座东正教教堂和修道院，教堂和修道院成为石建筑的主要形式。东正教教堂有一套严谨、完善的空间结构和壁画体系，这些建筑物大都由熟知东正教教堂的拜占庭建筑师设计，按照拜占庭东正教教堂式样用石头兴建的。因此基辅罗斯的许多基督教教堂从设计到外观基本上是拜占庭教堂建筑的翻版，当然在具体的营造上，也运用了古罗斯木营造术的一些方法和技术。

基辅的东正教教堂建筑标志着基辅罗斯建筑艺术的水平，是古罗斯向拜占庭学习石建筑术和圆弧顶教堂的见证。基辅罗斯时期，最著名的教堂是基辅圣索菲亚大教堂（1037—1057）。

基辅圣索菲亚大教堂建造在雅罗斯拉夫大公（约978—1054）在位

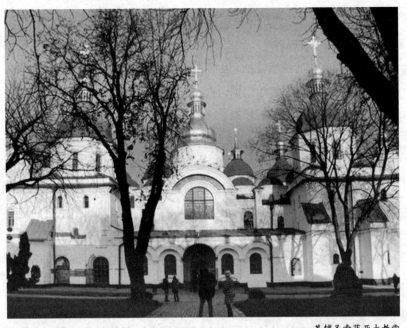

基辅圣索菲亚大教堂

时期。这座大教堂是由拜占庭君士坦丁堡的建筑师设计建造的，长55
米，宽37米，是一个有5个间堂、带十字架的13个圆顶的大教堂。教
堂坐西向东，间堂外部南、北、西各有双层露天走廊，建筑气势博大，
十分壮观。教堂内部面积约600平方米，西面有两个塔梯，从那里可以
登上供王公贵族们用的260平方米的二楼敞厅。敞厅是一种多功能厅，
既是大公及家人的祭祀之地，也是大公接见外国使者、商讨国事、抄写
书籍甚至用作藏书（古罗斯的第一个图书馆）的地方。楼台胸墙上刻有
精美的浮雕。教堂内部的墙壁镶嵌着壁画和马赛克，除了使用常用的大
理石外，还使用了当地的红板岩和涂釉瓷砖，体现出当时的建筑艺术和
绘画艺术水平。基辅圣索菲亚大教堂在建筑形式、建筑技术、建筑细部
的处理等方面都借鉴拜占廷君士坦丁堡的索菲亚大教堂，具有东正教教
堂建筑的特征。

　　基辅城的教堂代表着古罗斯当时的建筑水平。但基辅并不是古罗斯
教堂建筑的唯一中心。在诺夫哥罗德、切尔尼科夫、普斯科夫、弗拉基
米尔、波洛茨克、斯摩棱斯克和其他城市里也有不少教堂建筑，像诺夫
哥罗德城的索菲亚大教堂、切尔尼科夫城的主变圣容大教堂、普斯科夫

城的主变圣容教堂、弗拉基米尔城的安息教堂和德米特里大教堂、涅尔利河畔的圣母节教堂等等。这些东正教基督教教堂虽然形状各异,甚至带有古罗斯各地的建筑特征,但均受到拜占庭石建筑术的影响,表明在基辅罗斯之后的罗斯封建割据时期,古罗斯各地的建筑师和工匠依然在积极学习借鉴拜占廷的石建筑艺术。

随着时间的推移,从12世纪中叶起古罗斯与西方交往增多并接受欧洲文化的影响,受拜占庭建筑的影响才有所减弱。那时,在罗斯出现的塔式教堂[27],就是拜占庭祭祀建筑对古罗斯建筑影响减弱的表现。在基辅罗斯还出现了一种把拜占庭建筑风格与罗马建筑风格结合的建筑物。弗拉基米尔和苏兹达尔的一些教堂在线条和装饰上表现出罗马建筑风格,而鲍戈留波夫城的城堡遗迹又与同时代德国的一些城堡有明显的相似。

古罗斯最早的绘画也是从拜占庭而来的。据说,公元10世纪末罗斯人就知道有圣像这种绘画形式。"罗斯受洗"后第二年(即989年),基辅罗斯的弗拉基米尔大公把他从赫尔索涅斯城带回来的圣像请进基辅的十一教堂。此后,基辅罗斯接受了拜占庭的圣像画形式,圣像画成为古罗斯绘画的一种重要的体裁。

俄文的圣像(Икона)一词来自古希腊文,其语义是"形像"。圣像是东正教宗教性的一个重要标志。圣像就是画神的。Д. 利哈乔夫认为,"俄罗斯圣像画是用色彩表现的一种哲学思辨,它首先表达着世界观"[28]。据文献记载,俄罗斯最早的圣像主要是基督像和圣母像。基督教的整个圣像画技术就是基于这两个形象之上产生的。罗斯最早的基督像和圣母像不是古罗斯人自己绘制的,而大多从拜占庭传来或者出自拜占庭圣像画画师之手。

在基督教世界里,俄罗斯是最崇拜圣母的国家。圣母形象在古罗斯绘画艺术里占有重要的地位。有一位名叫巴维尔·阿列普斯基的人写道:"在这个国家(指俄罗斯)里,没有任何一座大型教堂里没有挂着能显示奇迹的圣母像;我们亲眼看到了圣像,也看到由圣像完成的奇迹。"在圣母像上,圣母的目光慈祥、温柔、充满爱抚之心,她抱着圣子基督,她的儿子将为拯救人类而献身,她对儿子未来的悲惨命运充满深深的忧虑和悲哀。这种怀抱圣婴的圣母形象获得了一种诗意的名称——怜悯。

弗拉基米尔圣母像是俄罗斯保留至今的一幅较早的圣母像。11世纪末至12世纪初，拜占庭君士坦丁堡的一位画家创作了一幅古老的拜占庭（亦说希腊）圣母像，它成为拜占廷民族的圣物。据说，这幅圣母像绘制在基督与众弟子吃最后的晚餐那张桌子拆开的一块木板上。

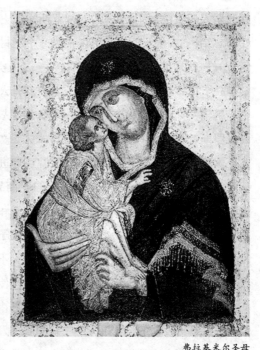

弗拉基米尔圣母

1130年，这个圣母像被运到基辅，交给穆斯季斯拉夫·弗拉基米罗维奇大公（1076—1132）。而在1155年，安得烈·鲍戈柳勃斯基（1111—1174）大公又将之运到自己的都城弗拉基米尔[29]，故后来这个圣母像被称为弗拉基米尔圣母。1480年，该圣像被运往莫斯科克里姆林宫的安息大教堂，但它依然保留着弗拉基米尔圣母的名称，并且成为古罗斯圣母像的典范。

在罗斯受洗之前，古罗斯只有民间口头文学，如歌曲（日历仪式诗歌、婚礼歌、葬礼歌、宴会歌曲等等）、故事、谜语、谚语、成语、咒语、仪式诗歌、壮士歌，等等。民间口头创作大都依据多神教崇拜和祭祀创作，往往与多神教神话有着紧密的联系。

随着基督教的传入，受拜占庭文化和欧洲基督教文化的影响，大量的翻译文学（主要译自希腊文）作品在罗斯流行，文字的出现使得古罗斯书面文学应运而生。古罗斯文学中最早的"训诲"体裁和"圣徒行传"体裁就是在"罗斯受洗"后接受基督教拜占庭文化的影响下出现的。古罗斯文学一是写历史，包括世界历史和罗斯历史；二是写人类生活，包括罗斯人的生活。因此，著名的俄罗斯文化史学家利哈乔夫对此作了确切的总结："古俄罗斯文学可以视为一个题材和一种情节的文学。这个情节——就是世界历史，这个题材——是人类生活的意义。古俄罗斯文学确立了独具一格的现实主义，它具有教育人的性质。"[30]

基辅罗斯时期，从事书面文学创作的主要是僧侣界人士，因为他们是古罗斯社会上最有文化的人。这样一来，教堂和修道院就成为古罗斯文化聚集的地方。此外，教堂、修道院还是进行商务活动的中心。商人认为每逢宗教节日和休息日都是宣传自己商品的好机会，因为有许多人去教堂和修道院。起初，商业交易就在教堂和修道院里进行，后来被挤到教堂和修道院前的广场，升起十字架和旗子，表明商务活动受到教会和大公的保护。教堂和修道院的僧侣界人士不但办学校、抄写文献、创作文学作品，而且还游走于各个公国之间，传播书面文学。早期的桦树皮文献证明，在基辅早就存在着一个手抄书籍的中心。此外，基辅洞窟修道院是基辅罗斯的一个最大的文化中心。因为古罗斯文学创作的主力军大多来自拜占庭的僧侣，因此拜占庭文化影响、拜占庭东正教思想在基辅罗斯时期的俄罗斯文学中显而易见。

伊拉利昂的《法与神赐说》（1051）是基辅罗斯时期的一部重要的文学作品，其内容到形式都可以看到拜占庭文化影响的印记。《法与神赐说》的主要思想是歌颂弗拉基米尔大公以及他的继承人雅罗斯拉夫的功绩，作者伊拉利昂为罗斯受洗后基辅罗斯的日益强大而骄傲和自豪。我们从字里行间处处可以发现他以拜占庭君主为样板，不仅赞扬弗拉基米尔完成罗斯受洗这一丰功伟绩，而且把弗拉基米尔与君士坦丁一世相比，大大抬高弗拉基米尔在基督教世界的地位和声望。伊拉利昂在讴歌弗拉基米尔大公和他的儿子雅罗斯拉夫大公的同时，把基辅罗斯大公的行为与基督教圣徒的行为相比较，宣扬拜占庭东正教的君权神授思想。据考证，《法与神赐说》是伊拉利昂在基辅圣索菲亚大教堂的合唱伴奏下为雅罗斯拉夫大公及其侍从朗诵而成的，在形式上借鉴和模仿了拜占庭宗教演说文的程式。

基辅罗斯时期，编年史和圣徒行传是古罗斯文学的两个重要的体裁。在众多的编年史中，基辅洞窟修道院的修士涅斯托尔（1056—1114）编纂的《往年纪事》是一部出色的作品[31]。《往年纪事》模仿拜占庭的宗教大事记形式,记载罗斯历史的重要事件,同时记述一些传说、故事和大公的活动。涅斯托尔从基督教思想和神学出发去记述古罗斯的人物和事件,认为罗斯从古到今发生的一切均为上帝的安排,宣扬基督教的一系列道德伦理观念,尤其是拜占庭东正教的"王权神授"思想。这一切表明,《往年纪事》的作者站在基督教徒立场上看待罗斯历史的发展进程,表现出一个基督教修士的思想观、哲学观和人生观,带有拜占庭东正教基督教文学的思想和特征。

在圣徒行传中,《鲍利斯和格列勃传说》是基辅罗斯时期流传最广、深受读者喜爱的一部作品。这个作品记述弗拉基米尔死后,他的儿子鲍利斯和格列勃被他的另一个儿子斯维亚托波尔克杀死的故事[32]。作品自始至终宣扬基督教的勿以暴力抗恶的顺从思想。

鲍利斯和格列勃是两位顺从、屈服、不抵抗邪恶的典型。鲍利斯明知道他哥哥斯维亚托波尔克要对他下毒手,还是不采取任何防范措施,而是深信对哥哥的爱。他拒绝了武士们回基辅夺回王位的建议,独自留下等待死亡。在死前他向上帝祷告,用上帝的话安慰自己,希望死后能够成为上帝的仆人,变成圣者。格列勃也像鲍利斯一样,面对死亡的威胁不是起来斗争,而是下决心去黄泉与自己被害的哥哥鲍利斯相见,他用"忍耐增强自己的灵魂",准备把自己的灵魂献给上帝。

《鲍利斯和格列勃传说》这种圣徒行传文学体裁是从拜占庭文学学来的,但又有自己的特征。一般的圣徒行传由引子、圣徒生平和结尾三部分组成,《鲍利斯和格列勃传说》没有引子,作品开篇就是故事内容;此外,作品内容也与传统的圣徒行传[33]的内容不同,它没有记述圣徒鲍利斯和格列勃的全部生平,而只是撷取了他俩被哥哥斯维亚托尔克杀害的前前后后。这些不同表明了《鲍利斯和格列勃传说》对拜占庭传统的圣徒行传文学体裁的独具一格的借鉴。

基辅罗斯时期俄罗斯文化的另一个特征,是这个时期开始了罗斯人的文化启蒙。这种启蒙表现在重视教育、注重法律和法治、加强和扩大与欧洲国家的交往等方面。

基督教的传入加快了基辅罗斯的封建关系的发展,促进了罗斯与拜占庭文化和欧洲文化的交流和接触。在许多城市里，除了修建教堂、修道院外，还开始注重教育，开办了学校。早在弗拉基米尔执政时期，他就办了一所学校，强迫男孩入学，学习译成斯拉夫文的圣书；他的儿子雅罗斯拉夫继位后，继续传播基督教文化和普及识字，他在诺夫哥罗德办了一所中学，翻译图书，在圣索菲亚大教堂里建了罗斯的第一座图书馆，确立了基辅都主教区。1051年，雅罗斯拉夫任命伊拉利昂为基辅都主教，这是罗斯教会摆脱拜占庭教会控制的重要一步。

在法律制度方面，几位基辅罗斯大公都十分重视法律，主持了法典编纂工作。弗拉基米尔在位期间，编纂了《雅罗斯拉夫法典》，这是第一部用斯拉夫文写的书面法律条文大全。在这部法典里虽然残留着多神教习俗的痕迹，如血族复仇等条例，但是在基督教思想影响下，这种血族复仇已经受到了限制。后来，在1054—1073年间，雅罗斯拉夫大公的三个儿子——伊季亚斯拉夫与他的两个弟弟斯维亚托斯拉夫二世和弗谢沃罗德又一起编纂了《雅罗斯拉维奇法典》，规定废除血族复仇，改为处以罚金。此后，弗拉基米尔·莫诺马赫（1053—1125）大公制定了一部新的"俄罗斯法典"，叫做《弗拉基米尔·弗谢沃罗德维奇章程》，该章程有一系列解除债务人的债务，减轻农民负担的条例。

随着基督教在罗斯的传入和生根，基督教教义渐渐进入俄罗斯社会和人们的日常生活中。如罗斯多神教时期，偷盗、凶杀、抢劫被认为是个人行为，而基督教认为偷盗、凶杀、抢劫是罪行，要以上帝名义对之审判并处以惩罚，罗斯多神教时期，家庭是一夫多妻制，实行父亲财产平均分配给儿子，基督教谴责多配偶制，反对财产平均分配给子女（与仆人生的子女、非婚生子女不应得到财产）。后来，多神教的许多观念和习俗都慢慢地淡出了基辅罗斯社会，而基督教的许多原则在罗斯渐渐地固定下来了。法律变成基辅罗斯社会注意的中心，并且成为这个时期俄罗斯文化的一个新现象。

基辅罗斯接受了基督教，成为基督教大家庭的一员后，与拜占庭和欧洲基督教国家的交往已经不存在什么宗教方面的障碍了。基辅罗斯除了与拜占庭和斯堪的纳维亚国家交往密切之外，还与其他斯拉夫国家以及法国、德国、英国等国家有来往。为了密切与周边国家的关系，罗斯还积极与法国、匈牙利、挪威等国皇室联姻。雅罗斯拉夫大公本人娶的是瑞典国王的女儿；他的一个女儿安娜嫁给法国国王亨利一世，另一个女儿叶利扎维塔嫁给斯堪的那维亚的挪威王，后又嫁给丹麦国王；第三个女儿阿纳斯塔西娅嫁给匈牙利国王；1078—1093在位的基辅罗斯大公弗谢沃罗德娶的妻子是拜占庭公主阿纳斯塔西娅·莫诺马赫，后者是拜占庭君主康斯坦丁九世的女儿；弗谢沃罗德的儿子弗拉基米尔·莫诺马赫娶的是英国公主基塔，基塔是撒克逊哈罗德王的女儿。基辅罗斯王室与外国皇室的联姻，不但密切了罗斯与外国皇室的联系，而且促进了与周边和欧洲国家的政治、经济、贸易、外交和文化等方面的交流，加快了基辅罗斯国家的基督教化进程。

基辅罗斯起初处于多神教信仰和多神教文化时期，后来由于基督教传入，基辅罗斯才渐渐从多神教信仰向基督教信仰过渡，随之多神教文化让位于基督教文化。但是多神教向基督教过渡的过程是漫长而复杂的。因为多神教不仅是一种意识形态，而且是一种文化，是几千年斯拉夫民族的社会形态、生活经验和文化传统的积淀。基督教取代多神教不仅仅是战胜一种宗教信仰，而且要战胜并渐渐取代古罗斯的多神教文化。因此，罗斯的基督教化就不得不需要一个长期的过程。

"罗斯受洗"本身就是基辅罗斯时期的一个重要的文化现象，它决定了古罗斯文化的性质，对巩固罗斯国家的统一和促进俄罗斯文化的发展起到了积极的作用。但是"罗斯受洗"并不能阻止诸大公之间的纷争和内讧，基督教意识形态无法抗拒罗斯封建割据过程中产生的政治的和经济的种种矛盾。"罗斯受洗"后基辅罗斯大公呼吁诸大公团结起来、维护罗斯国家统一的理性呼声没有得到应有的回应。因此，基辅罗斯衰落后古罗斯封建割据的形势愈演愈烈，这种形势也影响到古罗斯文化的发展进程，出现了古罗斯文化的多中心现象，也形成了罗斯各公国和各地区文化的地方性特征。

注 释

1. 据《往年纪事》中记载，留利克是瓦兰吉亚（亦译"瓦兰人"）人，是"从海外"请来给北部的斯拉夫人当第一任大公的。楚德人被内讧和纷争搞得筋疲力尽了，因此决定请这位瓦兰吉亚人来治理他们，解决他们的争端。

2. 奥列格是瓦兰吉亚人（亦说他是当地贵族代表），留利克的战友，诺夫哥罗德大公（879—912）和基辅大公（从882年起）。他是第一个获得罗斯大公封号的人，对古罗斯民族的独立和国家的建立做出了重要贡献。

3. 据说，弗拉基米尔曾经派自己的使者去向波洛茨克公国大公罗格沃尔特的女儿罗格涅达求婚，但是遭到了拒绝。于是，弗拉基米尔用武力战胜了罗格沃尔特，把他的全家斩尽杀绝，把罗格涅达霸占为妻。罗格涅达对自己的丈夫十分憎恨，但给他生了许多孩子。罗格涅达决心报杀父之仇，于是弗拉基米尔把她和大儿子伊兹亚斯拉夫流放到波洛茨克荒原。罗斯受洗后，罗格涅达好像是去了修道院，改名为阿纳斯达西娅，并于1000年死于修道院中。

4. 另一个爱好是崇尚多妻。

5. 《马克思恩格斯选集》第3卷，北京：人民出版社，1973年，第354页。

6. Д·利哈乔夫：《沉思俄罗斯》，圣彼得堡：逻各斯出版社，1999年，第66页。

7. Д·乌格里诺维奇：《艺术与宗教》，北京：三联书店，1987年，第87页。

8. Д·利哈乔夫：《沉思俄罗斯》，圣彼得堡：逻各斯出版社，1999年，第82页。

9. 君士坦丁大帝（约285—337）从公元306年为罗马皇帝，他本人加入基督教后，把对基督教的迫害变为对基督教的支持，在罗马建立了基督教教堂，并且在325年召集了第一届世界宗教大会，奠定了皇权和神权联合的基础。在324—330年间，他在拜占庭建立了东方新都——君士坦丁堡，被称为"东方罗马"，罗马依然是罗马帝国西部的首都。

10. 弗拉基米尔在位时积极与周边邻国和部族打仗，战胜了与周边的一系列部族之后，又于988年攻下了拜占庭在克里米亚的殖民地——赫尔索涅斯（在俄罗斯编年史里称作"科尔松"）城。这时他扬言要向拜占庭首都君士坦丁堡进发。拜占庭皇帝听说后给科尔松的地方长官瓦西里和康斯坦丁捎信，让后者把他们的妹妹安娜嫁给弗拉基米尔，条件是弗拉基米尔必须接受基督教。于是弗拉基米尔在圣瓦西里教堂做了洗礼，之后才与安娜成婚，然后让自己家中的那些"不合法的妻子"各自东西（亦说，他根本没有遣散自己的众多妻妾，而是声称，尽管妻妾成群，但他最喜爱自己的希腊籍妻子安娜）。

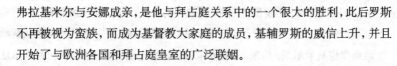

弗拉基米尔与安娜成亲，是他与拜占庭关系中的一个很大的胜利，此后罗斯不再被视为蛮族，而成为基督教大家庭的成员，基辅罗斯的威信上升，并且开始了与欧洲各国和拜占庭皇室的广泛联姻。

11. Д．利哈乔夫：《沉思俄罗斯》，圣彼得堡：逻各斯出版社，1999年，第68页。

12. 见《往年纪事》6496（988）年纪事。

13. 也有人说不是第聂伯河，而是它的一个支流波恰茵纳河。

14. 见《往年纪事》6496（988）年纪事。

15. 马卡里：《俄国教会史》第1卷，莫斯科，第25页。

16. Д．利哈乔夫：《沉思俄罗斯》，圣彼得堡：逻各斯出版社，1999年，第76页。

17. 同上书，第80页。

18. 《基督教与罗斯》，莫斯科：科学出版社，1988年，第22页。

19. Т．格奥尔基耶娃：《俄罗斯文化史》，莫斯科：尤拉伊特出版社，1999年，第27页。

20. 这是《伊戈尔王远征记》创作年代的传统说法，该作品创作的具体年代在俄罗斯学术界一直是被争论的问题。

21. 这里说的不是蒙古军，而是罗斯南部的草原游牧部落波洛夫茨人。他们从11世纪起多次进犯罗斯，11—12世纪罗斯诸大公与波洛夫茨人交战数次，各有胜负。13世纪，波洛夫茨人被蒙古鞑靼人征服。

22. 《马克思恩格斯全集》第29卷，北京：人民出版社，1973年，第23页。

23. 译文引自《伊戈尔远征记》（魏荒弩译），北京：人民文学出版社，1983年。

24. Б．雷巴科夫：《俄罗斯中世纪的多神教世界观》，《历史问题》1974年第1期，第21页。

25. 《马克思恩格斯全集》第29卷，北京：人民出版社，1973年，第23页。

26. 转引自А．扎比亚科：《古罗斯文化史》，莫斯科：因特尔普拉克斯出版社，1995年，第123页。

27. 如斯摩棱斯克的天使长米迦勒大教堂（1191—1194）、切尔尼戈沃的帕拉斯科娃－皮亚德尼察教堂（12世纪末）等。

28. Д．利哈乔夫：《沉思俄罗斯》，圣彼得堡：逻各斯出版社，1999年，第84页。

29. 安得烈·鲍戈柳勃斯基大公（约1111－1174）是弗拉基米尔·莫诺马赫的孙子，是位有远见的政治家。他看到古罗斯大公之间的内讧和南方异族的进犯给罗斯带来的危险，因此瞒着自己的父亲（因为他父亲希望儿子成为基辅大公）决定迁都，把罗斯的政治、经济、文化中心从基辅移到罗斯北部的弗拉基米尔城。为了增强自己的迁都决心，他把从拜占庭弄来的圣母像从基辅运到弗拉基米尔城。后来，在鞑靼人奴役俄罗斯的几百年里，弗拉基米尔这座北方城市成为新的文化中心，保存了俄罗斯的文化和传统。

30. T. 格奥尔基耶娃《俄罗斯文化史》，莫斯科：尤拉伊特出版社，1999年，第38页。

31. 对《往年纪事》的作者是谁的问题在俄罗斯史学界有不同的看法。如，俄罗斯文化史学家 C. 别列维坚采夫在自己的著作《俄罗斯历史的涵义》（莫斯科：维切出版社，2004年）中认为，《往年纪事》是一部许多人撰写的编年史，涅斯托尔没写过《往年纪事》，而且与这本书没有任何的关系（见该书第14页）。

32. 1015年6月15日，弗拉基米尔大公逝世。他死后开始了新的一轮夺权斗争，这是在他的几个儿子之间展开的。他的儿子斯维亚托波尔克（980—1019）在杀死自己的弟弟鲍利斯、格列勃（俄罗斯最早的两位圣者）和斯维亚托斯拉夫之后，成为基辅大公。斯维亚托波尔克杀弟夺权，凶狠残暴，因此被称为"十恶不赦的人"。后来，他又准备杀另一个弟弟雅罗斯拉夫。但是，雅罗斯拉夫经过几次拉锯战，借助自己岳丈瑞典国王的军队打败了斯维亚托波尔克。1019年，雅罗斯拉夫占领基辅。

33. 涅斯托尔创作的圣徒行传《费奥多西·别切尔斯基传》，就是按照传统的圣徒行传体裁写成的，有引言、人物的全部生平和结尾三部分，叙事的节奏、作者的插叙、人物的神性等都符合传统的圣徒行传体裁规范。

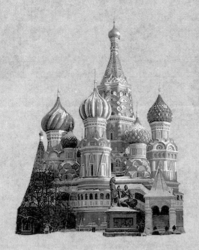

伊凡雷帝的专制思想及其文化表现

　　19世纪俄罗斯著名画家列宾的名画《伊凡雷帝和他的儿子伊凡》(俗称《伊凡雷帝杀子》)塑造出16世纪俄罗斯沙皇伊凡雷帝的形象。这幅画既令人感到恐怖，又让人感到伤感。画面上，伊凡雷帝用手杖给了儿子致命一击，然而他立刻后悔了，于是弯腰曲膝坐下去，从地毯上抱起渐渐断气的儿子。伊凡雷帝用自己那双青筋暴突的大手把儿子紧紧地搂在怀里，爱怜地吻着儿子的头，后者稀疏的头发散落在溅着血迹的脸上。

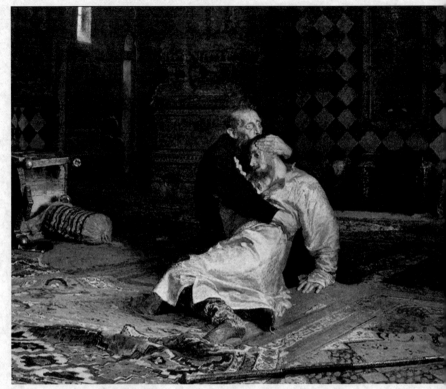

列宾:《伊凡雷帝和他的儿子伊凡》，1882

伊凡雷帝的目光呆滞地望着前方，也许他那时唯一的想法和希望是："让我的儿子复活吧！"然而为时已晚，一切都无济于事。他的儿子在他的怀里渐渐变得僵硬了⋯⋯

列宾这幅画是根据16世纪俄罗斯沙皇伊凡雷帝杀子的真实事件创作的。1581年11月16日，沙皇伊凡雷帝在极度狂暴下亲手杀死自己的大儿子伊凡。这幅画里的皇太子伊凡的惨死值得同情，可杀人的伊凡雷帝本人也值得人们同情，因为这两位主人公都是宫廷内部矛盾的牺牲品，伊凡雷帝杀子是当时俄罗斯社会矛盾不可调和的真实反映和写照。因此，19世纪下半叶巡回展览派的精神领袖、画家克拉姆斯科伊看了这幅画后说："你搞不清画中的谁更值得同情。"[1]他认为这幅画具有巨大的教育意义，可以让人拒绝杀人这种兽性行为。他写道："我觉得，一个人哪怕只要认真地看过这幅画作一次，就会永远制止自己身上兽性的恣意发作。"[2]

画家列宾说他的这幅画是受19世纪下半叶俄罗斯"强力集团"作曲家里姆斯基－柯萨科夫的交响乐《安塔尔》启发而创作的。1882年8月的一个傍晚，列宾听了里姆斯基－柯萨科夫亲自指挥的交响乐《安塔尔》。交响乐中"复仇"那个乐章的音乐给他留下了非常深刻的印象，悲剧的旋律久久地在他的脑海里回荡。因此，他突然想用一幅绘画作品表现类似里姆斯基－柯萨科夫的音乐所表现的悲剧。于是，《伊凡雷帝和他的儿子伊凡》这幅画问世了。列宾给这幅画定的主题是"父爱，权力，复仇"。

一 伊凡雷帝其人

伊凡雷帝（1530—1584）是俄罗斯历史上一位杰出的国务活动家，也是一位以残暴出名的沙皇，他的执政时代是俄罗斯历史上最为复杂的一个时期。

伊凡雷帝即伊凡·瓦西里耶维奇，他的父亲是瓦西里三世，他的母亲是立陶宛格林斯基公爵的女儿。传说伊凡雷帝父母结婚（1526）后好几年没有儿子，为此他们夫妇多次去教堂，祈求上帝赐给他们儿子。婚后第四年，他们的初生子伊凡来到了人世。瓦西里三世夫妇认为伊凡降生是上帝的恩赐，因此他诞生伊始就具有

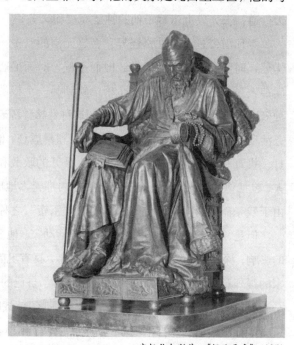

安托戈尔斯基：《伊凡雷帝》，1871

宗教神秘主义的色彩，并且这种神秘主义伴随了伊凡雷帝的一生。

伊凡·瓦西里耶维奇三岁继位（1533）。由于他年幼，实际上是他母亲叶莲娜·格林斯卡娅掌权。叶莲娜·格林斯卡娅掌权期间，格林斯基家族与大贵族别尔西家族、舒伊斯基家族之间明争暗斗，宫廷内充满血腥的气氛。伊凡从小就目睹了宫廷内部的阴谋和斗争。伊凡8岁时母亲去世。叶莲娜死后（1538年去世，据说是被人毒死的），宫廷内部斗争变得更加激烈。因此，伊凡在大贵族各个派别之间为争夺皇位而进行的激烈而残酷的斗争中度过了自己的童年，这一切对他的性格和世界观形成产生很大的影响。

1547年1月16日，在都主教马卡里[3]的操纵和"导演"下，17岁的伊凡在莫斯科隆重地举行了俄罗斯历史上前所未有的登基典礼，宫廷显贵和外国驻俄罗斯的使节也应邀参加。伊凡接受了沙皇尊号，成为俄罗斯国家的第一位沙皇。都主教马卡里在伊凡登基时向他宣读训辞，说："您奉上帝意旨成为伟大的大公和神圣的沙皇……是上帝赋予您以金球和力量，是上帝聘选您在地上替天行道，扶您登上宝座。"[4]都主教马卡里宣布俄罗斯沙皇在俄罗斯国家拥有至高无上的权力，因此他今后要替天行道，去完成上帝赋予他的神圣职责和义务。

伊凡雷帝是一个性格怪异、喜怒无常的君主。他时而狂喜，时而忧愁；时而高兴，时而痛苦；时而平静，时而盛怒；时而虔诚，时而渎神……总之，他往往从一个极端跳到另一个极端，并且经常处在一种极度多疑和病态狂暴的状态。他的这种性格伴随着他的一生和整个国务活动。比如，他是一个残酷的刽子手和暴虐狂，他亲自参与审问、拷打、投毒和杀人的活动，无情地消灭公开的政敌和潜在的敌人。许多人，包括他的亲人、几任妻子和儿子在内都无辜地成为他的牺牲品。他由于残暴而成为一个恐怖形象，得到"雷帝"之称号。

但是，伊凡雷帝是一位出色的国务活动家。他受马卡里的专制思想的影响，深知大贵族分立主义思想的危害，具有巩固莫斯科中央集权国家的强烈意识，为俄罗斯国家的强盛做出了自己的贡献。他在位期间，一方面频频对外征战，征服邻国：先攻打下喀山，战胜蒙古鞑靼可汗，为进一步征服西伯利亚打下基础；后来又夺取了阿斯特拉罕，巩固了俄罗斯南部的防御力量，以抵御克里米亚可汗的进犯；最后，还为争夺波罗的海出海口，与立窝尼亚进行了长达25年（1558—1583）的战争。伊凡雷帝执政期间大大地扩张了俄罗斯领土，巩固了俄罗斯中央集权国家的专制体制，可谓为俄罗斯的强盛立下了汗马功劳。另一方面，伊凡雷帝的专制思想不符合俄罗斯大贵族的思想，莫斯科中央集权国家的强大削弱并损害了俄罗斯大贵族利益，因此伊凡雷帝与大贵族之间产生了激烈的矛盾，引起了大贵族的不满和反对。为了削弱大贵族的势力，加强自己的专制统治，伊凡雷帝开始实行改革，并且启用了主张专制制度的改革家伊凡·佩列斯韦托夫（生卒不详）。这样一来更加剧了他与大贵族之间的矛盾。

伊凡雷帝执政后半期的岁月是十分艰难的：沙皇辖区制的失败、与"重臣拉达"的决裂、他的近臣和心腹——俄军统帅安德烈·库尔布斯基的叛逃、宫廷内部激烈的矛盾和斗争、俄罗斯在立窝尼亚战争中最后失败（1583）……这一切让伊凡雷帝感到自己处于一种众叛亲离和内外交困的孤立处境。1584年3月18日，正在下象棋的伊凡雷帝突然死去，俄罗斯历史上的伊凡雷帝时代到此结束[5]。

二　伊凡雷帝的专制思想及其宗教—哲学前提

15世纪末至16世纪初，俄罗斯摆脱了蒙古鞑靼人的统治之后，形成了以莫斯科为中心的中央集权国家。莫斯科中央集权国家形成后，需要一种与之适应的社会体制。当时，东正教拜占庭国家的专制制度经验对莫斯科诸大公颇有诱惑力，成为莫斯科中央集权国家的选择。

俄罗斯的专制制度既是一种社会体制，又是一种文化现象，它从产生后一直贯穿在长达四百多年的俄罗斯历史过程中，在俄罗斯文化发展的不同阶段都有所反映和表现。

众所周知，在莫斯科中央集权国家尚未形成之前，古罗斯曾经是公国林立的封建割据国家，各公国的大公虽各自为政，但并非大权独揽，就是说大公们并不具有专制的权力。在10—14世纪，市民大会（"вече"，亦译"谓切")是古罗斯大贵族限制大公权力、城市民众发表意见的机构。这种市民大会不但决定大公对外宣战和宣布和平等重大问题，而且有推举和罢免大公、批准法律以及与其他国家缔结各种约定等权利。比如，基辅大公弗拉基米尔·莫诺马赫就是在1113年经过市民大会的同意而登上大公宝座的。需要指出的是，古罗斯大公没有专制独裁的权力并不意味着大公没有把权力集中在自己手里的思想。早在12世纪后半叶，基辅罗斯的莫诺马赫大公和弗拉基米尔公国的安德烈·鲍戈留勃斯基大公就有过独揽大权的专制思想倾向。况且，专制思想作为一种严格的权力很早就存在于古罗斯人的意识之中，在古罗斯就有其社会基础和存在土壤。

俄罗斯文化史学家 B. 德拉奇认为，"专制制度"（самодержавие）这一概念在古罗斯起初与源自拜占庭的帝王思想、与君主专制的无限权力并没有什么联系，而仅仅与摆脱外来统治的理想有关。俄罗斯历史学家 B. 克留切夫斯基也指出，在当时的政治语汇里，"沙皇"（царь）和"专制者"（самодержец）与后来它们所获得的含义不同。"沙皇"和"专制者"并不是拥有无限权力的君主，而是独立于某个外部政权之外、不再给任何人进贡的君主。比如，伊凡三世之所以在自称"全俄君主"之外，又给自己加上"沙皇"（当时，罗斯人用"沙皇"来称呼拜占庭皇帝和鞑靼可汗）的尊号，只是表明他不再给蒙古鞑靼可汗进贡，成为一位摆脱了外族统治的东正教君主。后来，蒙古鞑靼人奴役俄罗斯近250年。蒙古可汗的权力没有任何限制，是绝对的，具有独裁的性质。因此，是蒙古鞑靼人在罗斯巩固了最高权力的思想。后来，君主独揽大权和专制思想才愈来愈深入俄罗斯的政治文化之中。

专制制度作为一种社会体制源自东正教拜占庭。东正教拜占庭改变了早期基督教的君主概念，认为尘世的君主不再是上帝的仆人，而是神所选定的优秀人物，其权力是上帝的恩赐。在拜占庭，既然皇帝的权力是神授的，那么皇权就大于教权。拜占庭牧首在14世纪末曾经以这种"皇权神授"思想教导莫斯科大公瓦西里一世（1371—1425）。他说："如果没有沙皇，基督徒就不可能有教会，因为王国和教会密切联合并且互相交往，是不可能相互分开的。圣沙皇在教会里占有崇高的地位，——他可不像是那些采邑的老爷和大公。"[6]在俄罗斯，也有人对俄罗斯专制制度的起源持不同观点。比如，著名的俄罗斯文化史学家康达科夫认为，专制制度是深深而有机地植根于民族——俄罗斯土壤上的一种统一的社会文化形式，专制制度与俄罗斯文化深层结构特征和俄罗斯社会文化的动态特色相适应。[7]

专制制度来自拜占庭还是俄罗斯自己的一种社会文化形式，这对于我们来说并不重要，重要的是专制制度这种社会体制和文化形式在俄罗斯历史上的地位和作用。

说到俄罗斯的专制制度，首先要提到伊凡三世（1440—1505）、瓦西里三世（1479—1533）和伊凡雷帝（1530—1584），因为这三代俄罗斯君主都有着强烈的专制思想，最早意识到中央集权的作用，因此他们为莫斯科中央集权国家的形成和巩固做出了努力和贡献。伊凡三世吞并了雅罗斯拉夫、罗斯托夫、诺夫哥罗德等公国，赶走了鞑靼人；瓦西里三世又把普斯科夫、斯摩棱斯克、梁赞归到莫斯科公国，基本上完成了俄罗斯大地的统一。伊凡三世在拜占庭陷落后依然与拜占庭公主卓娅[8]结婚，并且把拜占庭的双头鹰定为俄罗斯国徽（1497年开始），以此表示俄罗斯继承了第二罗马——拜占庭，他本人继承了罗马恺撒大帝和拜占庭皇帝的事业。瓦西里三世继承父业，取消俄罗斯的封邑体制，主张建立以莫斯科为中心的中央集权国家。正是在瓦西里三世执政时期，"俄罗斯"的名称从15世纪末开始流行，并在东欧出现了一个面积280万平方公里、人口900万的俄罗斯国家。

但是在俄罗斯历史上，无论伊凡三世还是瓦西里三世都还不能算是真正的专制者和专制制度理论的阐释者，因为他俩尚未获得至高无上的权力，也没有对专制思想作过系统的阐述。真正意义上的俄罗斯专制者是伊凡雷帝。伊凡雷帝1547年登基自称"沙皇"，此后，"沙皇"就成为俄罗斯君主的一个正式称谓，这不但是一个具有神性的尊号，而且沙皇本人拥有至高无上的权力。因此，伊凡雷帝才是专制制度思想的奠基人和实践者，伊凡雷帝时代才真正开始了俄罗斯社会的专制政体和文化形式。

伊凡雷帝不但是专制制度思想的奠基人和实践者，而且还是专制思想的理论家。伊凡雷帝指出专制制度是治理国家唯一可能的和完美的形式，他第一次解释了俄罗斯君主专制政权的基本原则，使得专制思想在俄罗斯扎根，并且愈来愈深入俄罗斯的政治文化中。

伊凡雷帝在致库尔布斯基的信中对专制思想有过详尽的论述和阐释，可以归结为以下几个主要方面：一、专制制度是俄罗斯国家的选择。伊凡雷帝用俄罗斯封建割据的历史说明，专制制度是俄罗斯国家社会体制的一种必然选择。俄罗斯历史上的封建割据、大公之间"内讧"和"多头领导"局面导致了诸公国的危机和衰败。只有统一的中央集权国家、专制体制和个人独裁的君主才能让俄罗斯走上真正的强国之路。二、沙皇专制制度具有神性的起源。伊凡雷帝视俄罗斯为神赐的一块宝地："俄罗斯大地是靠上帝的仁慈、圣母的恩赐、所有圣者的祈祷和我们家长的祝福存在的……"[9]他认为从弗拉基米尔大公时代"罗斯受洗"起，俄罗斯人就成为上帝选中的民族，而俄罗斯诸大公弗拉基米尔·莫诺马赫、亚历山大·涅夫斯基、德米特里·顿斯科伊、伊凡三世、瓦西里三世、包括他本人在内的俄罗斯君主都是上帝选中的专制者，执政都是秉承上帝的意旨；他当沙皇不是个人对权力的爱好，而是上帝赋予他的一种职责和使命。伊凡雷帝写道："遵照上帝旨意我生下来就是为了掌握王国权力的。"[10]"没有一个政权不是来自上帝的：谁若是反对这样的政权，谁就是反抗上帝！"[11]三、皇权无限论思想。伊凡雷帝认为专制君主的权力是无限的。沙皇是俄罗斯大地上最高的、唯一的专制者，他的权力不应当受到任何法律和任何人的限制，"俄罗斯当权者无需对任何人汇报，他们有奖赏和处死自己臣民的自由……"[12]四、无限的皇权是国家长治久安的保证。伊凡雷帝认为皇权无限论对内是坚持真理和遏制邪恶的可靠保障。他在信中问道，沙皇"难道不应当把强盗和小偷处死吗？要知道这些罪犯的狡猾阴谋更可怕！那么所有王国就会由于无序和内讧纷争而解体。"[13]他告诫人们："要想不怕皇权，那就要做善事；如果要干恶事情——那就要害怕皇权，因为沙皇手中的剑不是白拿的——是为了恐吓恶棍和鼓励善人。"[14]但他认为沙皇也不是滥用权力，因为"除了那些背叛了东正教的人，我们没有从自己的大地上撵走任何人"[15]。皇权无限论在俄罗斯无论对内还是对外都是一种强大的思想武器。大权在握的俄罗斯沙皇不但可以维护社会稳定，避免大贵族的纷争造成的混乱，而且可以防御外来敌人的进犯，保卫自己国家的独立和安全。

五、君臣的关系问题。伊凡雷帝认为，君主要亲自管理国家，不能让大臣插手："自古以来俄罗斯的所有王国都是专制君主亲自治理，而不是大贵族和达官贵人。""如果自己不掌权，那还叫什么专制君主？"[16]总之，伊凡雷帝在致库尔布斯基的信中对专制思想和沙皇专制制度进行了全面的、详尽的叙述，这是16世纪重要的哲学和文化文献。

伊凡雷帝的专制思想有其宗教—哲学的背景和前提。首先，他的这种思想来自"莫斯科——第三罗马"理论。早在1524年，普斯科夫修道院院长菲洛费伊在致瓦西里三世（伊凡雷帝的父亲）的信中，提出了"莫斯科——第三罗马"思想。这种思想的内涵是：第一罗马和第二罗马——拜占庭的灭亡，是由于他们背叛了"真正的基督教"，被异教和拉丁教徒搞垮了。莫斯科是基督教真正的捍卫者，是第三罗马，也是最后一个罗马，第四罗马是不会有的，因此将永远存在下去。更为重要的是，菲洛费伊认为俄罗斯沙皇是普天之下所有基督徒唯一的沙皇，因此"莫斯科——第三罗马"的理论巩固了俄罗斯君主制意识，为伊凡雷帝的专制思想提供了宗教依据。

其次，15世纪末东正教教会内部出现的约瑟夫派理论成为伊凡雷帝专制思想的宗教—哲学基础。约瑟夫派思想家约瑟夫·沃洛茨基（1439/1444—1515）的《启蒙者》是该派思想理论的一部纲领性著作，阐述了沙皇权力的来源问题。他写道："沙皇就自己的本性来说与任何人别无二致，可就其职务和权力来说，他就像至高无上的上帝。"[17]他称沙皇为"神和至高无上的上帝的儿子"。与此同时，他强调沙皇专制政权和强大的教会是改变世界的必要条件，因此主张沙皇专制政权与俄罗斯东正教教会的联合。约瑟夫派希望东正教俄罗斯成为"基督的东方"，承担拯救人类的伟大使命，俄罗斯要把基督精神推向整个俄罗斯，并推广到全世界。约瑟夫派理论的最终目的是把世俗的沙皇政权宗教化。

可见，菲洛费伊的"莫斯科——第三罗马"思想和教会约瑟夫派的思想是伊凡雷帝专制思想的宗教—哲学基础。从这里也可以看出伊凡雷帝与东正教教会的密切联系。但是，应当指出，伊凡雷帝与教会之间有联合也有矛盾,他的残忍暴政和恐怖活动引起教会人士的不满和抗议;同时伊凡雷帝也不敢与俄罗斯东正教教会对抗,因为他的中央集权专制国家需要东正教教会的支持,"东正教促进了强大的中央集权专制国家的建立……这是在中世纪和独立国家里东正教占统治地位条件下的一种自然的社会'结果'"[18]。而专制制度也是东正教的必要堡垒。东正教把专制政权圣化,不但颂扬上帝,而且颂扬上帝赐给的世俗政权——皇权,沙皇就被视为"人间的上帝"。因此,伊凡雷帝又不得不向教会有所让步。这样一来,沙皇专制制度国家与俄罗斯东正教教会在利益互惠的基础上联合在一起,形成了世俗政权与教会的相互依赖关系。这种相互依赖关系构成伊凡雷帝时代社会生活的重要特征。

三 伊凡雷帝时代俄罗斯文化的发展倾向

俄罗斯中央集权国家的君主从伊凡三世到伊凡雷帝都深深认识到,蒙古鞑靼人在俄罗斯近250年的统治把俄罗斯与西方世界隔绝开来,拉大了俄罗斯与欧洲国家和欧洲文明的距离。俄罗斯要想走出落后和愚昧,加强与西方文明和西欧国家的文化联系和交流是一个重要的途径。因此,一方面,伊凡三世在位时就从意大利等国请来一些建筑师、雕塑家、画家,给俄罗斯带来了西方文化的经验和传统。伊凡雷帝执政时期,莫斯科中央集权国家也积极引进西方文化,以缩小俄罗斯与西欧国家的文化差距。另一方面,俄罗斯注意接受拜占庭东方文化传统,甚至吸收鞑靼游牧民族文化的成分,那时的俄罗斯文化也具有东方文化的一些特征。宗教哲学家别尔嘉耶夫则认为莫斯科公国时期的俄罗斯文化是一种东方文化,一种基督教化的鞑靼王国文化。宗教哲学家 H. 特鲁别茨可伊也指出莫斯科中央集权时代的俄罗斯文化大量吸收了鞑靼文化的成分。他在自己的《俄罗斯文化里的图兰成分》一文里写道:"莫斯科国家是由于鞑靼统治产生的。……俄罗斯沙皇是蒙古可汗的继承人。'推翻了鞑靼人统治'导致东正教沙皇替代鞑靼可汗并且把鞑靼可汗大本营移到莫斯科。"[19]当代的俄罗斯文化史学家康达科夫发挥了特鲁别茨可伊的观点，认为"莫斯科文化是在积极掌握、适应游牧东方（在否认其东方起源情况下）的各种成分和形式条件下形成的"[20]。康达科夫还特别指出莫斯科沙皇们登基时戴的皇冠"'莫诺马赫的帽子'并不是源自拜占庭皇帝康斯坦丁·莫诺马赫，而是来自鞑靼穆尔扎[21]的头饰，即东方游牧民族文化的东西，它成为了俄罗斯国家体制的象征，俄罗斯专制制度的标志，把东方专制和拜占庭凯撒主义撮合在一起"[22]。可见，俄罗斯既接受西方文化，又吸收东方文化，使自己具有东西方文化成分的特征，而这种特征是从沙皇伊凡雷帝专制制度时代开始凸现出来的。

这里需要指出的一点是，俄罗斯东正教教会在接受西方文化问题上与伊凡三世、伊凡雷帝等俄罗斯沙皇有分歧。俄罗斯东正教教会坚决主张维护俄罗斯文化的东正教传统，敌视西方文化，拒绝接受拉丁化的西方文化。"莫斯科——第三罗马"理论把俄罗斯与"拉丁的"西方世界对立起来，俄罗斯东正教教会反对俄罗斯与西方天主教国家的文化交流，宣扬俄罗斯文化的封闭性。这表现出在对待西方文化问题上俄罗斯东正教教会与伊凡雷帝的沙皇专制制度国家有不同和矛盾的一面。

伊凡雷帝时代俄罗斯中央集权国家的建立促进了俄罗斯各地文化的合拢，形成了以莫斯科为中心的全俄罗斯民族文化。俄罗斯文化不再停留在拜占庭式的宗教文学、圣像画、教堂建筑、教堂音乐以及宗教训诫的层面，而上升到哲理的概念层次，表现出俄罗斯民族意识的觉醒倾向。

伊凡雷帝时代，在俄罗斯文化的发展中有两种倾向：一个是文化的世俗化萌芽；另一个是文化表现专制思想。

首先，是俄罗斯文化的世俗成分萌芽。从16世纪开始，尽管俄罗斯东正教教会的势力十分强大，宗教世界观依然决定着俄罗斯社会的精神生活和人们的世界观，但含有世俗文化成分的西方文化进入俄罗斯文化生活中，也对俄罗斯社会精神生活产生了很大的影响，俄罗斯文化中的人文思想和世俗成分开始表现出来。像马克西姆·格雷克、伊凡·佩列斯维托夫、费多尔·卡尔波夫等人的政论文明显有悖于俄罗斯东正教的正统思想，但却有一定的市场并引起愈来愈多读者的兴趣。俄罗斯文学也力图摆脱基督教文学的框框，寻找强调人的自我表现和感情的新体裁和新形式。比如，这个时期出现了"讲话"、书信、小品文等文学体裁，作家运用了辩论、讽刺等新的艺术手段。在文学作品里，一些主人公的思想和行为虽然受着宗教思维的约束，但已经表现出一些独立性，理性思维开始为人的善行引路。在绘画艺术上，圣像画画家也不是完全按照俄罗斯传统的圣像画模式，而是运用西方绘画的一些结构和手法，凭自己的想象去创作圣像画。这一切表明，俄罗斯文化越出古老的宗教文化的思想和模式，试图开始文化的世俗探索。这引起俄罗斯东正教教会的不满和不安。针对俄罗斯文化的世俗成分萌芽和俄罗斯东正教教会存在的问题，在都主教马卡里的倡议和沙皇的积极参与下，1551年在莫斯科举行了宗教百条会议，制定并通过了《百条宗教决议》。宗教百条会议是俄罗斯国家宗教生活的一件大事，《百条宗教决议》虽然主要是针对俄罗斯宗教僧侣内部生活以及宗教僧侣同社会和国家关系的法规，诸如限制教会获得土地和出卖土地的权利，禁止修道院放高利贷，反对修士酗酒、淫乱和漂泊，甚至规定祈祷时划十字的方法、教堂里行走的方向、呼"阿里路亚"的次数等内容，但也是一部反映伊凡雷帝时代文化精神的法律。因为这部法律的一些条款对家人的日常生活、家庭教育、衣着言行、游戏娱乐甚至做饭等方面的行为都作出具体的规定，为的是保证人们不偏离俄罗斯古老的宗教习俗。《百条宗教决议》还对绘画、建筑、文学乃至精神文化的各个种类都规定了严格的范式。比如，安德烈·鲁勃廖夫的圣像画是圣像绘画的范例，克里姆林宫五圆顶安息大教堂是祭祀建筑的范例，都主教马卡里的著作是文学的范例，等等。《百条宗教决议》还规定，教堂绘画有两种规范，一种是"风习画法"（传统的福音书内容和圣经内容），另一种是"寓言画法"（以寓言、圣者行传为题材）。此外，对圣像画上的人物位置、色彩的使用都有严格的规定，教会还责成专门的长老监视圣像画画家的绘画创作。《百条宗教决议》把文化艺术创作"规范化"，明确表现出俄罗斯东正教教会与文化世俗化斗争的决心。俄罗斯东正教要铲除俄罗斯文化的世俗成分和现象，把俄罗斯文化纳入东正教意识形态的轨道，以维护俄罗斯文化发展的保守性和封闭性。但是"无可奈何花落去"，从伊凡雷帝时代开始，俄罗斯文化日渐离开古老的宗教习俗和传统，不断接受和吸收西方世俗文化的成分，开启了文化的世俗倾向。

其次，伊凡雷帝时期俄罗斯文化发展中的另一个倾向，是文化的各个门类都在不同程度上表现专制思想，并且为俄罗斯专制制度国家服务。专制制度是一种让人产生奴性的制度，俄罗斯侨民哲学家 Г . 费多托夫说，在几百年的俄罗斯专制制度的历史时期里，"奴性状态对莫斯科人来说是一种历史习惯的、几乎是自然的状态"[23]。沙皇专制制度政权的一个显著特征是与俄罗斯东正教教会联合在一起，让俄罗斯人言听计从、奴性十足，不容许各种自由思想、偏离东正教的社会文化准则和主张社会平等的"新学说"（费奥多西·柯索伊的"基督教平等"、马特维·巴什金的"反对偶像崇拜"等学说）存在，并且与之进行残酷的斗争。专制制度把文化变成一种工具，建筑、绘画、音乐和文学等门类都反映和表现专制思想，驯服地为专制制度服务。

莫斯科克里姆林宫建筑群是15—16世纪俄罗斯的一个独具一格的文化艺术现象。克里姆林宫的建成不但体现出统一的俄罗斯中央集权国家的雄伟和力量，而且既是民族自我意识的增长和专制制度的标志，又是俄罗斯摆脱东正教拜占庭控制、引进西方建筑艺术的例证。众所周知，克里姆林宫以及周围防御工事的始建，是出于莫斯科中央集权国家与对抗中央集权的大贵族分离主义斗争的需要。1462年，伊凡三世登基后就把改建克里姆林宫当成莫斯科国家的头等大事。这个工程分为两部分，一部分是红墙和塔楼的修建，另一部分是中央广场的修建工程。1484年，在大教堂广场上开始同时建造两座教堂——报喜节教堂和祝圣大教堂。后来又建造了天使长大教堂、安息大教堂和伊凡雷帝钟楼。克里姆林宫内几座教堂的兴建是俄罗斯建筑的新思想和新风格的见证。莫斯科中央集权国家的建立打破了地方建筑学派的封闭性,促进了各地建筑派别的相互渗透和相互丰富,形成了朴实的结构与强调外部装饰相结合的俄罗斯建筑风格。意大利建筑师阿列维兹·诺威、亚里斯多德·费奥拉瓦第、邦·福里亚金等人把意大利文艺复兴时期的一些建筑思想和风格运用到安息大教堂、天使长大教堂、伊凡雷帝钟楼等宗教祭祀建筑物中，使之成为俄罗斯建筑风格与西欧意大利建筑风格的合璧。到了伊凡雷帝时期，伊凡雷帝为了巩固中央集权国家以及进一步与大贵族分离主义进行斗争，动用大量资金，调动大批劳动力加强莫斯科、尤其是克里

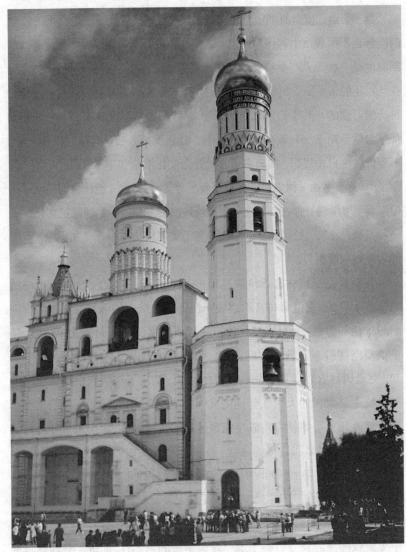

伊凡雷帝钟楼

姆林宫的防御工事，修建了"中国城"城墙。可见，克里姆林宫防御工事建筑与巩固和加强莫斯科专制制度国家政权有着密切的联系。因此，法国记者阿斯托尔弗·德·屈斯蒂纳在谈到克里姆林宫时，说它是"沙皇风格建筑"，"伊凡雷帝——是理想的暴君，克里姆林宫——是对暴君理想的宫殿。沙皇——这是生活在克里姆林宫里的那个人。克里姆林宫——这是沙皇生活的家"[24]。

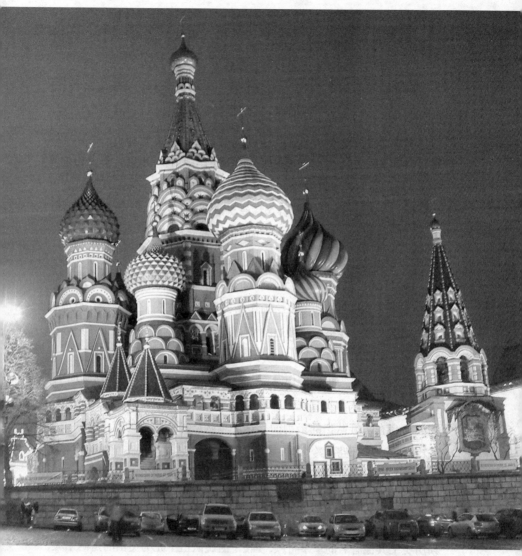

  红场的瓦西里升天大教堂是伊凡雷帝时代建筑艺术的一个杰作,标志着16世纪俄罗斯建筑的一个最高成就。这座教堂是为了纪念伊凡雷帝夺取喀山的胜利而建的,显示出伊凡雷帝的中央集权国家的强大并强调了专制制度国家的力量。瓦西里升天大教堂有一个像柯洛缅斯科耶的升天大教堂一样的锥形尖顶,除了具有升入天国的含义外,还表现了16世纪俄罗斯国家力求向上的精神氛围和发展的思想,但这个锥形尖顶不是孤立存在的,而是由坐落在不同层次的八个圆弧顶环绕着,是对中古世纪俄罗斯圆弧顶教堂建筑传统模式的突破,把意大利文艺复兴时期建筑的一些成分与俄罗斯木建筑方法融合在一起。

伊凡雷帝时代,圣像画和壁画依然是俄罗斯绘画的主要体裁,但这两种体裁的绘画获得了更加浓厚的象征—寓意性质。画家的画作已经不仅仅局限于《圣经》题材。如,克里姆林宫的安息大教堂里的巨幅圣像画《启示录》,开始描绘世界历史和俄罗斯历史的一些重大事件和重要历史人物,寓意歌颂沙皇专制制度和俄罗斯东正教。再如,莫斯科克里姆林宫内报喜节大教堂里有许多描绘莫斯科诸大公与弗拉基米尔和基辅大公的历史继承关系的壁画。这个时期的圣像画在形象的神性、轮廓的处理、色彩的运用上都比从前有了一定的进步。

16世纪中叶,有一幅名为《黩武的教会》的大型壁画(144×396cm),最能体现这个时期的画家用绘画作品表现专制思想。这幅画绘在克里姆林宫安息大教堂沙皇御座旁边的墙上,可见沙皇本人和整个俄罗斯教会赋予这幅壁画的重要意义。

这幅壁画是为了纪念伊凡雷帝战胜喀山的鞑靼可汗而作。画面上,浩浩荡荡的马队和步行军队在胜利地凯旋。天使长米迦勒骑着一匹带翼战马走在凯旋队伍的最前面。这支军队从烈火熊熊的喀山走向天国城市——"新耶路撒冷",在那里圣母怀抱圣婴被一群飞翔的天使簇拥着,坐在神位上迎接前来的队伍。行进在凯旋队伍中的既有东正教世界历史上的英雄们,也有信仰东正教的俄罗斯大公们,如弗拉基米尔大公、鲍利斯和格列勃、亚历山大·涅夫斯基、德米特里·顿斯科伊以及俄罗斯历史上其他有名的军事将领。在整个凯旋队伍中尤为突出的是两个人,一个是拿着十字架的拜占庭君主君士坦丁,另一个是战胜蒙古鞑靼人的俄罗斯沙皇伊凡雷帝……这幅画的寓意十分明确:歌颂信仰东正教的俄罗斯沙皇和俄罗斯专制制度。画家用这幅画表明,莫斯科公国是上帝选中的并且受到天使和圣母庇护的地方,伊凡雷帝和俄罗斯军队攻克喀山是东正教在圣罗斯大地上的胜利,是上帝和圣母保护、帮助的结果。《黩武的教会》这幅画出现在16世纪中叶不是偶然的,它是俄罗斯国家变成圣罗斯的一个最明显的象征。圣罗斯不仅仅让人联想到"第三罗马",而且也联让人想到"新耶路撒冷"，同时形象地表现出莫斯科中央集权国家的专制思想和"莫斯科——第三罗马"理论。

16世纪以前的俄罗斯合唱音乐主要用于教堂祭祀仪式，16世纪随着俄罗斯国家专制制度的加强，合唱音乐愈来愈多地运用于世俗生活，出现在与俄罗斯专制君主——沙皇有关的活动中，诸如沙皇登基、皇室的婚礼、接见外国使节、庆祝抗敌胜利的国务活动等等。因此，合唱音乐成为为沙皇专制者和俄罗斯专制国家服务的一种艺术形式和工具。此外，由于伊凡雷帝接受西方文化的思想，小提琴和钢琴等西欧乐器传入俄罗斯，丰富了俄罗斯音乐的演奏手段和俄罗斯上层社会的音乐生活。

伊凡雷帝时期，编年史、历史题材的作品和政论题材的作品构成了这个时期俄罗斯文学的辉煌。这些题材的文学作品不但充满教谕和道德说教的内容，表现出伊凡雷帝专制时代的风格，而且渗透着巩固专制制度、加强专制政权与东正教教会联合的思想，显示出这个时期官方意识形态的强大影响。

在伊凡雷帝时代，编年史是一种重要的文学体裁和文学现象。编年史大多由沙皇及其政权组织人编纂，因为编年史的内容要表现沙皇的强权意识，为专制制度服务。比如，《尼康编年史》（约 1539—1542）的主导思想，就是展现莫斯科公国的历史，向读者灌输伊凡雷帝是罗马和拜占庭皇帝的继承人的观念，宣传费罗菲伊的"莫斯科——第三罗马"思想。另一本编年史《伊凡·瓦西里耶维奇大公王国之初的编年史家》（约 16 世纪 50 年代）记述了 1534—1553 年的历史事件。作者之所以挑选这段历史时期，是因为他觉得这 20 年历史能够充分证明俄罗斯国家的强大和沙皇专制政权的必要性。再如《关于弗拉基米尔诸大公的传说》一书，是俄罗斯专制制度理论的表述。这本书宣扬一种观点，即莫斯科诸大公是基辅大公弗拉基米尔和莫诺马赫的继承者，有被封为沙皇尊号的合法权利，有权进行专制统治。从以上几部编年史的思想内容来看，这个时期的编年史主要是宣传专制思想和服务于沙皇专制制度。

伊凡雷帝时代，历史题材作品也同样成为官方专制思想的传声筒。比如，《皇室宗谱》（《Книга Степенная царского родословия》）（1563）是由神甫安德烈（后来是都主教阿法纳西）编纂的一部俄罗斯历史文献。

全书共17章，系统介绍从弗拉基米尔大公到伊凡四世的俄罗斯历史。编纂者安德烈以一种崇高文体叙述了这段历史，使此书成为一部最能代表官方专制思想的历史著作。安德烈并不是对几百年的历史事件进行确切的叙述，而主要在颂扬历代的俄罗斯大公，宣传莫斯科诸大公政权与基辅诸大公政权的继承关系以及沙皇专制权力的神性起源。他在叙述历史事件时夹杂着对一些都主教活动的记述，以说明大公政权与教会之间永恒的牢不可破的联盟。诚如Д.利哈乔夫所说，这本书"作者的任务只在于提供历史，就像举行一次国家检阅，让读者产生一种虔诚的恐惧和对国家的牢固和贤明的信念"[25]。

为了更好地确立俄罗斯专制制度意识形态，为俄罗斯教会约瑟夫派提供一部"大有教益的读物"，莫斯科和全俄都主教马卡里在沙皇支持下，从1542年起经过长达25年收集而成一部文集——《经文汇集》（《великие четьи-минеи》）。这部大全是手抄的，共12卷，13000多页。内容含有《圣经》章节、圣徒传、教父著作、教会作家著作、法典、法令、文书，等等。《经文汇集》是一项集体劳动成果，许多作家、翻译家和抄写者参加了编纂工作。《经文汇集》几乎成为16世纪中叶以前俄罗斯文学作品的"百科全书"，是一部极为宝贵的俄罗斯文化文献。

谈到这个时期的文学，不能不提《家训》（亦译《治家格言》）这本书，因为它是那个时代道德伦理的箴言集。这部作品的出现是16世纪俄罗斯专制制度国家希望整顿社会道德，划一人们生活准则，并且用文献形式把家庭准则和道德规范具体化和系统化的结果。因为在16世纪的俄罗斯，尽管宗法制家庭的生活准则和宗教道德思想有着强大的势力，但无论在家庭生活还是社会生活中都出现了一些无视宗法制家规和东正教道德规范的现象，如乱伦现象、殴打妻子、出卖子女、酗酒，教堂里乌烟瘴气，大声说话、吵闹、说脏话，缺少虔诚的祈祷，甚至渎神现象。针对这些现象的滋生，莫斯科报喜节大教堂神甫西尔韦斯特（？—1566）编纂了《家训》。《家训》有两个版本。第一个版本主要是提出一系列个人家庭生活的实际建议和忠告。流行较广的是第二个版本，共有64章：第1—15章是宗教生活准则，第16—29章是家庭生活规定，第30—64章是从事经营活动应遵循的规矩。这部《家训》概括了东正教道德经验并提出了旨在执行的道德准则体系,把家庭生活的世俗规范和准则变成了一部迎合专制制度国家和教会生活方式的法典。同时,由于《家训》还十分详细地阐述了诸如人的尘世存在、人的灵魂救赎、人与亲人的关系等一系列人生哲学问题,因而也是16世纪俄罗斯的一部文化大全。

伊凡雷帝时期,政论体裁的作品构成了当时文学发展的另一个辉煌,出现了一批极为出色的政论家,像约瑟夫·沃洛茨基、丹尼尔、瓦西安·帕特里凯耶夫、马克西姆·格雷克、安德烈·库尔布斯基甚至沙皇伊凡雷帝本人都是出色的政论家。

伊凡雷帝与库尔布斯基的通信争论是16世纪君臣之间的一场著名的论争,是政论题材文学的佳篇。

伊凡雷帝聪明睿智,善于辞令,思维敏捷,他通晓古罗马历史,熟知古罗斯文学,能成段地背诵《圣经》和俄罗斯编年史,此外他还会作曲,并且有出色的歌喉。总之,伊凡雷帝是个有着相当文化品位的沙皇,一位出色的政论作家。伊凡雷帝致库尔布斯基的两封信、他致英国女皇伊丽莎白一世函、致瑞典国王尤翰(Юхан)三世函(1572、1573)、致波兰国王斯提芬·巴托利函(1579、1581)、给基里尔-别洛泽尔斯基修道院的信、致瓦西里·格利亚兹诺伊的信都是那个时代出色的政论文作品,充分显示出伊凡雷帝的雄辩能力、清晰的思辨和博览群书的才华。

库尔布斯基(1528—1583)是雅罗斯拉夫大公的后代、大贵族和国务活动家。他曾经是伊凡雷帝的一位重要的军事将领,参加过夺取喀山的战役,并且多年与立窝尼亚作战,战功显赫。库尔布斯基还是“重臣拉达”的成员,一生著述颇丰,写过《莫斯科大公传》一书。这是16世纪下半叶俄罗斯政论题材文学的一部重要文献。《莫斯科大公传》表明库尔布斯基不但十分熟悉《圣经》,而且也了解许多俄罗斯编年史。总之,库尔布斯基的《莫斯科大公传》以及致伊凡雷帝的三封信表明他是一位出色的政论家。但在1564年4月,他从刚刚归属俄罗斯国家的立陶宛尤里城逃往归属波兰国王西吉斯孟德二世奥古斯丁的立陶宛城市沃尔马尔。库尔布斯基逃亡是因为他预感到自己将遭到沙皇伊凡雷帝的迫害，但从此他成为背叛俄罗斯和伊凡雷帝的罪人。

众所周知，伊凡雷帝和库尔布斯基是当时俄罗斯社会舞台上的两个最重要的人物，伊凡雷帝是专制制度思想的奠基人，而库尔布斯基是以大贵族为首的社会反对派阶层的代言人。伊凡雷帝认为在俄罗斯只能有他伊凡雷帝一种声音，不容许其他人发表与他不同的观点，简言之，伊凡雷帝就是主张具有独白性质的"一言堂"。利哈乔夫指出："伊凡雷帝把解决自己时代所有的政治问题和道德问题的责任承担在自己身上。……伊凡雷帝认为，惟有他一个人作为'上帝的受过登基涂油仪式的君主'可以对人们和历史做出评判。在他的王国里任何人都不敢说出另外的、不同意伊凡雷帝断言的观点。文化及其所有的表现获得一种独白的性质。"[26]因此，库尔布斯基在俄罗斯没有机会而且也不敢发表自己的意见。只有离开俄罗斯之后，库尔布斯基才敢写信给伊凡雷帝，与他进行辩论。

1564年5月，库尔布斯基从立陶宛写第一封信给伊凡雷帝，1564年7月5日，伊凡雷帝给库尔布斯基回信。之后，库尔布斯基给伊凡雷帝回了自己的第二封信（无具体日期），1577年，伊凡雷帝给库尔布斯基回了第二封信，即他的第一封回信之后13年。随后，库尔布斯基给伊凡雷帝写了第三封信，并结束了他们两个人的通信争论。

库尔布斯基在自己的三封信中，指出伊凡雷帝是制造一切罪孽的罪魁祸首，他指责伊凡雷帝迫害、折磨和处死一些大贵族和军事长官的"罪行"，谴责他对臣民的残酷行径。此外，库尔布斯基为所有失宠的大贵族辩护，进而也为自己的叛逃辩护。伊凡雷帝的两封回信详尽地阐述了自己作为沙皇的宗教—神秘主义使命，认为自己是上帝选中的唯一臣民，同时揭露了库尔布斯基背叛俄罗斯的叛国行为。伊凡雷帝与库尔布斯基的通信争论的主要焦点是：一、谁是真正的基督徒？谁真正忠于东正教？伊凡雷帝和库尔布斯基都认为自己是真正的基督徒，两个人都援引《圣经》文本为自己寻找理论根据和支持。二、专制制度和"皇权神授"问题。俄罗斯应当由上帝选中的专制君主统治，还是让大贵族参政？伊凡雷帝认为大贵族是专制制度重要而危险的敌人。三、关于君臣的相互关系问题。即俄罗斯君主应当如何对待自己的下属和臣民。

从双方争论的问题来看，伊凡雷帝系统、全面地阐述专制思想，而库尔布斯基则表达出对伊凡雷帝的专制和暴政的否定态度。伊凡雷帝和库尔布斯基写信显然远不是针对收信人的，而是针对全社会的广大人士和众多读者。因此，他们两个人的论争具有普遍的社会意义和文化意义，是16世纪俄罗斯文化史上一个有重要意义的事件。

伊凡雷帝时代，文化的发展不仅仅表现在上述方面，教育、印刷术、铸造业等物质文化的许多方面也获得了长足的进步。

1551年的宗教百条会议的决议，规定在莫斯科和全国所有城市办学校。此后，出现了一批私立学校、修道院和教区教堂办的学校，甚至在一些乡村里也办起了学校，使得许多孩子能够在学校识字和学习书本文化。在伊凡雷帝的倡议和教会的支持下，在俄罗斯出现了活字印刷术。1553年伊凡·费多罗夫在莫斯科建立了第一座印刷所，印出了俄罗斯第一批印刷书籍《使徒福音》、《日课经》、斯拉夫—俄文字母课本等书籍。活字印刷术标志着书籍出版的一个飞跃，是俄罗斯书本文化史的一个里程碑。印刷书籍不但促进了文化知识的传播，而且有助于巩固专制制度和加强教会的作用。此外，铸造业也有了飞跃的进步。俄罗斯工匠Ａ．乔霍夫铸造的重40吨、炮身长5.34米、炮筒直径89厘米的炮王（1586，现存克里姆林宫），就是当时俄罗斯铸造业

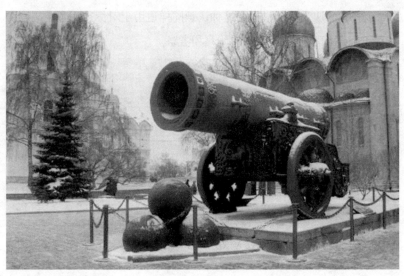

"炮王"，1586

发展和枪炮武器水平的佐证。

伊凡雷帝时代，俄罗斯文化是在俄罗斯中央集权国家专制制度的条件下发展的。专制制度作为俄罗斯的一种国家体制，与俄罗斯东正教教会联合在一起，使俄罗斯文化带有奴性的性质，束缚和制约文化发展的进程。但是，沙皇伊凡雷帝的专制思想和学习西方文化的思想也促进了俄罗斯文化的进程。伊凡雷帝专制制度的压迫激发文化创造者对自由的向往，增强人对智力解放的渴望，刺激了俄罗斯文化的发展，加快了俄罗斯文化的世俗化，为17世纪俄罗斯文化走出中古世纪做好了准备。俄罗斯文化史学家康达科夫在论述尼古拉一世时期的专制制度与俄罗斯文化的关系时曾经指出："如果没有巩固了专制制度的尼古拉一世（不像把专制制度搞得摇摇欲坠的自己的哥哥亚历山大一世），在俄罗斯大概就不会有晚年的普希金、果戈理、莱蒙托夫，大概就不会有别林斯基和赫尔岑、屠格涅夫和冈察洛夫、陀思妥耶夫斯基和谢德林、车尔尼雪夫斯基和列·托尔斯泰。斯拉夫派分子和西欧派分子、自由派分子和激进民主派分子的争论是尼古拉一世刺激出现的。政治移民现象和自由出版、免予审查的呼吁和文学中伊索式寓意在尼古拉一世时期获得了生命。尼古拉一世离开政治舞台之后，在俄罗斯改革成为一件不可避免的事情。在俄罗斯文化和俄罗斯社会的历史中，两个极端的辩证关系就是如此。"[27]我们认为康达科夫的这种认识同样适用于对伊凡雷帝专制制度和那一时期俄罗斯文化发展的研究和考察。

注 释

1．转引自Э．格鲁别娃：《论俄罗斯画家》，列宁格勒：国家教育出版社，1960年，第157页。

2．同上书，第156页。

3．伊凡雷帝把都主教马卡里称为自己的教父。

4．Б．季特林诺夫：《东正教为俄罗斯国家专制制度服务》，列宁格勒，1924

年，第45页。

5. 伊凡雷帝死那年，他的小儿子，两岁的季米特里与他的妈妈——伊凡雷帝的第七个妻子玛丽亚住在乌格利奇城，后来，季米特里被害死了。他的二儿子——27岁的费多尔·伊凡诺维奇（1584—1598）登上了皇位。费多尔·伊凡诺维奇性格软弱，甚至有点弱智，他不善于治理国家，皇权实际上落在他的大舅子（费多尔妻子的哥哥）——大贵族鲍利斯·戈杜诺夫手中。后来，鲍利斯·戈杜诺夫成为沙皇（1598—1605）。

6. 转引自A．扎比亚科：《古罗斯文化史》，莫斯科：因特尔普拉克斯出版社，1995年，第212页。

7. И．康达科夫：《俄罗斯文化导论》，莫斯科：阿斯佩克特出版社，1997年，第169页。

8. 卓娅·巴列奥略是巴列奥略王朝（1261－1453）最后一位皇帝康斯坦丁十一世的侄女。拜占庭陷落后，她与父亲一起逃到罗马，她父亲死在那里。1473年卓娅嫁给伊凡三世。卓娅与许多希腊侨民一起到莫斯科，并带去许多希腊文书籍。

9. 《古罗斯文学文献》（16世纪后半叶），莫斯科：文学艺术出版社，1985年，第41页。

10. 同上书，第81页。

11. 同上书，第27页。

12. 同上书，第59页。

13. 同上书，第33页。

14. 同上书，第35页。

15. 同上书，第71页。

16. 同上书，第31页。

17. 转引自A．扎比亚科：《古罗斯文化史》，莫斯科：因特尔普拉克斯出版社，1995年，第213页。

18. Д．福尔曼：《弗拉基米尔大公的选择》，《哲学问题》1988年第6期，第96页。

19. Н．特鲁别茨可伊：《俄罗斯文化里的图兰成分》，见《在欧亚之间的俄罗斯：欧亚的诱惑》文选，莫斯科，1993年，第72页。

20. И．康达科夫：《俄罗斯文化导论》，莫斯科：阿斯佩克特出版社，1997年，第195页。

21. 15世纪鞑靼封建国家的贵族称号。

22. И．康达科夫：《俄罗斯文化导论》，莫斯科：阿斯佩克特出版社，1997年，第 195 页。

23.Г．费多托夫：《俄罗斯的命运和罪孽》（两卷集）第 2 卷，圣彼得堡，1990 年，第 192—193 页。

24.阿斯托尔弗·德·屈斯蒂纳：《尼古拉一世时期的俄罗斯》，莫斯科，1990 年，第 188 页。

25.转引自 A．扎比亚科：《古罗斯文化史》，莫斯科：因特尔普拉克斯出版社，1995 年，第 219 页。

26.《古罗斯文学文献》（16 世纪下半叶），莫斯科：文学艺术出版社，1985 年，第 6 页。

27.И．康达科夫：《俄罗斯文化导论》，莫斯科：阿斯佩克特出版社，1997 年，第 207 页。

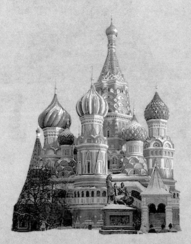

彼得改革与俄罗斯文化世俗化

在俄罗斯彼得堡市中心的参政院广场上，耸立着一尊彼得大帝骑马的雄伟雕像，俄罗斯人将这个雕像称为"青铜骑士"。彼得大帝英姿飒爽地骑在马背上，两眼炯炯有神，高高扬起额头，紧闭双唇，一只强有力的手勒住马缰，骏马的两个前蹄腾空而起；他的另一只手指向远方，显示出一种势不可挡的气魄和战胜一切艰难险阻的决心。

这尊巨型雕像出自18世纪法裔雕塑家法尔科内（1716—1791）之手，表

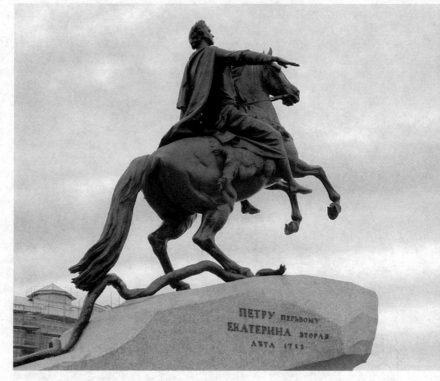

法尔科内:《青铜骑士》, 1766—1778

现出法尔科内对18世纪俄罗斯沙皇彼得大帝本人的兴趣以及对其改革事业的颂扬。如今它已经成为彼得堡的一张名片和彼得堡市民的骄傲,吸引着俄罗斯国内外众多游人的目光。

几百年来,"青铜骑士"这个雕塑成为不少俄罗斯诗人、画家、摄影家创作的题材,19世纪俄罗斯诗人普希金就曾经赋诗一首:

自豪的骏马,你奔向哪里?
在哪儿停住你的马蹄?
啊,强大威武的命运之主!
你就是在无底的深渊之上,
在铁龙头的高度之上,
唤起俄罗斯奋发图强?

一 彼得改革的背景

彼得大帝亦称彼得一世，全名叫彼得·阿列克谢耶维奇·罗曼诺夫（1672—1725，在位时间为1682—1725）。他是18世纪的一位俄罗斯沙皇。彼得从小就有强国梦，成为沙皇后，他开始实现自己的强国梦想，对俄罗斯进行大刀阔斧的改革，他的改革在俄罗斯历史上被称为"彼得改革"。彼得改革几乎触动了俄罗斯社会的所有领域，冲破了俄罗斯古老的宗法制生活的闭塞和自封，用前所未有的对外开放接受西欧的先进文明，使俄罗斯彻底走出了中古时代，进入社会和文化发

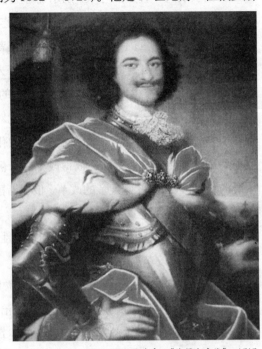

尼基京：《彼得大帝像》，1717

展的新阶段。1721年，彼得大帝宣布俄罗斯为帝国，俄罗斯成为世界强国之一。鉴于彼得大帝对俄罗斯的卓越贡献和俄罗斯在欧洲诸国中的地位，1721年9月20日俄罗斯的国家最高机关——参政院（1711—1917）决定授予彼得大帝"祖国之父"和"全俄皇帝"称号。

彼得大帝以前，尽管从伊凡三世起就开始学习西方文明，引进西欧国家的文化艺术，但是直到17世纪，从总体上看俄罗斯社会和俄罗斯文化依然处于发展的封闭时代。别尔嘉耶夫指出："鞑靼人的枷锁和莫斯科公国的亚洲风格全部性质让俄罗斯陷入一种封闭状态，俄罗斯应当走出封闭状态，并进入广阔的世界。"[1]俄罗斯社会发展的这种落后状态不但让俄罗斯经常遭到外族的侵略，处于被动挨打的地位，而且直接影响到俄罗斯国家存亡的命运。因此，17世纪末，俄罗斯走到了

历史发展的一个紧急关头，需要有一次大规模的革新，需要走改革的道路。在这个历史关头，彼得大帝登上沙皇的宝座。彼得大帝这个人物的出现及其改革不是空穴来风，而是有其历史的背景和前提，是俄罗斯历史发展的一种必然呼唤。别尔嘉耶夫曾经说过："彼得大帝改革是完全不可避免的，先前的进程为这次改革作了准备。"[2] 彼得改革是对其前辈沙皇伊凡三世、伊凡雷帝、鲍利斯·戈都诺夫（约1552—1605）、阿列克塞·米哈伊洛维奇（1629—1676）等人改革活动的一种合乎逻辑的继续。但是，彼得大帝改革又是强制性的，"是一场自上而下的革命"[3]。彼得改革是一次大刀阔斧的改革，就对俄罗斯社会的发展、对俄罗斯人思维方式和生活方式、对俄罗斯文化的进步的影响来说，是其前辈远远不能望其项背的。彼得改革对于俄罗斯的生存和发展有着重要的意义，"没有彼得大帝的改革，俄罗斯国家就不能保全自己，也不可能得到发展"[4]。

为了更好地理解彼得改革的意义和重要性，我们首先对彼得大帝之前几位沙皇的"改革"作简单的介绍。

伊凡三世（1440—1505）是俄罗斯的一位具有改革思想的大公。他在位期间不但使罗斯摆脱了蒙古鞑靼人的统治，把莫斯科变成"第三罗马"，而且开始与西方往来，请来意大利的建筑师彼·安东尼奥·索拉利和马尔科·鲁福修建了克里姆林宫，请意大利人阿列维兹·诺威设计修建了天使长大教堂（1505—1509），请意大利人邦·福里亚金设计修建了约翰·克利马修斯教堂（1505—1508，这个钟楼亦称伊凡雷帝钟楼），等等。伊凡雷帝（1530—1584）也是一位锐意改革的沙皇。他在位期间，请英国航海家理查德·钱塞勒（？—1556）到莫斯科传授先进的技术。伊凡雷帝还在英国设立莫斯科商社，给英国在俄罗斯的商社一些优惠政策且不断扩大优惠，并派使团到中国。此外，伊凡雷帝时期还开创了俄罗斯的书籍出版业（1563），兴办学校，修建新式角锥式教堂（红场上的瓦西里升天大教堂），并且进行一系列改革措施，其中包括对祈祷和宗教礼仪的划一，等等。鲍利斯·戈都诺夫在位期间（1598—1605），加强俄罗斯对外的商务联系，接受西方影响，俄罗斯第一次把年轻人派往吕贝克（德国）、英国、法国和奥地利学习欧洲艺术。西方时装开始进入俄罗斯，俄罗斯的某些达官贵人开始刮胡子。米哈伊尔·费多洛维奇·罗曼诺夫（1596—1645，执政时间为1613—1645）执政时期，西方对俄罗斯的影响大大加强了。米哈伊尔想方设法吸引外国人来俄罗斯经商，并且给外国商人和企业家提供优惠，吸引了许多外国人在俄罗斯办工厂，如1637年，荷兰人温尼乌斯在图拉创办了制造大炮、炮弹和其他铁制品的工厂，德国人马尔塞莱茵在伏尔加河一带、科斯特罗马等地也建造了类似的工厂，等等。据统计，在米哈伊尔执政时期，莫斯科的外国人比以往任何时期都多。阿列克塞·米哈伊洛维奇·罗曼诺夫（1629—1676，在位时间为1645—1676）是一位政治家、外交家和改革家。他在位时亲自主持改革，提倡文化，兴办世俗学校，提高了人们受教育的兴趣，居民识字人数大大增加。此外，阿列克塞执政时期，在莫斯科成立了以画家C．乌萨克夫为首的克里姆林宫绘画艺术中心，戏剧表演也开始在俄罗斯出现。1672年在沙皇阿列克塞的宫廷剧院里演出了古希腊罗马神话情节的剧目《俄狄浦斯王》。费多尔（1661—1682，执政时间为1676—1682）在继位的6年中，也曾经有过办学思想，尤其是有过让"穷人子弟"上学的计划（尽管由于他去世这个计划未实施），等等。可见，在彼得大帝之前的历代沙皇已经在不同程度上进行过文化革新，给俄罗斯的社会文化生活带来了一些正面的变化。

17世纪是俄罗斯社会生活和文化生活发生较大变化的时期。俄罗斯人的意识变化是其中一个主要的方面。宗教世界观渐渐被人们对现实生活的观察所排挤，一些俄罗斯文化人试图走出宗教思维和意识的藩篱，去关注世俗人的个性及日常生活。这种关注首先表现在对世俗君主——沙皇的认识上。那时候，俄罗斯人虽承认皇权的神性本质，但同时相信沙皇具有世俗人的贤明和力量，认为贤明君主能够治理好国内秩序，能够带领俄罗斯和人民走向富强。因此，有不少世俗作者歌颂沙皇，相信沙皇的善良，歌颂专制制度，并且以世俗观点阐释俄罗斯历史上出现的"混乱时期"（16世纪末—17世纪初）。

俄罗斯文化人的思维变化也改变了宗教文学一统俄罗斯文学天下的局面，促进了俄罗斯世俗文学的产生。在宗教文学之外，还出现了一些具有世俗理想和民主思想的文学作品，一些具有冒险精神的作品中主人公（商人、小贵族）颠覆了宗法制的规矩和昔日的宗教道德准则，敢于为自己的命运斗争，准备一有机会就改变自己的生存现状。文学作品体裁也发生了变化，圣徒行传和编年史体裁虽仍然占据文学体裁的显要地位，但也出现了一些新的文学形式，如历史题材小说、日常生活题材小说和具有民主思想的讽刺作品。此外，戏剧体裁作品在文学的比重增大，等等。

17世纪，书籍印刷术的推广，数学、力学、物理、化学等科学知识的普及，哥白尼日心说的传入，医学制药技术的发展，最初的药店和医院的开张，国外科学著作的翻译，俄罗斯第一座高等学府——斯拉夫—希腊—拉丁学院[5]的创办，俄罗斯重音体诗歌的诞生，音乐和教堂建筑的新风格——莫斯科巴洛克（纳雷什金风格）的出现，等等，这些都是17世纪俄罗斯文化发展的新成就和新面貌。

总之，从15世纪伊凡三世到17世纪沙皇阿列克塞执政时期的这二百多年的俄罗斯文化发展来看，一方面是俄罗斯文化逐渐摆脱宗教影响，文化向世俗化的方向发展；另一方面是俄罗斯逐渐加强与西欧文明的联系和接触，西方文化对俄罗斯文化的影响渐渐增大。这一切表明彼得大帝之前俄罗斯文化的发展状况不但为彼得大帝的文化改革作了一定的准备，而且为彼得大帝时期的文化世俗化进程创造了必要的条件。

当然，彼得自身的素质也是他能够推行改革的有利因素。彼得是一位有远见卓识的国务活动家，他本人精力旺盛，意志超常，行动敏捷，善于辞令，善于学习，动手能力强，有实践知识，知天文地理，了解自己国家的历史，又熟悉西方文化。诚如别尔嘉耶夫所说："彼得大帝仇恨莫斯科王国的全部风格，并对莫斯科的习俗进行嘲弄，他是一个典型的俄罗斯人。只有在俄罗斯才能出现这样超乎寻常的人。朴实、粗鲁、讨厌客套、习俗和礼仪，热爱真理和俄罗斯是他身上的俄罗斯特征。同时在他身上也有一种野兽般的自发力量。"[6]此外，俄罗斯谚语说得好，"独木不成林"，彼得大帝进行改革也依靠他身边的一大批得力干将，如 A.缅希科夫、A.库尔巴托夫、A.马卡罗夫、П.托尔斯泰、П.雅库仁斯基、П.萨菲罗夫等人，还有来自社会各个阶层的众多拥护者，这些都是他进行改革的有利条件和改革成功的保证。

二　彼得改革的内容

18世纪初，彼得大帝开始了改革。彼得大帝曾经有一句名言："我们需要欧洲一百年，然后我们就会扭过屁股给它。"就是说，俄罗斯要走西欧国家的道路，通过俄罗斯社会的欧洲化，让俄罗斯走出中世纪，最终成为一个欧洲强国。彼得大帝定都于横跨涅瓦河的彼得堡，就是要打开俄罗斯通往欧洲的出海口，把俄罗斯变成欧洲的强国之一。俄罗斯文化史学家T．格奥尔基耶娃把俄罗斯历史发展与俄罗斯的三条大河联系起来，认为俄罗斯的河流确定了它的历史。她写道："俄罗斯的河流确定它的历史，如果说第聂伯河把俄罗斯变成拜占庭式的，伏尔加把俄罗斯变成亚洲式的，那么，涅瓦河就把俄罗斯变成欧洲式的国家。俄罗斯的全部历史，——就是俄罗斯三条大河的历史，按照三条大河俄罗斯历史可以分成三个时期：第聂伯河—基辅时期，伏尔加河—莫斯科时期，涅瓦河—诺夫哥罗德和涅瓦河—彼得堡时期。"[7]格奥尔基耶娃的这种说法颇有意思，按照她的观点，彼得大帝时代就是涅瓦河—诺夫哥罗德和涅瓦河—彼得堡时期，也就是俄罗斯全面学习欧洲的时期。

说来有趣的是，彼得大帝的改革活动始于他的一次欧洲旅行。1696年1月29日，彼得之兄伊凡五世去世后，彼得才被确定为俄罗斯唯一的

彼得堡涅瓦河畔

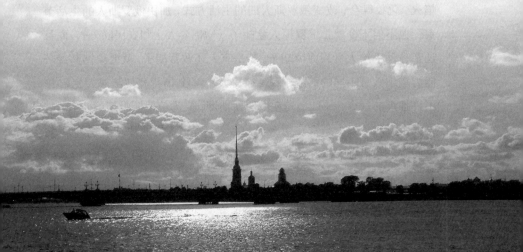

沙皇。这一年，他集结了各方精英，组成了一个由250人构成的庞大的俄罗斯使团，出访库尔兰（库尔泽梅1917年前的名称，现为拉脱维亚西部地区）、科尼斯堡（俄罗斯加里宁格勒1946年以前的名称）、荷兰、英国、维也纳等欧洲诸国，为的是与那些国家缔结一个反土耳其的军事联盟。彼得大帝对外化名彼得·米哈伊洛夫，身份是一名军士。这个使团出访欧洲将近半年（3月9日—8月25日），在所到各国停留，观看和考察西欧国家的文明，了解和学习他们的先进技术。彼得大帝对造船术先进的荷兰尤其感兴趣，于是他化装成普通的木匠在荷兰学习造船，之后又去了英国，在英国研究造船理论并专研数学。

彼得大帝回国后，首先从学习西欧生活方式拉开改革的序幕，然后在其他领域里展开了全方位改革。

彼得大帝首先在衣着打扮、行为举止、交际方式等方面向俄罗斯古老的生活习俗挑战。在衣服样式上，他不再让人们穿传统的俄式长袖衣，禁止裁缝做，也不容许商人卖这种衣服。从1700年8月26日起，他下令让贵族、商人穿法式和匈牙利式的服装，并且要求商店门前摆起身着法式和匈牙利式服装的稻草人模特，作为人们穿衣的样板。俄罗斯军队的服装也按照欧洲国家的军服作了改变。此外，他要求参加社交场合活动的所有人都身着欧式服装，表演德国和波兰的舞蹈。彼得大帝还对国人的行为举止进行规范，出版了一些专门介绍和指导贵族行为的书籍，如贵族要举止文雅，要学会击剑、骑马、跳舞，熟练地掌握几门外语，要善于辞令和写文章；他还命令出版部门专门出版规范青少年的行为指南。彼得大帝引入新的交际方式和娱乐方式，规定世俗节日，举办焰火、化妆舞会，改变俄罗斯人旧的生活方式，加快俄罗斯人的生活节奏。他不但下令禁止俄罗斯人蓄胡子（僧侣界人士和农民除外），而且还亲自动手给大贵族剪掉胡子。若是有人还敢蓄胡子，就要根据其经济能力缴纳数量不同的蓄胡子税。彼得大帝解除1649年《法律大全》[8]中不许抽烟的禁令，并且率先在俄罗斯抽烟，成为俄罗斯吸烟第一人。彼得大帝反对把妇女禁锢在闺房里，容许妇女进入男性沙龙社会，等等。这些做法和措施有些在如今看来有些滑稽，甚至荒唐可笑，但恰恰表明彼得大帝与传统决裂、实行改革的勇气和决心。

彼得大帝在改革俄罗斯人古老的生活习俗的同时,也在俄罗斯的国家机构、军队、经济、工业、商业、农业等领域里开始了全方位的改革。

在国家机构方面,彼得大帝打破俄罗斯旧的国家机构,按照西欧方式建立起一个新的现代的行政管理机构。他用由9人组成的参议院代替成员众多(有时候达到190人)的大贵族杜马。参议院成员由沙皇本人根据其能力任命,而不像大贵族杜马成员是世袭继承的。此外,彼得大帝增加了政府中部委的数量,还把俄罗斯分成各省建制,并且对地方的政权机构作了相应的变革。为了加强对政府各部门的监督,彼得大帝还建立了监督机构,即秘密总署,负责监督国家政府的一切事务,其中包括对参议院成员的暗中监视。

为了适应国家新的行政管理机构的需要,1722年1月,彼得大帝颁布改革官吏机制的法令——《官阶表》。按照这个法令,俄罗斯国家的官吏分成文职、武职和宫廷职。文职分14等,8等以上的文职为世袭贵族,9至14等文职只是本人有贵族名分,子女没有贵族称号继承权,但可以继承身为贵族父亲的领地;武职按照陆军、海军和哥萨克分别分成11个、8个和9个等级。这个法令中还有一条规定,那就是国民只要对国家有功就能够获得贵族称号。可见,这个法令一方面保护了贵族阶级的利益,另一方面也给了非贵族出身的人一条出路。1698年,彼得大帝还在俄罗斯第一次确立授勋制度,对国家有功人员授予圣使徒安德烈勋章、圣亚历山大·涅夫斯基等勋章。应当指出,彼得大帝在世时只是确立了授勋制度,而真正给对俄罗斯国家有功人员授勋是彼得大帝死后的事情了。

彼得大帝深知经济是俄罗斯国家的命脉,因此他实行了一系列新的方针振兴俄罗斯经济。在彼得大帝之前,俄罗斯虽然也与西方国家有外交、经济的往来,但并没有真正意义上的出海口,因此是一个"封闭型"国家。这对俄罗斯的经济发展是十分不利的。彼得大帝深知出海口对一个国家经济发展的重要性,因此他要在波罗的海打开出海口,于是下令在波罗的海芬兰湾的涅瓦河口修建一座新城——彼得堡。1713年,彼得堡建成并且成为俄罗斯的出海口。不久,彼得大帝又下令把俄罗斯首都从莫斯科迁到彼得堡,进一步确立了彼得堡在俄罗斯国家中的地位和作用。彼得堡的建成对俄罗斯经济、贸易、军事的发展有至关重要的意义，因为它是"通向欧洲的一扇窗户"。彼得大帝对外采取招商引资的方针，把欧洲的资本家、工厂主和实业界人士邀请到俄罗斯，允许他们在俄罗斯办工厂和企业，并且要求他们"毫无保留地和勤奋地教俄罗斯人"。如果他们同意这样的条件，彼得大帝就给予他们一定的特权和优惠待遇。这样一来，外国商人和企业家对在俄罗斯经商和办企业的兴趣大大增加。对于国内的商人和企业家，彼得大帝同样给予优惠政策，如城市富商享有一系列特权，政府从国库拨款给予资金资助，他们还可以获得国家赏给的一定数量的农民，或者可以购买农民作为企业用人，若富商缴纳一定数量的卢布还可以免除这些农民被征兵，等等。彼得大帝还进行税制改革，把按户征税变成人头税，解决了往昔税收问题上的混乱和困难，增加了国家的财政收入。彼得大帝的这些政策和措施使俄罗斯的冶炼、制革、纺织、木材加工、玻璃、造纸等领域大大发展，俄罗斯经济完成了一次巨大的飞跃。

在农业上，除了加强俄罗斯传统的农作物种植之外，彼得大帝还下令引进新的农作物，如葡萄、果树、桑树等。尤其值得一提的是，彼得大帝时期俄罗斯恢复了过去被禁止的烟草种植。这些农作物的出现，是彼得改革给俄罗斯农业生产带来的新气象。

彼得大帝在参观西方各国时已感觉到俄罗斯在军事方面的落后，因此他要加快俄罗斯的军队建设和改造。一方面，他在诺夫哥罗德和其他地方建筑新的城堡，铸造大炮；另一方面，他深知一个国家在军事上的强大仅有陆军是不够的，还必须要有强大的海军。1696年，他组建俄罗斯海军，建造战船，用数百艘战船把海军武装起来，因此才能够在北方战争（1700—1721）的波尔塔瓦一战中战胜瑞典人。此外，彼得大帝重组了俄罗斯陆军，在武器装备、官兵着装、练兵方式和作战思路等方面学习西方的军事经验。他还对皇家禁卫军进行改组，使之为俄罗斯的各方面改革进程服务。彼得靠军队改革赢得从涅瓦河口到里加的波罗的海的海岸线，打开了通向欧洲的出海口。

彼得改革的一个极为重要的内容是宗教改革，他对俄罗斯东正教教会机构的改革具有划时代的意义。

在讲述彼得大帝的宗教改革之前,先要对彼得大帝之前俄罗斯东正教教会和宗教情况作一下介绍。我们知道,自公元988年基辅大公弗拉基米尔把基督教定为国教以来,在宗教管理方面,俄罗斯一直受拜占庭东正教教会的控制。虽然在公元1051年,伊拉利昂被俄罗斯主教会议推举为都主教,俄罗斯有了第一位由俄罗斯人当的都主教,但是俄罗斯一直没有自己的最高教职——牧首,在宗教事务上依然要听从君士坦丁堡牧首的指令和控制。因此,从15世纪中叶以来,俄罗斯东正教教会一直努力争取在俄罗斯确立东正教牧首制,要推选出由俄罗斯人担当的牧首。在鲍利斯·戈都诺夫垂帘听政时期,1589年确立了俄罗斯东正教教会的牧首制,约夫(?—1607)成为第一任全俄牧首。这意味着俄罗斯东正教教会从法律上开始独立于君士坦丁堡的东正教教会之外,成为一个独立自主的东正教教会,进而希望把莫斯科变成东正教世界的中心,成为"第三罗马"。所以,以约夫为首的俄罗斯东正教教会对鲍利斯·戈都诺夫感激涕零,忠实地为沙皇专制政权服务。鲍利斯·戈都诺夫也正是在牧首约夫的支持下,1598年运用阴谋手段成为俄罗斯第一位由国民代表会议选举出来的沙皇(1598—1605)。因此,在沙皇鲍利斯·戈都诺夫时代,俄罗斯东正教教会与沙皇政权勾结在一起,掌握国家的大权,共同欺压人民。1613年,米哈伊尔·费多洛维奇·罗曼诺夫(在位时间为1613—1645)成为沙皇,开始了俄罗斯历史上的罗曼诺夫王朝时代。米哈伊尔性格软弱、体弱多病、智力不全,他仅仅是一个傀儡,因此皇权落到他父亲、1619年成为俄罗斯东正教教会牧首的费拉列特手中,实际上费拉列特把握着国家大权,这就是俄罗斯历史上皇权依赖教权的时期。在米哈伊尔的儿子阿列克塞在位(1645—1676)期间,皇权依赖教权的状况依然继续着,我们仅从一件事情上就可以看出这种依赖关系。沙皇阿列克塞为纪念救主耶稣——基督进入耶路撒冷,确立了复活节前星期日举行一次宗教游行活动。这个由皇室人员组成的宗教游行队伍从克里姆林宫的一个教堂走出来,在队伍中十分显眼的是牧首骑着一匹小毛驴,而沙皇阿列克塞则为牧首牵着驴嚼子,这表明牧首与沙皇是一种主仆关系。

阿列克塞在位时期的一件大事是,尼康(1605—1681,任牧首时间为1652—1658)在1652年成为俄罗斯东正教牧首并且进行了宗教礼仪改革。尼康原名尼基塔·米诺夫，出身于农民之家。他是一位聪明博学、精力旺盛、果断坚毅的人，曾任诺夫哥罗德的都主教（1648年起），后来得到沙皇阿列克塞的信任，在后者的极力推举下成为俄罗斯东正教牧首。然而尼康也是一个既贪财又贪权的个人野心家，他上任不久，就用种种手段敛财，成为除沙皇以外俄罗斯最富有的人。同时，他宣扬并坚持"教权高于皇权"，干预国家事务，甚至想代替沙皇，与沙皇共同执政管理国家。在这样的背景下，尼康进行了宗教礼仪的改革。由于尼康进行宗教礼仪改革的目的是进一步夺权，让沙皇听从自己的意志和满足宗教上层人士的利益，因此改革一方面引起了他与沙皇和教会主教们的冲突，另一方面也引起了东正教下层神职人员和广大教民的不满。这一改革带来了两种结果：一个是1666年沙皇阿列克塞主持的宗教会议废黜了牧首尼康，尼康被流放；另一个是导致俄罗斯东正教教会的分裂，出现了东正教分裂派运动。分裂派教徒的首领是阿瓦库姆（1620/1621—1682），他是乡村神甫的儿子。起初，阿瓦库姆与尼康一起揭露神职人员中破坏教规者的行为。但是尼康实施改革后，他俩分道扬镳，阿瓦库姆激烈反对尼康改革。尼康与沙皇勾结在一起残酷地迫害分裂派教徒，阿瓦库姆被抓进监狱，流放到普斯托泽尔斯克，坐了15年土牢，1682年4月1日被烧死在普斯托泽尔斯克。阿瓦库姆虽然死了，但分裂派运动在俄罗斯持续了很久，至今在俄罗斯还有分裂派教徒的存在。当代俄罗斯著名作家利丘金在20世纪90年代创作的《分裂派运动》，就是以俄罗斯分裂派教徒为题材的长篇小说。

分裂派是俄罗斯宗教史上的一个十分复杂的具有文化意义的现象。这种复杂性的表现是多方面的。首先，一方面，分裂派的思想是多元的。分裂派仇视世俗文化，宣扬民族闭塞性，反对变革和进步，认为尼康改革把神圣的罗斯变成敌基督国家；另一方面，分裂派主张个性的独立，反对对人的精神的奴役，在与尼康的斗争中表现出一种大无畏的精神。其次，分裂派教徒的成员十分复杂：有反对尼康改革的宗教界下层僧侣，也有不满尼康的大主教；有不满沙皇专制制度的大贵族，也有不满自己生活状况的普通人；有军界的射击团分子，也有被变革吓坏的商人等等。再次，参加分裂派的人并非都是由于反对宗教礼仪改革，比如俄罗斯广大农民参加分裂派是由于他们认为自己痛苦的生活是尼康改革造成的。因此，他们积极加入分裂派教徒的队伍，壮大了分裂派的力量，使分裂派教徒的活动成为一个声势浩大的社会运动。

以阿瓦库姆为首的 17 世纪俄罗斯分裂派遭到来自俄罗斯东正教教会甚至沙皇政府的残酷迫害和镇压，但分裂派运动动摇了俄罗斯东正教教会在俄罗斯社会中的影响和地位，消除了俄罗斯人对东正教教会的神秘感。到了彼得大帝时代，许多人对宗教和俄罗斯东正教教会的怀疑增加了。"如果说莫斯科王国已经在俄罗斯人民中间激起对宗教的怀疑，那么这种怀疑在彼得帝国时代则大大地加强了。"[9] 这种怀疑标志着俄罗斯人的思维意识的进一步世俗化。此外，还应当指出，17 世纪末俄罗斯东正教的教堂和修道院渐渐失去了昔日传播俄罗斯文化的作用，不再是俄罗斯文化的中心。相反，修道院成为滋生僧侣腐败堕落、贪财行贿行为的温床。再加上 17 世纪末俄罗斯宗教界许多人士反对俄罗斯社会的变革，反对彼得改革，这一切都引起彼得大帝对俄罗斯东正教教会和僧侣界与日俱增的不满乃至愤怒，最终让他下决心进行改革。19 世纪俄罗斯宗教思想家别尔嘉耶夫指出："彼得大帝的宗教改革是教会自身削弱的结果……是教会僧侣的无知及其道德威信殆尽的结果。"[10]他的这种说法虽然不是彼得大帝进行宗教改革的全部动因，但道出了其中的部分道理。

彼得大帝的宗教改革是分几步进行的。1701年，彼得大帝制定了一系列针对宗教的规定，一方面主张各种宗教信仰的自由，另一方面没收教会财产和限制神职人员的自由。如，他允许外国人信仰自己的天主教和新教，因此在彼得堡的涅瓦大街上有天主教和新教的教堂，涅瓦大街被称为"允许各种信仰存在的大街"。彼得大帝虽认为分裂派是一种信仰的迷惘，不允许其传播，但容许分裂派教徒存在，只是让莫斯科的分裂派教徒穿一种特殊的衣服，增收双倍的人头税而已。此外，他还下令减缓对不从政的旧礼仪派的迫害，"从教会当权者手中收回他们的一切田园、渔牧场、村庄、建筑物以及现有的资产"[11] 他并且认为僧侣职务不能独立于世俗政权之外，等等。

彼得大帝进行宗教改革依靠的是费奥方·普罗科波维奇（1681—1736）。费奥方·普罗科波维奇是彼得大帝宗教改革的理论家和支持者，他拥护沙皇专制制度，认为教权应从属于皇权，沙皇应当有无限的权力。他还论证了教会和修道院财产的世俗化、取消牧首制和建立正教院的必要性。受彼得大帝之命，费奥方·普罗科波维奇起草了《宗教章程》。彼得大帝根据这个章程在1721年1月25日，签署了取消俄罗斯东正教教会的牧首制，建立正教院（СИНОД）的法令。正教院是沙皇政府的一个机构，专门负责俄罗斯东正教教会事务。这样一来，俄罗斯东正教教会的最高机构——牧首辖区就变成沙皇政府的一个机构，并且正教院院长由彼得大帝亲自任命，全俄牧首个人控制俄罗斯东正教教会的机制不复存在，这也就消除了牧首与沙皇竞争权力的隐患，彻底确立了教会受国家管理的机制。1722年，彼得大帝还增设了正教院总监一职，这个职务起初只有检察的功能，后来渐渐变成正教院的领导，拥有很大的权力。1724年，彼得大帝又把正教院改组为正教院事务处（Синодальная камер—контора），彻底让教会从属于自己的权力之下，成为沙皇世俗政权的一个听话的工具。彼得大帝宗教改革的最后一步，是让宗教僧侣像贵族和市民一样，为沙皇政权和他的改革事业效劳，对国家承担自己的责任和义务。这种责任和义务不但在于要支持彼得改革，而且还要观察那些反对彼得改革的人，看看"他们之中是否有人骚动，有无不良意图，同何人进行策划，属于何种骚动以及对国家有何种预谋，等等"[12]。总之，就是要及时通报犯国事罪、叛变、暴动、谋杀沙皇的人，等等。

彼得大帝把牧首制的俄罗斯东正教教会变成正教院，不但把教会彻底归属于自己的专制统治之下，而且改变了许多俄罗斯人的世界观，加强了对世俗人的认识，提高了人的主观能动性和创造潜能，促进了理性主义在俄罗斯的传播。因此，彼得大帝的宗教改革是俄罗斯宗教发展史上的一个划时代事件，产生了极为深远的影响。

彼得改革虽然具有主客观的有利因素和条件，但他的改革进行得依然十分艰难，遇到了巨大的阻力。这是因为，一方面，彼得大帝面对的

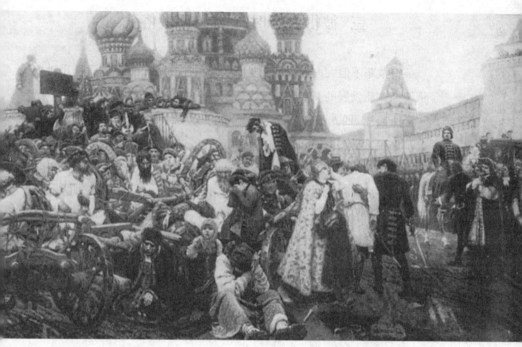

苏里科夫：《禁卫军临刑的早晨》，1881

是落后愚昧的俄罗斯。彼得大帝以前，俄罗斯尚未走出中古时代宗法制的落后和愚昧，依然处于蒙昧主义、闭塞保守、固步自封的习惯势力之中。因此"彼得大帝只好在可怕的黑暗中，在蒙昧主义的环境里进行工作和进行改革，他被一帮背信弃义者所包围"[13]。在这样的条件和环境下，彼得大帝的改革当然会困难重重。另一方面，彼得大帝改革是为了加强自己的封建集权统治，这势必触动大贵族和宗教僧侣的利益，因此也招来大贵族、宗教界僧侣、射击团甚至他的同父异母的姐姐索菲亚和自己的儿子阿列克塞的反对。再则，下层劳动人民对彼得改革也是不满的。这是由于彼得改革是以牺牲广大劳动者的利益为代价的改革，彼得大帝为改革而增加税收、大量招募士兵，加重了人民、尤其是农民的负担，恶化了人民的生存状况，加剧了国内的社会矛盾，引起了城市工人的不满和农民的暴动起义。

鉴于上述情况，彼得大帝认为，如果不采取严厉的手段，他无法治理国家，更不要说推行改革了。因此他只好用野蛮的方法，"用野蛮制服了野蛮"[14]，强制进行改革。

三 彼得大帝时代的文化世俗化

彼得改革不但大大加快了俄罗斯社会在各个领域的发展,而且开创了俄罗斯文化发展的新时期,迎来了俄罗斯文化的"文艺复兴"。

众所周知,西方国家是在文艺复兴时期实现了文化的世俗化。在彼得改革以前,早在 16 世纪俄罗斯文化就有过世俗化倾向,但在彼得大帝之前,俄罗斯文化真正的世俗化进程并没有开始,因为教会决定着文化的方向、形式和性质,人们的思维禁锢在宗教思维的藩篱中。此外,俄罗斯东正教教会是俄罗斯文化的主要载体,教会是文化艺术的主人和领导者,从总体上看,俄罗斯文化还是一种宗教文化占主体的文化现象。

17世纪后几十年,俄罗斯文化与西欧文化的接触、俄罗斯对世俗社会生存形式的寻求为彼得大帝时代文化的世俗化进程创造了前提。别尔嘉耶夫说过:"彼得大帝时期的整个俄罗斯历史,就是西方与东方在俄罗斯灵魂中的一场斗争。"[15]彼得改革使许多俄罗斯人的思维发生了很大的变化。他们接受了西欧的"自然法"、"社会契约"和公共福利等早期启蒙主义思想和理性主义,了解了哥白尼、伽利略、牛顿、笛卡尔等人的思想……简言之,西方世俗文化开始对俄罗斯人的思想意识和思维方式产生巨大的影响和作用。人们开始转向科学和世俗知识,相信人及其个性,以新的观念去观察和认识人及其活动,确立了一种关于人的新观念。这种新观念一方面加强了人们对沙皇这个"特殊"个性的信任;另一方面也让人们相信和肯定普通人及其个性力量。

在对沙皇的认识上,人们认为沙皇是上天选中的最贤明、最聪明的人,因此他有权决定一切,他的权力至高无上。这种思维巩固了权力集于君主个人手中的极权主义体制。1721 年,彼得大帝被授予"国家之父"和全俄皇帝头衔,并且用法律条款将这种封建君主制度的最高形式固定下来,这就使沙皇的极权合法化,并且接受和不接受极权主义成为彼得大帝时期社会思想冲突的一个分水岭。

在对普通人的认识上,人们开始越出基督教神学观的原罪论概念,认为人不用整天为赎回自己的原罪而祈祷,人是有创造力的、有积极活动能力的个体，尤其当他能够把自己的才智贡献给国家的时候。这是俄罗斯人在思维方式上的一种质变。由于人们思维的这种变化，在许多人心目中理想的人不再是什么圣者或者使徒，而是具体的、有爱国思想和公民感的人。衡量人的价值和标准也发生了变化：一个人的价值不再是他的地位、爵位和财富决定的，而要看他对国家、社会的贡献和作用。一个人靠自己的智慧、能力、勇敢和为国家服务的精神就能够出人头地，甚至挤入社会的高层。这样一来，给社会下层人物提供一个发展的机会和可能。彼得大帝身边的宠臣缅希科夫就是一个很好的例子。缅希科夫出身下层，他的父亲仅是宫廷马厩的一个马夫，但是缅希科夫靠自己的才智和他对彼得改革事业的支持最后成为特级公爵和俄军大元帅。在彼得大帝死后的叶卡捷琳娜一世时期，他实际上成为国家的执政者。

彼得大帝以前，俄罗斯也学习西方文明，但那时对西方文化大都是一种简单的、表面化的模仿和迷信，没有形成深层次的、有意识的认识。彼得大帝时代，俄罗斯的社会意识和思维方式的变化克服了从前宗教文化的闭塞性，"通向欧洲的窗口"加强了与西欧文化的接触和交流，扩大了与外国的文化联系，学习西方文明成为俄罗斯文化世俗化的一种必要并上升到理性的高度。

彼得大帝一方面用宗教改革剥夺了俄罗斯东正教教会对俄罗斯文化的领导地位，限制了教会对文化的影响，让文化从为教会服务转向为公共福利服务；另一方面确立了文化发展直接依靠国家的体制，把文化置于皇权的庇护之下，让文化为世俗国家服务，为此制定出一系列文化政策并创建了许多社会文化的机构（世俗学校、印刷厂、图书馆、科学院等），以发展俄罗斯文化事业。这是俄罗斯文化发展历史上的一次重大转折。

彼得大帝发展俄罗斯文化的一个首要内容，就是发展教育事业，在俄罗斯推行世俗教育。彼得大帝深知，人是他的改革事业顺利发展的重要因素。彼得改革需要一大批思维方式、知识结构、专业技能等方面全新的人才，俄罗斯"要培养自己的柏拉图和牛顿"。但是在当时的俄罗斯，这样的人才凤毛麟角，因此培养人才是当务之急。彼得大帝通过两种途径解决人才培养的问题。一种途径是发展国内教育，大办世俗学校，把发展教育定为一项国策；另一种途径是派青年人留学西方，学习西欧先进的科学技术和文化艺术。

彼得大帝时代以前，国家办的学校很少，学校多为教会所办，教会办学目的是为教会和修道院培养神职人员和修士。即使在莫斯科的世俗中学里，教员也多为教会神职人员，教科书大都充满宗教内容，主要讲授神学、修辞、拉丁文和希腊文等课程。那时候，世俗教育主要是在家庭里进行，局限于识字、计数和写信等内容。这种教育状况显然不符合彼得改革的需要。因此，彼得大帝开始大办世俗学校，同时规定贵族子弟必须接受教育，甚至制定出不接受教育的贵族不准结婚等条文。为此，在彼得大帝时期建立了许多贵族学校，还创办了贵族女子学校，让女性也有受教育的机会。此外，彼得大帝时期还创办了许多专业学校。1701年，在莫斯科成立了数学和通航学校（1715年移到彼得堡，在其基础上成立了海军学院）和一些其他专业学校，如航海、造船、矿业、冶炼、医学、炮兵、工程、领航等。学校聘请外籍教师，开设算术、几何、平面三角学、海洋天文学、地理学基础等自然科学课程。学校的管理十分严格，比如，数学和通航学校是一所有名的世俗学校，该校学生稍有差错就会遭到鞭打，逃学者处以鞭打、罚款，甚至有被处死的危险。与此相反，学校也会对学习好的学生给予奖学金奖励。彼得大帝还鼓励私人办学，在莫斯科和俄罗斯其他城市出现一批私立学校。总之，彼得大帝时期俄罗斯世俗教育有了较大的发展，学校成为国家社会文化的一种重要机构，为彼得大帝的改革事业培养各方面人才，为他的改革事业服务。

彼得大帝的办学思想中有两点很突出：一是强调理论与实践的结合，注重培养学生的动手能力，让学生参加力所能及的体力劳动；二是不但注意培养贵族、官宦和军人子弟，而且还关心农民子弟的教育问题。这是彼得大帝受到西方教育思想影响的结果，就是在今天也有一定的进步意义。

"走出去，请进来"是彼得大帝培养人才的另一个方针。所谓"走出去"是指派青年人去欧洲留学。从彼得大帝开始，大批俄罗斯青年被派到西方学习。俄罗斯青年人在国外开阔了眼界，增长了见识，不但学会了西方先进的科学技术，而且带回了西欧的人文主义和理性主义思想，大大促进了俄罗斯社会思想的世俗化。"请进来"是指从国外聘请各行各业专家来俄罗斯。早在15世纪，俄罗斯就聘请意大利、德国的建筑师来俄罗斯搞建筑设计，克里姆林宫内有几座教堂就是外国建筑师帮助设计的。彼得大帝时期，大兴学习西方文化之风，无论是科学院、学校还是文化艺术其他领域都邀请了不少西欧国家的杰出专家来俄罗斯短期或长期工作。其中包括瑞士数学家欧拉（1707—1783）、液体力学家丹尼尔·伯努利（1700—1782）等著名学者。俄罗斯在聘请外国专家（尤其是医学方面的专家）和教师时不但要考察其理论学识，还要看他的实际操作能力，这点完全符合彼得大帝的用人思想。

为了发展世俗教育，加快文化的世俗化进程，1710年彼得大帝下令改革宗教—斯拉夫字体，这是世俗文化与宗教文化分离的一个重要步骤。彼得大帝下令用一种简化的新字体代替难认难写的基里尔字母，有人形容这种新字体仿佛"脱掉了宽大的皮袄，穿上了夏日的衣衫"。新字体出现后，世俗内容的书籍、教科书开始用新的字体出版，大大地促进世俗教育事业的发展；另一方面，对用新字体印刷的世俗书籍的需求增大，又促进了印刷厂的增多。以莫斯科为例，17世纪只有1家印刷厂，到彼得大帝执政末期已经增到几十家。印刷厂的大量出现不仅有利于俄罗斯国内书籍业的发展，而且由于国外书籍的大量印刷，促进了西方文化思想向俄罗斯的渗透。世俗书籍的增多又引出对图书馆的需求。1714年，在彼得堡成立了第一家国家公共图书馆——科学院图书馆。随后，一些学校里也建立了自己的图书馆，以满足学生的学习需要。可见，彼得大帝对基里尔字母的简化引出了俄罗斯文化事业的一系列进步。

除了改革宗教—斯拉夫字体以外，彼得大帝时期还采取了其他一些文化革新措施，如1700年开始实行欧洲国家通用的基督纪年法，即从基督降生开始计年，把新一年的开始从9月1日移到1月1日；引用阿拉伯数字代替文字计数，大大简化了往昔计数的复杂；彼得大帝认识到报刊是宣传改革、发展文化教育的一种强有力手段，因此在1703年1月2日，下令出版报纸《新闻报》（*Ведомости*）。他亲自挑选这份报纸的内容并且进行校对，虽然印数最高才达2千多份，但这是俄罗斯的第一份官方报纸，其意义和影响深远。1728年，在彼得堡出版了第一份杂志《历史、家谱和地理新闻要记月刊》；1718年，彼得大帝下令收集科学收藏品，为后来的博物馆建设奠定基础……这一切都是彼得大帝时期文化发展的新现象。

彼得大帝时期俄罗斯创建了第一批科学技术实验室，一批俄罗斯学者开始从事自然科学的研究。1725年彼得堡科学院建立，这是彼得大帝重视俄罗斯科学技术发展的一个重大举措和成果。这个科学院不仅是一个科研机构，而且把一所大学和一所寄宿中学纳入科学院的管辖之内，为科学院培养人才，这样就把科研与教学结合起来，形成了与西欧国家科学院有所不同、具有自己特色的俄罗斯科研机构。这个时期，俄罗斯学者在大地测量学、制图学、水文地理学、采矿学和地质勘探等方面取得了较大的成就。在众多领域的俄罗斯科学家和学者中，M．罗蒙诺索夫（1711—1765）是一个独具一格的现象。他不但是18世纪俄罗斯科学发展的组织者和教育家、俄罗斯语言学家和诗人，而且对物质的原子—分子结构、大气电和重力、能量守恒等方面理论有所推进，他发现了金星的大气层，从而创建了天体物理学。可以说，罗蒙诺索夫是彼得大帝时代俄罗斯科技发展的一个标志。

彼得大帝时代俄罗斯文化的世俗化在文学、戏剧、造型艺术和音乐等文化艺术种类里得到了反映和表现。

彼得大帝时期俄罗斯文学的发展有这样几个特征：首先，文学创作队伍和作品传播形式发生了变化。18世纪以前，文学作品的作者多为匿名，有署名者也多为修士，作品多为手抄本，读者数量有限；从18世纪开始，作品作者从匿名变成实名，且世俗人士加入文学创作队伍，作品以印刷品形式传播，读者群大大增加。其次，文学作品的形式和内容发生了变化。不少文学作品形式不再像古代宗教文学作品那样固守一定的规范和程式，而是比较灵活自由；内容也不像宗教文学那样枯燥和充满说教，而是富有一定的趣味性和可读性，并且愈来愈显示出这个时期文学的世俗的、社会的、现实生活的特征。尤其是一些政论文学作品公开宣传彼得改革，阐述彼得改革的必要性和益处。再次，在西方理性主义思想和人文主义思想，西方的价值观、文学观念和文学传统影响下，不少作者接受西方的"自然法"、"社会契约"和公共福利等思想，关注人的个性和人的感情，塑造出一些新的追求个性自由、功名成就和自由爱情的主人公，甚至出现了歌颂世俗爱情的抒情诗。又次，文学开始表现俄罗斯包罗万象的社会生活，表现出对西方巴洛克艺术风格的借鉴和模仿，出现了俄罗斯文学的巴洛克风格以及俄罗斯古典主义中的巴洛克成分。

彼得大帝时期，俄罗斯作家和诗人在引进西方古典主义文学传统的同时，力图创建富有自己民族特色的文学。在诗歌领域，特列季亚科夫斯基（1703—1769）和罗蒙诺索夫倡导并完成的诗体改革，使俄罗斯诗歌向自己的民族化进程迈出了重要一步。安·康杰米尔（1708—1744）是18世纪俄罗斯诗歌的一位最出色的代表。他在1729—1739年间的九首讽刺诗（主要有《告理智（致诽谤学术者）》、《费拉列特和叶甫盖尼（论堕落贵族的妒忌和傲慢）》、《致尼基塔·尤里耶维奇·特鲁别茨科伊大公（论教育）》等）是基于古希腊罗马文学传统，运用古典主义诗学方法创作的。这些诗第一次把讽刺诗引入俄罗斯文学中，揭露和批判俄罗斯现实生活中的愚昧、自私、贪婪和虚伪等恶习，对彼得改革是一种强有力的支持。

在文学创作中，中篇小说创作比较繁荣。其中有代表性的作品是《俄罗斯水手瓦西里·科里奥茨基小史》、《俄罗斯贵族亚历山大的故事》和《俄罗斯商人约安和美少女叶列奥诺拉的故事》等。这些作品表现出彼得大帝时期俄罗斯人接受西方人文主义和理性主义思想，敢于与自己的命运抗争，大胆争取自己的爱情、幸福和未来的故事。这几篇小说借鉴西方小说的一些冒险、奇遇等情节，可读性强，内容引人入胜。就拿小说《俄罗斯水手瓦西里·科里奥茨基小史》为例，这部小说塑造了一位敢于冒险、生活充满奇遇的主人公——年轻的水手瓦西里。在人生困难时刻，他不怨天尤人，不唉声叹气，而是凭着自己的知识和智慧，克服重重艰难险阻，不但自己逃脱魔爪，而且从海盗手中救出佛罗伦萨国王之女，最后与之成婚并且获得王位和财产。在瓦西里这个形象上，我们看到的是一位接受启蒙思想、有开拓进取精神、敢想敢干的俄罗斯青年，这正是彼得大帝时期的理想人物形象。

彼得大帝在世时，在俄罗斯还没有建立真正的专业剧院，但彼得大帝已经看到舞台的作用，他认为布置得五彩缤纷、伴有世俗音乐和舞蹈的舞台是歌颂尘世欢乐、英雄个性和崇高道德感情的好场所，舞台可以宣传他的改革，对人们起教育作用。因此，彼得大帝从1701年就对舞台表演表现出浓厚的兴趣，并且鼓励在学校里开展这种艺术形式，排演一些与俄罗斯历史、俄罗斯的政治生活和军事生活有关的剧目，纪念彼得大帝对外征战的胜利和宣传他推行改革的意义。

彼得大帝的宗教改革削弱了俄罗斯东正教教会的作用，教堂和修道院的建设大大地减少，另外，教会的财产大多数归还国家，这样国家赢得了大量的资金来搞建筑，因此这个时期的建筑业得到了较大的发展。

彼得大帝建筑思想的核心就是他的强国思想，彼得大帝认为俄罗斯的建筑物要显示出俄罗斯帝国的气魄。因此，建筑物要规模宏大、气势雄伟、格局壮观、装饰豪华。彼得大帝的建筑政策之一是首先加强城市整体建筑规划，在彼得堡先搞出"样板"建筑，然后再向全国推广。他认为尽管俄罗斯建筑师学习了西欧建筑艺术，对自己的建筑结构、建筑风格、建筑语言、建筑思维等进行了变革，但要想搞好俄罗斯、首先是彼得堡的建筑还必须聘请西欧国家的建筑师。他从意大利、法国等国家请来了一大批著名的建筑师，如勒布隆、特列吉尼、拉斯特雷利等人，他们不但为俄罗斯设计出一大批经典建筑，而且给俄罗斯带来了巴洛克建筑风格。

彼得戈夫（亦称彼得宫，始建于1714年）就是巴洛克建筑风格的一个范例。彼得戈夫是皇家的夏日行宫，是为庆祝和纪念俄军在北方战争中战胜瑞典，夺取了波罗的海附近领土而建的。它位于距彼得堡城29公里的芬兰湾岸边（距芬兰湾300米），是一个宫殿园林建筑群，由宫殿建筑、镀金雕像和大理石雕塑、喷泉、阶梯等构成，是郊外的宫殿园林建筑综合体。

彼得戈夫的园林部分分为上园和下园，彼得宫为分界线。彼得宫是最主要的宫殿建筑物，它坐落在16米高的台阶上，整个宫殿富丽堂皇，装饰精巧。大厦内部有按照巴洛克风格建造的彼得大帝办公厅（1718—

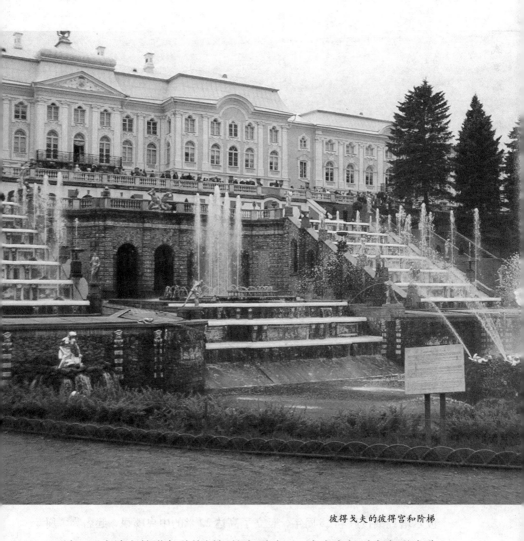

彼得戈夫的彼得宫和阶梯

1720），屋内墙上挂满各种橡树框的大型壁画，内容大都以寓意形式歌颂彼得大帝的国务活动、他对外征战的胜利，以及他执政时期俄罗斯文化艺术和科学的繁荣。宫殿的严谨布局、豪华的大厅和穿廊式房间的取位符合那个时代的建筑趣味和规范。此外宫殿内还配有大量的油画、彩画天花板和包金的木雕装饰，使彼得宫成为18世纪俄罗斯巴洛克建筑艺术的一个杰作。

在彼得宫脚下是位于下园中央的"大阶梯"（1715—1724）。大阶梯由64个喷泉和250座神采各异的雕像环绕点缀。它十分壮观，其富有装饰性的外观赋予整个下园一种庄重的节日色彩。1735年，为纪念俄军

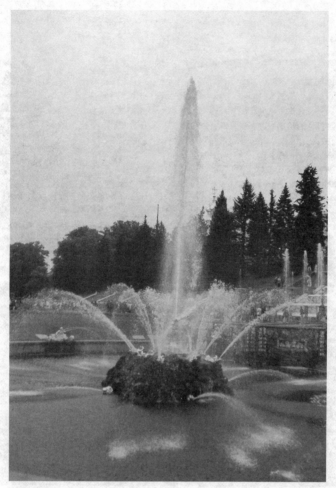

彼得戈夫喷泉之一：
"掰开狮嘴的参孙"

波尔塔瓦战役胜利25周年，竖立了高达22米的中央喷泉，起名为"掰开狮嘴的参孙"。一条水渠把下园分成东、西两部分，同时又把"大阶梯"与波罗的海连起来。彼得戈夫是集建筑、雕塑、水域于一体的造型装饰和园林艺术综合的光辉典范。因此，1723年，彼得大帝把外国的使节和宫廷的部长大臣们请到彼得戈夫，骄傲地向外国客人展示了自己这个心爱的"作品"。

彼得保罗要塞大教堂（1712—1733）也是彼得大帝时期的一个比较有代表性的建筑。它是由瑞士血统的俄罗斯建筑师多梅尼科·特列吉尼（1670—1734）设计建造的。彼得保罗要塞的奠基日是1703年5月16日，后来这一天被定为彼得堡的城庆日。

彼得保罗要塞大教堂是彼得保罗要塞内的一个建筑物,彼得保罗要塞是建造在彼得堡兔岛上的一个城堡,其目的是保卫彼得堡这个出海口。彼得保罗要塞大教堂是为了纪念圣徒彼得和保罗而隆重奠基的大教堂。教堂钟楼的布局工整、简洁,外部装潢朴实。钟楼高度为122.5米(亦说106米)、宽度为40米(亦说34米)的尖顶直刺青天,这种冲入云霄的尖顶是彼得堡城初期建筑的特征之一。这个钟楼与俄罗斯传统的教堂钟楼不同,不是在四角型基座上的八角型建筑,而是一个有三个中殿的、楼层式的长方体建筑物。钟楼不像塔,而是由几个渐小的楼层组成,但又构成一个有机的整体,很像欧洲的钟楼或市政塔楼,使得它具有世俗建筑的特征。钟楼内部有圣像壁、支柱和墙壁装潢。墙壁为暖色,上面绘制18幅《圣经》福音书题材的画作。厅内支柱为绿色和玫瑰色的大理石。圣像壁位于钟楼的东墙祭坛的后面,壁上雕刻着43幅圣像,来自莫斯科的40多位雕塑家、细木匠和金匠参加了雕刻,显示出当时的雕塑水平。

彼得大帝时期,俄罗斯绘画也有了较大的发展和变化。这种变化明显地表现在世俗人物肖像画上。早在17世纪,在俄罗斯就有世俗人物肖像画,如伊凡雷帝肖像、沙皇费多尔肖像、戈都诺夫肖像、纳雷什金肖像等,这是俄罗斯第一批世俗体裁肖像画,叫做巴尔松纳("парсуна")肖像画。但是巴尔松纳肖像画尚未成为俄罗斯绘画的主要体裁形式,况且它还像古代俄罗斯圣像画一样,画在木板上,用蛋清作颜色。此外,巴尔松纳肖像画大都为半身胸像,笔法坚硬,光暗处理虚假,形象缺乏立体感,等等。到了彼得大帝时代,世俗人物肖像画成为俄罗斯绘画艺术的一种主要体裁,并且取得了较高的成就。彼得大帝执政后,不惜钱财派有才能的青年画家到国外学习绘画。他们在国外掌握了西方油画的技法、色彩的配置、明暗的处理和人体骨骼的正确比例,最重要的是,俄罗斯青年画家们学会了用人物肖像揭示人的内心世界,表现人的思想和感受,确立了新的艺术理想并吸收了西方的人文主义思想。这些青年画家学成归国后成为18世纪俄罗斯绘画的骨干力量,完成了从帕尔松纳肖像画向现实主义肖像画的过渡历程。A．马特维耶夫(1701—1739)和И．尼基京(1690—1742)就是彼得改革政策的受益人,他俩被送

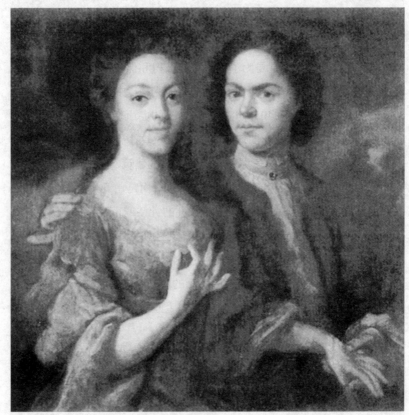

马特维耶夫：《与妻子在一起的自画像》，1729

到欧洲学习绘画，成为18世纪俄罗斯肖像画的两位创始人。

　　马特维耶夫被送到荷兰学习绘画，是第一位获得完整的西欧艺术教育的俄罗斯画家。1729年，他创作的《与妻子在一起的自画像》，是俄罗斯绘画艺术中的第一幅双人肖像画。他把自己画成一位精力充沛、意志坚定的人，而把自己的妻子绘成一位充满女性温柔和抒情的妇女。画家不但注意两个人物的构图关系，而且注意夫妇两人的内在精神的一致。这是在俄罗斯绘画作品中第一次表现夫妇之间的亲密关系和内心世界的作品，反映出彼得大帝时代的时代精神，标志着俄罗斯世俗肖像画的一个新飞跃。

　　尼基京创作了大量的肖像画，其中《彼得大帝肖像》（1717）最为流行。在这幅肖像上，彼得大帝首先表现为一位性格高傲、意志坚强、锐意推行改革的国务活动家。此外，从彼得严肃的面部表情和紧闭的嘴角可以看出，这个人经历过生活的严峻考验，具有丰富的人生经历。这幅画无论从肖像的构图和色彩运用，还是从肖像人物心理刻画上都堪称杰作。彼得大帝在世时曾经骄傲地说："要让外国人知道，在我国人民中间也有出色的画家。"尼基京就是他所指的出色的俄罗斯画家之一。

　　彼得大帝时代俄罗斯文化的世俗化不仅仅局限在上述的几个方面，还有如俄罗斯人开始重视自己民族的历史文化珍品，俄罗斯社会对世俗音乐的关注、对古希腊罗马文化的兴趣、对西欧文化珍品的收集，等等。总之，彼得改革涉及和牵动着俄罗斯文化的方方面面，推动了整个俄罗斯文化的发展和变革。尽管彼得改革是一次代表贵族利益的改革，但从俄罗斯国家和俄罗斯文化的发展来看，这次改革具有全民的意义，它把俄罗斯带向迅速发展的道路，使俄罗斯成为欧洲强国；它克服了17世纪俄罗斯文化的封闭性和局限性，打破了旧的宗法制习俗，确立了俄罗斯的世俗生活方式。从彼得大帝开始，俄罗斯文化大胆地、开放地学习和借鉴欧洲文化，并将之有机地融合在自己的民族文化之中，为18世纪中后叶乃至19世纪俄罗斯文化的迅速发展和腾飞铺平了道路。

注　释

1．Н．别尔嘉耶夫：《俄罗斯思想》，莫斯科：阿斯特出版社，2002年，第24页。

2．同上。

3．同上。

4．同上。

5．这是一所1687年由牧首马卡里在莫斯科创建的、专门培养神职人员和国家公务官员的学校。这所学校对17世纪末至18世纪初俄罗斯教育的发展起到了巨大的作用。

6．Н．别尔嘉耶夫：《俄罗斯思想》，莫斯科：阿斯特出版社，2002年，第25页。

7．Т．格奥尔基耶娃：《俄罗斯文化史》，莫斯科：尤拉伊特出版社，1999年，第第 154 页。

8. 这是 19 世纪上半叶之前俄罗斯国家的一部根本大法，1648 — 1649 年由国民代表大会通过。它在法律上把农奴制固定下来。其中有一条规定抽烟是民事罪。

9. Н. 别尔嘉耶夫：《俄罗斯思想》，莫斯科：阿斯特出版社，2002 年，第 26 页。

10. 同上。

11. И. 克雷维列夫：《宗教史》，北京：中国社会科学出版社，1984 年，第 35 页。

12. 同上书，第 37 页。

13. Н. 别尔嘉耶夫：《俄罗斯思想》，莫斯科：阿斯特出版社，2002 年，第 26 页。

14. 《马克思恩格斯选集》第 2 卷，北京：人民出版社，1973 年，第 147 页。

15. Н. 别尔嘉耶夫：《俄罗斯思想》，莫斯科：阿斯特出版社，2002 年，第 25 页。

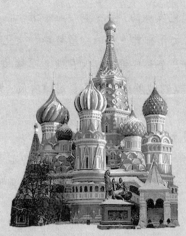

普希金与黄金时代
俄罗斯文化

"黄金时代"是一种约定说法,黄金时代俄罗斯文化是指19世纪上半叶前三四十年的俄罗斯文化发展的高潮时代。黄金时代俄罗斯文化凸现出其民族文化的自我意识觉醒,标志着俄罗斯文化的成熟和繁荣。

黄金时代俄罗斯文化的成熟和繁荣并非一蹴而就的,而是俄罗斯文化历史发展到一定程度的产物。19世纪以前的俄罗斯文化,尤其是18世纪俄罗斯文化的发展为黄金时代俄罗斯文化的到来创造了前提。18世纪彼得改革开始了俄罗斯大规模向西方学习、接受欧洲文化传统的时期,启蒙主义思想的传入为俄罗斯精神文化注入新的思想和活力。18世纪末,俄罗斯文化民族学派渐渐形成,这预示着俄罗斯文化发展将要进入一个新的时期。因此,可以说黄金时代俄罗斯文化接过了18世纪末俄罗斯文化发展的"接力棒",显示出一种强劲的勃发势头。

　　黄金时代俄罗斯文化有其发展的物质环境和文化环境。19世纪俄罗斯资本主义的发展为黄金时代俄罗斯文化提供了物质环境。从19世纪开始,资本主义在农奴制俄罗斯得到了普遍的发展。城市工厂林立,机械工具代替手工操作,大量农奴涌入城市成为工人;农村集市市场出现,一些农民成为富商;铁路开通,新型交通工具(如轮船和蒸汽机)使用;扩大了对内对外市场并进行了旨在增强经济实力的货币改革……这一切都表明了资本主义在俄罗斯的发展势头并为俄罗斯文化发展提供了物质环境,促进了俄罗斯的科技进步。19世纪上半叶,H.洛巴切夫斯基(1792—1856)的"非欧几何"、Π.戈里亚尼诺夫的"细胞理论"轰动了世界。俄罗斯在化学、冶金学、电磁学、农艺学等方面也有令世人瞩目的发明和发现。这个时期俄罗斯的教育取得长足的发展,沙皇亚历山大一世遵循启蒙主义精神对俄罗斯教育进行改革。1802年,在俄罗斯成立了第一个国民教育部,任命Π.扎瓦多夫斯基(1739—1812)为国民教育大臣(1802—1810)。扎瓦多夫斯基主张普通教育优先,强调教育的继承性、连续性及对学生的人道态度等等。后来,改革家M.斯别兰斯基(1772—1839)又提出当官要有文凭,这样一来就增强了官办学校的吸引力。除官办学校外,在俄罗斯还建立了不少私立学校,增加了平民子弟甚至农奴子弟上大学的机会,促进了普通教育在民间的传播。此外,书店、图书馆、展览馆和博物馆等文化机构的大量建立,印刷厂剧增[1],书籍印量加大,报刊杂志[2]增多,这些在一定程度上构成了黄金时代俄罗斯文化发展的文化环境。

一 俄罗斯民族意识的迅速觉醒

19世纪初，民族意识的迅速觉醒是俄罗斯社会和俄罗斯文化的一个明显的特征。文化界许多人士意识到俄罗斯的民族性，考虑俄罗斯的发展和前途等问题，出现了一些文化团体和协会。比如，1801年，И. 鲍尔恩、В. 波普加耶夫、И. 普宁、В. 马利诺夫斯基、А. 库尼岑等人倡议成立了"语文、科学和艺术爱好者自由协会"（1801—1807），这是一个文化团体，该团体不少成员基于启蒙主义思想立场，讨论俄罗斯的发展方式问题，认为俄罗斯要成为一个有严格法制的国家，提出把人民从农奴制和专制制度解放出来等问题，他们的观点引起社会的普遍关注。

1803年，在Н. 卡拉姆津与А. 西什科夫这两位当时著名的文人之间展开了一场激烈的争论。争论是由А. 西什科夫的一篇文章《关于俄罗斯语言的新旧文体的思索》所引起的。西什科夫在文章里坚持俄罗斯语言的教会—斯拉夫语定向，轻视活生生的口语；而卡拉姆津认为文学语言应当与口语相接近，认为"要像说那样去写，像写那样去说"。

当时，许多人和一些杂志、协会参加了这场争论。П. 马卡罗夫在自己主办的《莫斯科的墨丘利》杂志上刊登了一篇文章，痛斥西什科夫的观点，认为后者坚持俄罗斯语言的教会—斯拉夫语定向和对口语的轻视是一种守旧，指其为进步和新文化的敌人。И. 马尔登诺夫也与卡拉姆津相呼应，在自己主办的《北方导报》杂志刊文主张捍卫农奴子弟受教育的权利。西什科夫的支持者们则团结在《俄罗斯语文爱好者座谈会》周围，坚持语言和文化政策上的古风和古典主义立场。后来，辩论双方已经不仅就语言学、文学问题进行争论，而且涉及到历史、教育和发展道路等问题，因此，这实际上是一场关于文化的进步与守旧、俄罗斯发展道路的辩论，表明俄罗斯人的民族意识开始觉醒。

19世纪最初30年间发生的两个重大的历史事件则是促进俄罗斯民族意识觉醒的重要标志。一个事件是1812年卫国战争，另一个事件是1825年十二月党人运动。这两个事件促使俄罗斯民族的自我意识迅速觉醒并影响到当时俄罗斯的文化进程，对19世纪上半叶俄罗斯社会思想和文化的发展起到巨大的推进作用。

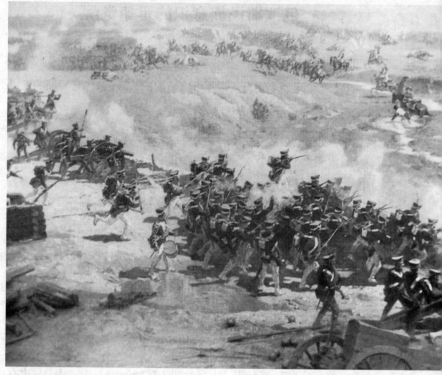

鲁勃:《波罗金诺战役》油画局部，1910—1912

　　1812年卫国战争是指法国侵略俄罗斯，俄罗斯奋起保卫自己国家的一场战争。这场战争从6月12日拿破仑军队入侵俄罗斯始，到同年的12月14日约3万法国军队被俄罗斯军民驱逐出俄罗斯边境止，共持续了半年时间。12月25日，沙皇亚历山大一世宣布卫国战争结束。1812年卫国战争是俄罗斯军民的一次总动员，在这场保卫俄罗斯的独立和自由的战争中，不仅有以库图佐夫为总指挥的沙俄正规军，而且还有游击队、民兵以及广大的农民参战，是游击队、民兵与正规军一起作战击败法国侵略者，把拿破仑军队赶出俄罗斯的。因此，这是一场人民战争，其胜利是人民战争的胜利。1812年卫国战争的军事胜利不是偶然的，有着外交、军事、政治、历史和文化等多方面的原因，在此不作详述。需要强调指出的是，这场战争俄罗斯赢得的不仅是一次军事的胜利，还有社会的迅速发展。因为无论是参战的贵族军官还是普通农民士兵，都了解到欧洲文明的先进和西方国家的发达，看到了俄罗斯的专制政体和社会结构的弊端，认识到落后的农奴制度给俄罗斯社会发展带来的危害，他们的思想开始觉醒了。因此，这次战争的胜利不但捍卫了俄罗斯国家的独立和尊严，而且唤醒了俄罗斯人的民族自我意识，激发他们关注自己人民的命运和前途，思考自己国家的发展道路和未来。所以，1812年卫国战争"构成了人民政治生活中的一个重要阶段"（十二月党人 И．亚库什金语），是"俄罗斯新生活的开始"（别林斯基语）。

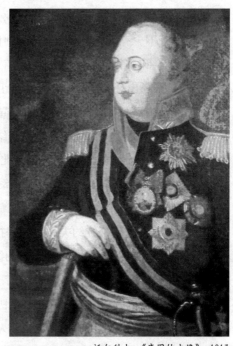

沃尔科夫：《库图佐夫像》，1813

1812年卫国战争唤醒了俄罗斯人的民族自我意识，进而在俄罗斯孕育出一次广泛的社会思想运动——十二月党人起义。可以说，1812年卫国战争提出了十二月党人所思考的问题并且为他们的行动指明了方向。十二月党人 A．别士图舍夫曾经这样问道："我们解放了欧洲，难道是为了给自己套上枷锁？……我们用鲜血换来了各民族的平等，难道是为了我们在国内受到侮辱？"[3]别士图舍夫的这两句话很有代表性，说明在经历了1812年卫国战争的战火洗礼和胜利之后，俄罗斯人不愿意再忍受沙皇专制制度和农奴制的奴役和压迫，他们要解除套在自己身上的枷锁。当然，十二月党人的思想成长也深受法国启蒙主义和1789年法国大革命的影响。19世纪初，法国启蒙主义者孟德斯鸠、狄德罗、伏尔泰和卢梭的思想在俄罗斯得到进一步传播，十二月党人就是接受法国启蒙主义思想的一批俄罗斯贵族知识分子。他们重视人的理性力量，热中于哲学，称自己为"彻底的哲学信徒"，认为哲学可以帮助人找到客观的、可信的和准确的世界图像。在当时的俄罗斯，尽管大多数人尚未忘记18世纪沙皇政府对待改革者的恐怖做法，对一些俄罗斯改革家的悲惨结局记忆犹新,有人明哲保身地主张社会体制改革的和平方式和改良道路,但也有不少有识之士清醒地认识到俄罗斯的专制制度和农奴制度是俄罗斯社会和文化发展的极大障碍,对之必须予以彻底推翻和废除。于是,在俄罗斯出现了一些文化哲学小组和秘密结社。在文化小组中,从1813年开始活动的 H．斯坦凯维奇的革命—哲学小组(1813—1840)比较有影响而且活动时间较长;在秘密结社中,"救国同盟"(1816—1817)以及由此衍生的"幸福同盟"、"北社"和"南社"等结社比较活跃,成为当时反专制制度和农奴制的活动中心。"救国同盟"是禁卫军贵族军官的一个秘密结社,名为"祖国真正之子协会",成员有30—50人,组织者有 A．穆拉维约夫和 H．穆拉维约夫兄弟、C．穆拉维约夫－阿波斯托尔和 M．穆拉维约夫－阿波斯托尔兄弟、C．特鲁别茨科伊、И．亚库什金等人。这个结社的宗旨是在俄罗斯消灭农奴制,建立君主立宪国家。后来,"祖国真正之子协会"进行改组,成立了"幸福同盟"(1818—1821)。"幸福同盟"领导人依然是 A．穆拉维约夫和 H．穆拉维约夫兄弟、C．穆拉维约夫－阿波斯托尔和 M．穆拉维约夫－阿波斯托尔兄弟、П．别斯捷尔等人,成员有200多人,其基本任务是争取社会舆论支持,在社会上展开反农奴制思想的宣传。1821年,在"幸福同盟"基础上成立了"南社"。上校军官、波罗金诺战役的英雄 П．别斯捷尔成为"南社"领导人。1822年,"南社"领导人在基辅召开第一次代表大会,П．别斯捷尔在大会上作关于宪法草案要点的报告,认为俄罗斯应当是一个有单院议会的共和国,应当废除农奴制。1823年,"南社"领导人召开第二次代表大会,在大会上通过 П．别斯捷尔的宪法纲领要点——"俄罗斯真理"。"北社"(1821—1825)由杜马领导。C．特鲁别茨科伊、H．穆拉维约夫、E．奥勃连斯基是杜马成员。1825年初,K．雷列耶夫和 A．别士图舍夫进入杜马。由于 K．雷列耶夫卓越的组织才能,"北社"大大扩大了。H．穆拉维约夫制定出一部主张君主立宪制的"宪法",主张引入联邦机构、建立两院政府机构、取消农奴制。

"南社"和"北社"的成员把希望寄托在军队身上,认为通过武装起义可以推翻沙皇统治,改变专制制度的国家体制。因此,他们约定于

1826年举行武装起义。但1825年12月1日沙皇亚历山大一世在南方巡视途中的塔甘罗格突然驾崩，新沙皇尼古拉一世尚未举行登基宣誓，他们决定利用这个有利时机提前举行起义。于是，1825年12月14日，十二月党人在彼得堡参议院广场举行旨在推翻沙皇专制制度的起义。

十二月党人运动是一次贵族知识分子的革命运动，是1812年卫国战争促进民族自我意识的觉醒和掀起俄罗斯社会思想运动的继续，对促进俄罗斯民族自我意识的进一步觉醒起了巨大的作用，"唤醒了新一代人的心灵"（赫尔岑语）。但由于十二月党人起义是一次贵族知识分子的起义，没有发动广大民众，再加上组织工作出现了漏洞，起义失败了。5位主要领导人被新登基的沙皇尼古拉一世处死，125人被流放西伯利亚服苦役，其余几百人遭到夹鞭刑，被贬到西伯利亚和高加索当兵。十二月党人是"俄罗斯人的新典型"，他们不仅仅是一帮有着坚强的革命精神和斗志的革命家，而且其中许多人还是思想家、诗人和作家，是当时社会中极为有教养的人。他们具有启蒙主义思想和浪漫主义思想，认为自己有责任增强俄罗斯人的公民感和政治自由思想；在文化问题上，他们既不鄙视欧洲文化，也不否定自己民族的文化传统，认为各民族之间的文化交流会促进每一个民族文化的丰富。还有，他们认为19世纪俄罗斯贵族革命运动会影响到俄罗斯文化发展，甚至赋予俄罗斯文化某些新的特征。

1812年卫国战争和1825年十二月党人运动，是标志着俄罗斯民族自我意识觉醒的两大事件，1812年卫国战争发生在沙皇亚历山大一世执政时期，1825年十二月党人起义发生尼古拉一世刚刚登基的时候。因此，我们有必要了解一下这两位沙皇执政时期的俄罗斯社会状况。

亚历山大一世（1777—1825，执政年代为1801—1825）是叶卡捷琳娜二世的孙子，保罗一世的大儿子。亚历山大对自己的父亲保罗一世充满敌意，他曾经劝说他父亲交权，但遭到后者的拒绝。因此他搞宫廷政变，杀掉父亲后登上皇位。

亚历山大一世为人聪明，具有良好的教养，他深受自己的老师——瑞士共和党人拉加普的思想影响，从小就接触政治自由和平等思想。1801年，亚历山大登基后发誓要继承自己祖母叶卡列琳娜二世的政策，同时摆出一副开明君主的架势。1806—1812年间，亚历山大一世又受到改革家斯别兰斯基[4]的改革思想影响并且一度任用后者，在内外政策上推出了一系列有利于俄罗斯发展的新举措。在对外关系上，他改进与西欧国家，首先是与英国的关系，取消对与英国贸易的限制，大大促进了俄罗斯对外贸易额的增长。在国内，他大赦其父保罗一世时代受迫害的政治犯并且恢复其人身权利；取消对贵族、商人和神职人员的体罚制度；还颁布了一项关于"自由农民"的法令（1803年2月20日），让地主有权解放自己的农民，并且保障农民在一定条件下的土地私有权；还允许商人、小市民和国家农民购买空地并且雇工在已购买的空地上经营。在文化政策上，亚历山大一世重视国民受教育的权利，大搞正规的学校教育，开办培养宗教界人士、军人和贵族的各种专门学校。1811年10月19日，亚历山大一世还亲临封闭式的贵族子弟学校——皇村中学的开学典礼。亚历山大一世当政时期，规定了国民教育的体制、学制、学科设置和教学内容，大学引入硕士和博士学位体制、开设美学课程，使"美学成为俄罗斯高等和中等教育体系的一个有机的组成部分。与此同时，美学成为俄罗斯社会中进步的精神文化的一个不可分割的部分"[5]。亚历山大一世允许办私人印刷厂，出版报刊杂志，也允许国外的书报杂志进入俄罗斯；亚历山大一世时期，外国人可以自由进入俄罗斯，俄罗斯人也可以自由出国。在宗教问题上，亚历山大一世主张俄罗斯回到东正教的传统样式，对分裂派教徒也采取比较宽容的态度，等等。亚历山大执政初期的这些开明的举措引起国内外的一片赞扬。

但是，亚历山大一世毕竟是俄罗斯最大的封建君王，他接受改革家斯别兰斯基的改革思想是有限度的。此外，他进行一些改良措施的同时，他身边的保守势力也对他的决策有着影响。1811年1月，保守派分子H.卡拉姆津在致亚历山大一世的便函《论古老的和新的俄罗斯》中，虽承认俄罗斯变革的必要性，但认为俄罗斯不需要斯别兰斯基提出的那种立宪，而主张维护专制制度。还有一点，卡拉姆津认为在俄罗斯改革不是首要的，首要的是教育："在解放人民之前，先要教育人民。"[6] 1812年3月，斯别兰斯基在卡拉姆津以及后来的阿尔卡切耶夫为代表的保皇党反对下失宠，他的改革也就宣布告终了。不久，1812年卫国战争便开始了。

1812年战争结束后，俄罗斯的民族自我意识大大加强，自由思想更加广泛地传播开来。亚历山大一世对自由派改革的失望、1820—1821的欧洲革命、俄罗斯农民和士兵的暴动和动乱——这一切迫使亚历山大一世抛开执政初期的一些开明措施，转向了反动的立场，成为镇压国内外民主和自由思想的刽子手。

在国际上，亚历山大一世使俄罗斯与奥地利和普鲁士建立"神圣同盟"（1815年9月），在欧洲充当国际宪兵，疯狂地镇压欧洲革命和各国人民的解放运动；在国内，亚历山大一世任命Ａ.阿拉克切耶夫为警察头子，加强黑暗统治，消除欧洲大革命的影响。在军队里，阿拉克切耶夫实行专制和残酷的肉体处罚；在农村里，阿拉克切耶夫推行军屯制，名为让士兵帮助农民作农活，实际上是监督和镇压农民。他的军屯制实际上是一把双刃剑，束缚住了士兵和农民的人身自由，因此引起士兵和农民的极大不满，士兵哗变、农民暴动遍及各地。在文化教育领域，亚历山大一世下令禁止秘密结社和共济会活动。1817年，他把教育部改名为宗教事务和国民教育部，任命Ａ.戈利岑公爵为国民教育大臣。戈利岑害怕进步思想在俄罗斯的传播，因此加强对进步学生的跟踪，开除思想进步的教授，建议关闭除莫斯科大学以外的所有大学（尽管这个建议没有付诸实施），下令撤掉大学图书馆里的所谓"有害的书籍"，等等。1819年，俄罗斯各大学的美学课被取消，以神学取代之；戈利岑还下令取消中学里的哲学、政治经济学等课程，而把神学、《圣经》读本引入课堂；此外，他还禁止邀请在国外留学的人士进学校从事教学工作，停止往欧洲派留学生。为了抵御法国文化的影响，俄罗斯国内还关闭了法国人办的剧院，等等。这一切措施表明，亚历山大一世执政后期，已经丢掉开明君主的面具，对民主思想大开杀戒。

1825年，亚历山大一世去世后，皇位由他的弟弟尼古拉一世（1796—1855，在位时间为1825—1855）继承。尼古拉一世出身行武，为人凶残，被世人称为"棍棒尼古拉"。在对外政策上，尼古拉一世支持欧洲各国的反动势力，扑灭各国的革命运动。他宣称："革命已经站在俄罗斯的门槛上。但我发誓，只要我身上还有一口气，就不会让革命进入俄罗斯。"[7]在对内政策上，尼古拉一世上台干的第一件事情是镇压十二月党人起义。十二月党人起义失败后，他亲自审问组织起义的十二月党人，残酷对待起义者。此后，为防止国内的革命思想和活动的传播，尼古拉一世采取了一些防范和保护措施。1826年，他建立第三厅，任命A．本肯多夫（1783—1844）为厅长，加强宪兵机构和秘密警察的活动，控制学校、报刊和出版等部门，严密监视文化界的自由思想；他还成立了"出版事务秘密委员会"，加大对书报的审查。尼古拉一世时期被称为俄罗斯的"审查恐怖时代"。尼古拉一世上台后颁布的审查章程（1826）十分苛刻，章程规定审查官可以按照自己的意愿删减文本、替换词句，被同时代人称为"铸铁的"章程。尼古拉一世当政时期，在国内大量逮捕革命者，迫害文化界人士，许多十二月党人作家和诗人，如恰达耶夫、普希金、莱蒙托夫、格里鲍耶多夫、陀思妥耶夫斯基、赫尔岑、奥加廖夫、别林斯基、A．波列扎耶夫、И．屠格涅夫、萨尔蒂科夫-谢德林、彼特拉谢夫斯基小组成员、剧作家A．奥斯特洛夫斯基、作曲家格林卡、画家A．伊凡诺夫等都曾经受到不同程度的迫害。尼古拉一世残酷地镇压农民的起义和暴动。他维持庞大的军队和军事官僚机构，把军队的体罚和暴虐行为合法化。尼古拉一世实行愚民政策，他的国民教育大臣A．西什科夫（任职时间为1824—1828）就曾经说过："让全体人民识字恐怕弊大于利。科学就像咸盐，当用量适当，按照人的状况食用的时候才是有利的。"[8] 在这样的思想指导下，尼古拉一世政府在国民教育上设立了种种限制和禁忌，如禁止年轻人出国学习（除非获得特许），限制出国学生在国外停留的期限，禁止中学和大学接受农民子弟，禁止在大学里开始哲学课，等等。1833年，新任国民教育大臣C．乌瓦洛夫（任职时间为1833—1849）又提出基于"东正教、专制主义和国民性"的"官方民粹主义"理论，以抵制"腐朽的"西方文化影响，保证俄罗斯免受西方革命思想和自由思想的"感染"。

这一切表明，尼古拉一世是自由思想和民主的凶恶敌人，尼古拉一世时代构成了19世纪俄罗斯历史上的一个黑暗时期。可见，亚历山大一世和尼古拉一世的专制统治与俄罗斯的民族自我意识觉醒、与俄罗斯社会的自由精神需求之间产生了矛盾和冲突。时代的矛盾和冲突愈复杂，人们对精神文化的需求就愈强烈。这种矛盾和冲突激发俄罗斯文化的发展，促成了黄金时代俄罗斯文化的繁荣。

二 普希金是黄金时代俄罗斯文化的杰出代表

黄金时代俄罗斯文化的首要特征是表现出俄罗斯民族自我意识的觉醒，具有一种强烈的反专制制度和反农奴制的思想，这种思想符合广大民众的愿望和历史的进步精神；其次，黄金时代俄罗斯文化捍卫人的权利和尊严，对自己民族的历史和历史人物表现出特别的兴趣；再次，在黄金时代，浪漫主义和现实主义是俄罗斯文学乃至文化艺术其他类型的重要方法。

黄金时代俄罗斯文化的这三大特征可以用19世纪诗人普希金的文学创作来说明，因为普希金的创作完美地体现出这些特征。

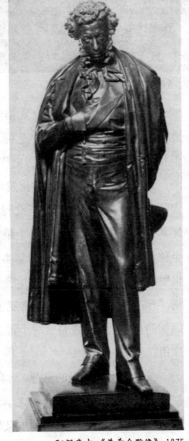

普希金是黄金时代俄罗斯文化的一位杰出代表和鲜明的标志。普希金的文学创作是那个时代"俄罗斯社会生活的百科全书"（别林斯基语），普希金同时代人Ａ. 格里戈利耶夫[9]说："普希金——这是我们的一切。"19世纪俄罗斯作家陀思妥耶夫斯基也对普希金给予很高的评价。他在俄罗斯语文爱好者协会的一次会议（1880年6月8日）上所作的演说中有过这样一段话："果戈理说过：'普希金是一个极为特殊的现象，甚至是俄罗斯精神的独一无二的现象。'我想补充说，他也是具有哲学意义的现象。的确，他

阿佩库申：《普希金雕像》，1875

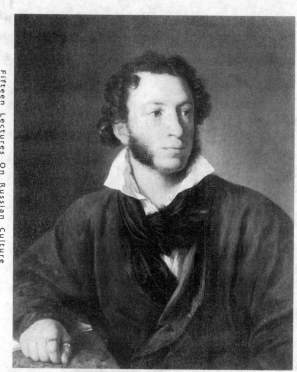

特罗比宁:《普希金像》, 1827

的出现对于我们所有俄罗斯人来说,毫无疑问是一件具有启示意义的事件。普希金恰恰出现在我国自我意识开端时期,这一意识是在彼得改革整整100年后在我国社会发端和孕育的,它的出现像一束指路之光照亮了我国黑暗的道路。从这种意义上说,普希金是一种先启和昭示。"[10] "如果没有普希金,就不会有跟在他之后产生的那些天才人物。如果没有普希金,我们对俄罗斯的独立性的信念,我们对人民力量的自觉指望,我们对我国在欧洲人民大家庭中独立使命的信念就不会像现在这样不可动摇。"[11]陀思妥耶夫斯基这段话不但指出普希金这个人物的历史作用,而且道出了普希金是一种文化现象,以及他对俄罗斯精神文化发展所起的重要作用。20世纪俄罗斯国学大师利哈乔夫又重复了格里戈利耶夫对普希金的评价,他说:"普希金比其他任何作家或诗人与整个俄罗斯文化的联系都更为紧密。没有普希金就没有俄罗斯长篇小说的基本主题,就没有几部俄罗斯歌剧,就没有俄罗斯浪漫曲这种俄罗斯抒情音乐的典型形式。普希金的确是我们的一切。"[12]这里,利哈乔夫不但重复了格里戈利耶夫的评价,而且作了更加确切的评述,指出普希金对小说、戏剧、音乐等俄罗斯文化种类的奠基作用。

俄罗斯民族意识的觉醒,对自由的向往和渴望,对专制制度和农奴制的仇恨和抗议是普希金的文学创作的主要思想和内容。

普希金从小就受到启蒙主义思想的熏陶和1812年卫国战争的影响,

他早期的许多诗作，如《真理》(1816)、《自由颂》(1817)、《致恰达耶夫》(1818)、《乡村》(1819)、《囚徒》(1822)、《小鸟》(1823)、《波涛啊，是谁阻挡了你……》(1823)，都表现出俄罗斯民族意识的觉醒，以及俄罗斯人对自由的向往和对俄罗斯社会现实的批判精神。

普希金在《乡村》一诗里写道：

> 愚昧的沉痛耻辱到处可见。
> 在这里，命定害人的野蛮的地主们，
> 他们丧尽天良，目无法律，
> 他们看不见眼泪，听不见呻吟，
> 用强制的皮鞭把一切掠夺无遗。

他不但看到俄罗斯农民的悲惨处境，而且还根究造成农民这种生存状况的原因。他认识到农民的这种悲惨生活是由于农奴制度造成的，因此，他一方面呼唤"倒伏在地上的农奴"奋起与暴君抗争，另一方面又呼吁废除农奴制：

> 啊，朋友们，我是否能够看见——
> 沙皇一诏令下农奴制被废弃，
> 在我们文明而自由的祖国蓝天上
> 终于有一片灿烂的朝霞升起？
>
> （顾蕴璞译）

普希金把废除农奴制寄托在沙皇身上，这是他的思想局限。不过，他认为沙皇的权力不是无限的，应受到法理的制约，他在自己另一首诗作《自由颂》(1817)里就对当权者发出警告，告诫沙皇不要无法无天：

> 当权者啊！是法理，不是上天
> 给了你们王冠和宝座，
> 你们高踞于人民之上，
> 但永恒的法把你们盖过

在这首诗的最后，普希金大胆地正告沙皇们：

> 沙皇们啊，如今要记取教训，
> 无论是刑罚，或者是奖赏，
> 无论是监牢，或者是神坛，
> 都不是你们可靠的篱墙。
> 你们在法的可靠的庇护下，
> 当率先把自己的头低垂，
> 只有人民的自由和安宁，
> 才将是皇位永恒的护卫。
>
> （顾蕴璞译）

普希金的自由思想是从小就形成的。他在皇村中学读书的时候，就与19世纪著名的思想家Π. 恰达耶夫相识，受后者的思想影响，他曾经写过一首献诗《致恰达耶夫》[13]。在这首诗里，他不但把自己的自由思想表达得淋漓尽致，而且在诗作最后还发出与专制制度斗争的号召：

> 同志，相信吧，定将升起
> 一颗迷人的幸福之星，
> 俄罗斯从梦中惊醒而起，
> 将在专制制度的废墟上
> 一个个写上我们的姓名！
>
> （顾蕴璞译）

普希金的这种思想与十二月党人的政治主张和斗争目标是一致的。普希金本人不是贵族革命家，也没有参加十二月党人组织的那次旨在推翻沙皇专治制度的贵族革命运动，但普希金与十二月党人息息相通，他同情、支持十二月党人。他的创作最能表现他与俄罗斯解放运动的第一个阶段——贵族革命运动的联系。十二月党人起义失败后，普希金曾经大胆地向沙皇承认，如果十二月党人起义时他在彼得堡的话，那么他会站在起义者的队伍当中。十二月党人起义失败后，普希金写出了《致西伯利亚囚徒》一诗，赞扬他们的斗争精神并且相信他们的事业会最终取得胜利：

在西伯利亚矿坑的深处
请保持高傲的忍耐精神，
你们悲惨的能力不会白费，
崇高思想的追求不会落空。

灾难的真诚姊妹——希望，
即使置身在阴暗的地底，
会唤起你们的欢乐和勇气，
那渴望的时刻定会光降。

爱情和友谊将会穿越
阴暗的牢门去拥抱你们，
正如我这自由的声音
会飞进你们苦役的洞穴。

沉重的枷锁定会打开，
牢狱要崩塌——在它门口，
欢迎你们的将是自由，
弟兄们给你们把刀剑送来。

（顾蕴璞译）

　　普希金在反对农奴制和专制制度的同时，意识到俄罗斯人民的力量，由此转向对俄罗斯民族历史和民族英雄的重视。

　　普希金继承前辈的传统[14]，注意描写俄罗斯历史的一些重大事件，塑造一些对俄罗斯历史发展做出贡献的人物，如，他以沙皇鲍利斯·戈都诺夫为原型写出悲剧《鲍利斯·戈都诺夫》，以彼得大帝时代为背景创作出《彼得大帝的黑奴》，以普加乔夫的农民起义事件写出中篇小说《上尉的女儿》，这些作品渗透着一种公民责任感和历史感，表现出他对俄罗斯历史的认识及对历史人物的作用和意义的思考。此外，普希金还十分重视挖掘俄罗斯民间创作的宝藏，他的长诗《鲁斯兰和柳德米拉》歌颂民间故事中的勇士鲁斯兰大无畏的英雄精神，表达出他对俄罗斯人民身上潜藏的伟大力量的信心，是对古代民间口头创作中歌颂勇士的英雄精神的进一步弘扬和拓展。

浪漫主义和现实主义是黄金时代俄罗斯文学的两种重要的创作方法。这一特征也表现在普希金的创作中。

从18世纪下半叶开始，一些俄罗斯诗人在法国启蒙主义思想和法国大革命的影响下，世界观在发生变化，他们开始关注个性、自己的潜能、自己的心灵，以浪漫主义思维方式去重新审视从前的艺术价值和审美体系，形成了俄罗斯浪漫主义诗歌。俄罗斯浪漫主义诗歌的出现受到西方各国浪漫主义的影响，尤其是受到法国浪漫主义、英国的"湖畔派"诗歌和德国浪漫主义诗歌的影响，但其产生最终是俄罗斯文化发展过程中的一个现象，是俄罗斯文化艺术发展中一个必不可少的环节，与俄罗斯文化的传统有联系。俄罗斯早期的浪漫主义与感伤主义、阿那克里翁的"轻松诗歌"、启蒙思想的理性主义的某些传统交织在一起。因此 B. 卡拉阿什说，浪漫主义"与感伤主义有着基因上的联系……晚期的感伤主义者就是最初的浪漫主义者"[15]。到19世纪初，感伤主义依然存在，并且有一定的市场。19世纪俄罗斯作曲家 M. 格林卡在自己的《札记》中写道："茹科夫斯基的感伤主义诗歌我尤为喜欢，并且让我感动得掉泪。"文学理论家 H. 奥斯托洛帕夫在1803年写道："从某个时候起，几乎我们所有的作者都在写令人可怜的、伤感的东西；所有人都在流多情的眼泪，并且强迫别人去哭，仿佛没有眼泪我们就没有痛苦。"[16]但在19世纪初，感伤主义毕竟失去了自己的发展势头，让位于浪漫主义和现实主义。从整体来看，19世纪前30年，是现实主义和浪漫主义共领风骚的时期，俄罗斯作家和诗人在进行创作时"从理想角度看现实生活"并"从现实生活角度看理想"。

在普希金的创作里，既有浪漫主义诗作，也有现实主义作品。浪漫主义和现实主义在他的文学创作里得到完美的体现。普希金早期受浪漫主义的影响，创作出一大批充满浪漫主义精神的诗作，成为继茹科夫斯基之后俄罗斯的一位重要的浪漫主义诗人,把俄罗斯浪漫主义诗歌推向一个高峰。别林斯基在《亚历山大·普希金作品》一文中,对普希金的诗歌创作有过一段极高的评价,认为在普希金的诗作里"古希腊罗马雕塑的严格和朴实与浪漫主义诗歌韵味的令人心醉的嬉戏结合在一起","全部丰富的音响、俄罗斯语言的全部力量都极其充分地在其中表现出来,它像波浪絮语一样亲切、甜美、柔和,像松脂一样柔韧、浓厚,像闪电一样鲜明,像水晶一样纯净,像春天一样温馨,像勇士手中的利剑冲击一样坚强有力,它有一种富有魅力的、无法形容的美和优雅,一种耀眼的光彩和怡人的滋润,它具有全部丰富的旋律、语言的和谐的音韵,它充满创作幻想和诗情表现的全部柔情和喜悦。如果我们想用一个词来概括普希金的特征的话,那么我们可以说,这主要是'诗情的'、'艺术的'、'富有表现力'的诗——这就是普希金诗歌的感人力量的秘密底蕴"。[17]

另一方面,普希金的自由思想,与专制制度斗争的决心、与贵族革命运动的联系决定着他的现实主义创作和再现现实生活的方法。普希金晚期的文学创作,尤其是他的诗体小说《叶甫盖尼·奥涅金》、《别尔金小说集》、《上尉的女儿》等作品真实地表现和描写人物性格的辩证的矛盾性和多层次性,具有高度的思想性、人民性和丰富的民族历史内容,成为俄罗斯现实主义文学的典范和旗帜。普希金的现实主义创作为别林斯基、赫尔岑、车尔尼雪夫斯基、杜勃罗留波夫的批判现实主义美学提供了前提。普希金开创的俄罗斯现实主义文学在莱蒙托夫、果戈理、赫尔岑、涅克拉索夫、屠格涅夫等人的创作里得到继续和发展,促成了19世纪强大的俄罗斯现实主义文学流派的出现。

普希金是黄金时代俄罗斯文化的一位杰出代表,他的文学创作集中反映出黄金时代俄罗斯文化的精神实质和特征,同时促进了黄金时代俄罗斯文化的发展,也向世人证实了俄罗斯人有力量和能力创造具有民族特色的俄罗斯文化。普希金把俄罗斯文化推向世界,让世界看到俄罗斯文化独具一格的风格和魅力,并且得到全世界人民的承认。普希金本人已经预见到了这点,有他的《我为自己竖立了一座非人工的纪念碑》一诗为证:

我的名字将把整个俄罗斯传遍，

提起我的将会有各种各样的语言，

无论是骄傲的斯拉夫人子孙，还是芬兰人，

野蛮的通古斯人，或者草原之友卡尔梅克人。　　（顾蕴璞译）

　　我们说普希金是黄金时代俄罗斯文化的杰出代表，但他不是唯一的代表。"独木不成林"，普希金以及普希金的许多同时代诗人、十二月党人诗人、"自然派"作家和"纯艺术"派文学家共同把把黄金时代俄罗斯文学艺术推向了繁荣。

　　就拿诗歌创作来说，在普希金前后出现了一大批浪漫主义诗人。在普希金之前有浪漫主义诗人В．茹科夫斯基。"茹科夫斯基的浪漫主义——这是一种基于俄罗斯土壤之上欧洲浪漫主义的个性的、鲜明的、独特的和具有独具一格民族特色的表现。"[18]在茹科夫斯基之后，又有一大批有才华的诗人，如А．巴拉丁斯基、Д．维涅维基诺夫、П．维雅泽姆斯基、Д．达维多夫、А．杰里维格、Н．雅契可夫等人出现。他们的诗歌同样反映出俄罗斯民族的觉醒与贵族知识分子的理想、自由精神和斗争激情，把俄罗斯浪漫主义诗歌推向了自己发展的高峰。此外，Н．格涅基奇（1784—1833）、Д．达维多夫（1784—1839）、П．卡杰宁（1792—1853）等诗人的诗歌创作在风格和体裁上丰富了19世纪的俄罗斯诗歌。尤其应当提到的是另一位杰出的俄罗斯诗人М．莱蒙托夫。莱蒙托夫的许多抒情诗和长诗是俄罗斯"历史发展链条中一个全新的环节"，表现出俄罗斯贵族青年的痛苦和迷惘、追求和理想，表达了人民对专制制度的仇恨和反抗，以及对自己所处时代现实的批判精神。莱蒙托夫的诗歌创作构成黄金时代俄罗斯浪漫主义诗歌的另一个高峰。

　　十二月党人诗人的诗歌创作在黄金时代俄罗斯文化中占有特殊的地位。К．雷列耶夫（1795—1826）、В．拉耶夫斯基（1795—1872）、В．丘赫尔伯凯（1797—1846）А．别士图舍夫－马尔林斯基（1797—1837）等人的公民诗是革命浪漫主义诗歌的杰作。十二月党人信奉革命浪漫主义，热中哲学并且认为哲学是浪漫主义的一个思想和审美的平台，他们努力确立公民道德和人的行为的理想规范，强调文化和文学的民族独特性。应当特别指出的是，十二月党人诗人赋予诗歌一种政治性质，把文学创作与他们的革命活动联系在一起，认为文学是革命宣传和斗争的一种手段和武器，用来反对俄罗斯的专制制度和农奴制度。K. 雷列耶夫经常强调诗歌艺术在"与专制主义的斗争中"起着积极作用，而 H. 格涅基奇认为作家手中的笔是"一件比战士手中的利剑还要强有力、还要有用的武器"。因此，十二月党人的诗歌创作是其革命活动的一个重要组成部分。

三　黄金时代俄罗斯文化诸门类的繁荣

黄金时代俄罗斯文化的繁荣，不仅表现在文学领域，而且也表现在戏剧、音乐、绘画等文化艺术门类中。

19 世纪 30 年代，在莫斯科、彼得堡、下诺夫哥罗德、雅罗斯拉夫尔以及俄罗斯其他地方建立了许多剧院，如成为俄罗斯戏剧活动中心的彼得堡亚历山大剧院、主要上演芭蕾舞的莫斯科大剧院、主演戏剧作品的莫斯科小剧院等。这些剧院为歌剧、话剧和芭蕾舞演出提供了很好的舞台。这些剧院主要排演俄罗斯剧作家 A. 萨霍夫斯基、H. 赫梅利尼茨基、B. 奥杰洛夫和 Π. 普拉维里希科夫、A. 维尔斯托夫斯基[19]等人的剧作[20]。俄罗斯戏剧编导和演员用戏剧作品反映自己的民族历史和民族英雄，改变了主要由意大利、法国歌剧占领俄罗斯戏剧舞台的状况。同时涌现出像 Π. 莫卡洛夫、E. 谢苗诺娃、И. 德米特里耶夫斯基、B. 卡拉登金等受观众欢迎的著名演员。这个时期俄罗斯戏剧剧目的变化，表现出俄罗斯人的民族意识觉醒，标志着俄罗斯戏剧走向民族化发展的新阶段。

19 世纪开始，俄罗斯音乐也有一些新变化。1802 年，在彼得堡成立了音乐爱好者协会，经常组办室内和室外音乐会，除了由本国的音乐家进行演出和演奏外，还邀请外国音乐大师里斯特、别辽兹、"圆舞曲之王"斯特劳斯、歌唱家维亚尔多等人来俄罗斯巡回演出。1812 年卫国战争激发起俄罗斯人的爱国主义热情，涌现出许多像阿里亚比耶夫、A.

瓦尔拉莫夫、A．古里耶夫、M．格林卡、A．达尔戈梅日斯基这样的作曲家。他们回顾俄罗斯民族的历史，塑造俄罗斯民族的英雄和主人公；在把握自己的俄罗斯民族音乐传统的同时，他们用浪漫主义和现实主义的音乐形式再现出俄罗斯社会的风貌与人民的理想、情操和精神追求，创作出一批俄罗斯民族歌剧、交响乐、交响音画、协奏曲等体裁的音乐作品，使黄金时代的俄罗斯民族音乐达到了空前的繁荣。

在黄金时代俄罗斯音乐史上，M．格林卡（1804—1857）的音乐创作占有特殊的地位。人们经常把格林卡与普希金相提并论，认为格林卡在俄罗斯音乐上起的作用，就像普希金在俄罗斯文学上所起的作用一样。格林卡和普希金在创作形式、表现方法、作品内容等方面虽然不同，但他俩都是新时期俄罗斯文化的奠基人，都是俄罗斯文化承上启下的人物，对俄罗斯文化的发展起到了不可估量的作用。如果说普希金是"俄罗斯现实主义文学之父"，那么格林卡是"俄罗斯民族音乐之父"，格林卡"创造了俄罗斯民族歌剧，民族器乐音乐……俄罗斯民族的浪漫曲"（B．斯塔索夫语）。一句话，格林卡的音乐确立了俄罗斯民族音乐的发展方向，并且成为衡量俄罗斯音乐的思想内容和艺术形式的尺度。格林卡的音乐充满了对自己祖国、人民和俄罗斯大自然的热爱，具有饱满的爱国主义热情，并且充分表现出俄罗斯民族的自我意识和对自己民族历史的尊重。

格林卡的《伊凡·苏萨宁》（1836）和《鲁斯兰和柳德米拉》（1842）这两部歌剧都是弘扬英雄主义的：一部是歌颂俄罗斯历史上的真实英雄人物伊凡·苏萨宁；另一部赞扬俄罗斯民间勇士鲁斯兰。

《伊凡·苏萨宁》是一部描写人民英雄的歌剧。歌剧的情节是根据俄罗斯历史上的真实事件创作的。1612年，波兰入侵军已被俄罗斯军民赶出了俄罗斯国土，但其残余部队仍然流窜在俄罗斯大地上，其中有一小撮波兰人窜入科斯特罗马的农民伊凡·苏萨宁居住的多姆尼诺村，强迫苏萨宁给他们当向导抄近路去莫斯科。面对敌人的威逼，苏萨宁从容镇静，他佯装答应给波兰人带路，但实际上把波兰人引到一个荒芜人迹的密林之中，最后与敌人同归于尽。苏萨宁这位农民舍身救国的英雄举动感动了许多俄罗斯人。格林卡也受到苏萨宁的爱国主义精神的鼓舞，在这位普通的农民身上看到了俄罗斯人的高尚品质，谱写了同名的歌剧。

《鲁斯兰和柳德米拉》是格林卡根据普希金的同名长诗创作的一部歌剧。歌剧情节来自俄罗斯民间的一个古老的传说。在武士鲁斯兰和柳德米拉的婚礼上，一位古丝里琴手预言新婚夫妇将遭到灾难，但忠贞不渝的爱情最终会让他们幸福地结合在一起。果然，婚宴刚刚结束，顿时风雨交加，闪电雷鸣，新娘柳德米拉公主被魔师契尔诺摩尔劫走了。新郎鲁斯兰立刻出发去寻找新娘柳德米拉。在寻找途中他经历了种种严峻考验，最后，他用宝剑破除了魔鬼契尔诺摩尔的妖法，把公主柳德米拉救了出来，与她幸福地生活在一起。格林卡的这部歌剧是一部浪漫主义作品，描写了善与恶、光明与黑暗、正义与邪恶的较量和斗争，歌颂了俄罗斯人民的伟大力量及其在与敌斗争中的坚不可摧的精神。

这两部歌剧歌颂了俄罗斯人民的英勇斗争精神，是对俄罗斯人民的英雄主义的进一步拓展和弘扬。它们是黄金时代俄罗斯民族自我意识觉醒的产物，俄罗斯人意识到自己人民的伟大力量并对之加以歌颂。

黄金时代俄罗斯文化的特征也表现在俄罗斯绘画艺术里。这个时期的肖像画注意描绘人物的命运、人的个性和自我意识，人物肖像画透出时代的浪漫主义精神，比如O．基普林斯基的肖像画《达维多夫肖像》。画家选择1812年卫国战争的英雄、骠骑兵军官达维多夫作为自己画作的主人公，这一点就表明他对那场唤起民族自信心和自我意识的事件的重视。在画面上，以勇敢著称的达维多夫身穿骠骑兵上校的军服，形态潇洒自如，面部激情洋溢。这幅画的深调背景与人物身上的红白黄三色形成强烈的对比，衬托出达维多夫的伟岸形象、勇敢性格和那一代军人的浪漫主义英雄气质。再如，出身农奴的画家B．特罗皮宁的肖像画也渗透着黄金时代俄罗斯文化的精神。画家关注下层人民的生活，意识到广大人民的悲惨处境，他的肖像画作品主人公多为普通的社会下层人物，如，《老乞丐》(1823)、《花边女工》(1823)、《吉它手》(1823)等。特罗皮宁真实地描绘出俄罗斯社会下层人士的苦难生活，具有一种人道主义的情愫和民主主义的精神。

在描绘俄罗斯大自然和普通劳动人民生活的画家中，A．魏涅齐阿诺夫（1780—1847）是首屈一指的。魏涅齐阿诺夫的绘画开创了俄罗斯绘画艺术的现实主义传统。魏涅齐阿诺夫画笔下的主人公大都是农民，他用最好的绘画语言表现俄罗斯农民的勤劳、朴实和吃苦的精神、纯朴坦诚的性格和美好的内心世界。画作《春耕》（19世纪20年代）和《夏收》（19世纪20年代）就是两幅表现劳动题材的画作。《春耕》利用春耕这样一个普通的劳动场面把农民的生活表现得惟妙惟肖，而《夏收》则描绘出夏天农忙的景象和农妇的艰辛生活。

　　这个时期，俄罗斯画家不但关心自己民族的历史，而且还关注人类的历史命运。A．布留洛夫（1799—1852）的《庞贝城末日》把古典主义绘画原则与浪漫主义绘画技巧有机地结合在一起。《庞贝城末日》按古典主义绘画的结构布局，又吸收了浪漫主义绘画的技法。这样，画家用浪漫主义画法描绘了一个真实的历史事件，表现出他对整个人类命运的严肃思考。黄金时代的画家们对人类命运的关注引向对宗教问题

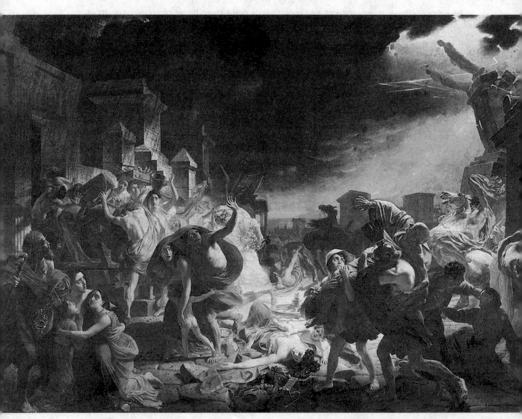

布留罗夫：《庞贝城末日》，1833

的兴趣。画家А.伊万诺夫的宗教题材绘画创作尤为瞩目。伊万诺夫一生都在研究耶稣的学说，塑造基督形象是他的绘画创作的主要任务和课题。伊万诺夫的《基督来到人间》是一幅超越时代的画作，他把基督教神话与人类现实生活，把精神与物质、宗教与人的感受等结合在一起，画出了人民的历史命运和对自己未来的期望。

在建筑上，表现强国意识的帝国风格建筑构成黄金时代俄罗斯建筑的一道亮丽的景观。在这个时期出现了一大批帝国风格的建筑，像А.沃洛尼欣设计的喀山大教堂（1801—1811）和彼得堡矿业学院大楼、（1806—1811）、А.扎哈罗夫改建的彼得堡海军部大厦（1808—1823）、К.罗西设计的总参谋部大厦（1819—1829）和亚历山大剧院（1828—1832）、А.蒙费兰设计的伊萨基大教堂（1818—1858）、О.博韦设计的莫斯科大剧院（1821—1824）和凯旋门（1828—1832）等。这些建筑物体现出帝国风格建筑的高大、宏伟的气派，成为黄金时代俄罗斯建筑的骄傲。

在雕塑艺术上，同样表现出俄罗斯人对本民族历史和历史人物的关注，如М.科兹洛夫斯基的《А.苏沃洛夫纪念碑》（1801）、И.马尔托斯的《米宁和巴扎尔斯基纪念碑》（1804—1818）、М.科兹洛夫斯基的《掰开狮嘴的参孙》[21]、В.杰穆特－马利诺夫斯基（1779—1846）和С.皮缅诺夫（1784—1833）的《彼得堡总参谋部拱门上的荣誉战车》、В.奥尔洛夫斯基的《库图佐夫纪念像》（1829—1832）和《巴克莱纪念像》（1829—1836）、蒙费兰的《亚

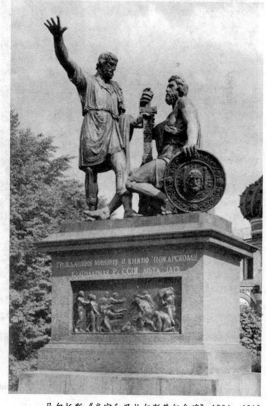

马尔托斯:《米宁和巴扎尔斯基纪念碑》，1804—1818

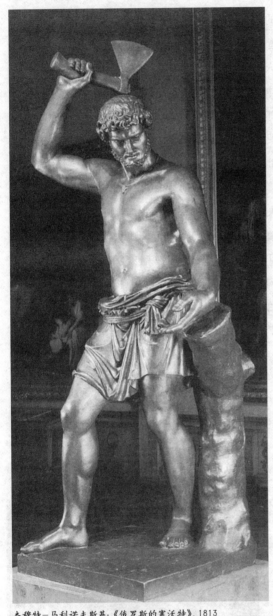

杰穆特－马利诺夫斯基:《俄罗斯的塞沃特》, 1813

历山大柱》等。这些雕塑作品都与俄罗斯重大的历史事件有关,歌颂俄罗斯历代的军事统帅,纪念俄罗斯的军事胜利。其中,1812年卫国战争的英雄尤其成为许多雕塑家创作的对象,不但像库图佐夫、巴克莱、巴格拉季昂这样一些统帅进入雕塑家的视野,就连参加那次战争的普通百姓也成为雕塑家的描绘对象。如雕塑家 B. 杰穆特－马利诺夫斯基就以一位普通的俄罗斯农民的事迹创作出《俄罗斯的塞沃特》(1813) 这个雕塑作品: 1812年卫国战争期间,一位俄罗斯农民落入法国入侵者之手,法国人在他的一个手臂上刻下拿破仑名字的字头"N",以羞辱这位俄罗斯农民。但是那位俄罗斯农民像古罗马青年塞沃特一样,拿起利斧,砍断自己的手臂,以消除这个耻辱。雕塑家杰穆特－马利诺夫斯基的作品塑造了那位农民举起斧头要砍下自己手臂的瞬间。作品主人公是一位极普通的俄罗斯农民,虽无名无姓,可他那不堪忍受外族侮辱、坚持自己民族气节的行动赢得后人的赞扬和尊敬。无名的俄罗斯农民也像伊凡·苏萨宁一样,同样是俄罗斯农民的高大形象,永远铭记在人们的心中。

　　黄金时代俄罗斯文化生活是多种多样的：各种艺术团体产生、私人收藏出现、名人纪念碑竖立、展览馆和博物馆开放……这些现象营造出文化发展的总体氛围，呈现出俄罗斯文化发展的繁荣景象。

　　以上我们只是对黄金时代俄罗斯文化发展管中窥豹，但由此可见这个时期文化发展之"一斑"。开篇时我们就说过，黄金时代俄罗斯文化是俄罗斯文化发展到一定时期和一定程度的产物，是俄罗斯文化成熟和繁荣的标志。这个时期的俄罗斯文化承接了18世纪末俄罗斯文化发展的勃发势头，并且为19世纪下半叶乃至后来俄罗斯文化的发展拓平了道路。因此，黄金时代俄罗斯文化是整个俄罗斯文化发展历史上的一个承上启下的时期。

注　释

1. 1807年，彼得堡有18家印刷厂，莫斯科有8家，外省有39家。其中，莫斯科大学和俄罗斯科学院是两家最大的印刷机构。
2. 19世纪之初的杂志有64家，到19世纪50年代末增加到230家。
3. 转引自科什曼：《俄罗斯文化史》，莫斯科：德拉法出版社，2004年，第191页。
4. М.斯别兰斯基（1772—1839），俄罗斯国务活动家。亚历山大一世时期曾经制定过自由主义改革计划，1806—1812年间对亚历山大一世影响较大。他的最高职位是国务秘书，受到沙皇的无限信任。他是一位热爱劳动、有教养、充满人道思想的爱国者，他的改革思想和对法国的偏爱具有法国大革命时代的气息，认为解放农民是俄罗斯复兴的一块试金石……失宠后退职并且被贬到下诺夫哥罗德，后来又到了彼尔姆。只是在1819年才部分地恢复职务和名誉，1821年回到彼得堡，但是没有承担原有的职务。
5. Т.格奥尔基耶娃：《俄罗斯文化史》，莫斯科：尤拉伊特出版社，1999年，第244页。
6. Л.皮亚特尼茨基：《沿着俄罗斯历史的踪迹》，莫斯科：莫斯科中学出版社，1998年，第158页。

7. 同上书，第 167 页。

8. 转引自科什曼：《俄罗斯文化史》，莫斯科：德拉法出版社，2004 年，第 163 页。

9. A．格里戈利耶夫（1822—1864），19 世纪俄罗斯文学评论家、诗人。

10. B．索洛维约夫等：《俄罗斯思想》，杭州：浙江人民出版社，2000 年，第 117 页。

11. 同上书，第 123 页。

12. Д．利哈乔夫：《沉思俄罗斯》，圣彼得堡：逻各斯出版社，1999 年，第 383 页。

13. П．恰达耶夫与十二月党人过从甚密，其《哲学书简》阐述了俄罗斯西欧主义的重要思想，我们在后面专门讲述西欧派和斯拉夫派时对 П．恰达耶夫的哲学思想有比较详细的介绍。

14. 普希金之前的俄罗斯文化艺术家们不但塑造俄罗斯历史上的英雄人物，甚至描绘古代民间口头创作中的传奇般的勇士。如 18 世纪末，卡拉姆津就写出一部诗体童话故事《伊利亚·穆罗梅茨》，而普希金的同时代作曲家 K．卡沃斯写出同名歌剧《伊利亚·穆罗梅茨》（1806），H．利沃夫在 1804 年写出史诗《多勃雷尼亚》，等等。

15. T．格奥尔基耶娃：《俄罗斯文化史》，莫斯科：尤拉伊特出版社，1999 年，第 247 页。

16. 转引自 Г．约宁主编：《19 世纪俄罗斯文学史》，莫斯科：莫涅摩辛涅出版社，2004 年，第 21、22 页。

17. 《别林斯基全集》第 7 卷，莫斯科：苏联国家文艺出版社，1948 年，第 319 页。

18. 《俄罗斯文学中的浪漫主义历史》（1790—1825），莫斯科，1979 年，第 142 页。转引自 T．格奥尔基耶娃：《俄罗斯文化史》，莫斯科：尤拉伊特出版社，1999 年，第 255 页。

19. A．维尔斯托夫斯基（1799—1862）的浪漫主义歌剧作品《阿斯科尔多夫之墓》（1835）代表着格林卡歌剧之前俄罗斯歌剧音乐的高峰。

20. 此外，也排演西方剧作家莎士比亚、席勒等人的剧作。

21. 这个雕塑作品取材于《圣经》的大力士形象。雕像上的参孙象征彼得大帝，而狮子象征被彼得大帝打败的瑞典国王。

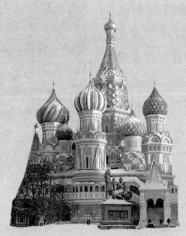

斯拉夫派与西欧派

——19世纪俄罗斯文化的"纵向"与"横向"

在俄罗斯的红色盾形国徽上有一头金色双头鹰，鹰的一个头向左，另一个头向右，形成一种"左顾右盼"的状态，有人说这是俄罗斯一面望着西方，另一面望着东方，永远在东方和西方之间"摇摆"。这种说法形象地概括出几百年来俄罗斯国家的历史发展状况。的确，由于横跨欧亚两个大陆的地理位置和地缘状况，俄罗斯从古到今一直接受着东西方文明的影响并探索自己在东西方的定位。

一 斯拉夫派和西欧派产生的背景

长久以来,"东方和西方"一直是俄罗斯社会思想界和文化界人士思考的问题。"东方和西方"问题实际上就是俄罗斯走怎样的发展道路问题,是坚持自己的民族化发展方向还是走西方国家的发展道路问题。对这个问题的不同看法和认识在俄罗斯形成两种不同的思想派别,并且进行着永不休止的争论。俄罗斯学者 A．潘钦科在自己的《17 世纪俄罗斯诗歌文化》(1839)

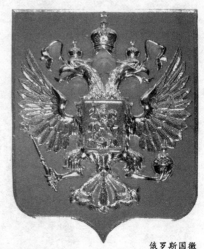

俄罗斯国徽

一书中指出,从 17 世纪开始,在俄罗斯文化里就有两种流派,一种是以阿瓦库姆为代表的民族派,另一种是以西蒙·波罗茨基为代表的倾向欧洲派。[1]到了 19 世纪,对俄罗斯的"东方和西方"问题的看法,尤其是对俄罗斯要走基于东正教精神的民族化道路还是走西方文明道路的认识成为当时社会思想和文化思想争论的焦点,成为斯拉夫派和西欧派(亦称为斯拉夫主义和西方主义)出现的主要原因。

19世纪上半叶,西方启蒙思想在俄罗斯的深入和俄罗斯民族自我意识的觉醒,活跃了俄罗斯的社会思想和文化活动。上一讲我们说过,1825 年 12 月 14 日在彼得堡爆发的十二月党人起义是俄罗斯社会思想活跃和俄罗斯民族自我意识觉醒的一次极好的展示。十二月党人的运动虽然失败了,但十二月党人是"从头到脚用纯钢铸成的英雄",他们"从绞架的高处惊醒了新一代人的灵魂"[2],十二月党人的事业唤醒了整整一代人。十二月党人起义之后,许多贵族青年效仿十二月党人的榜样,跳出个人利益的小圈子,开始关注俄罗斯国家的前途和俄罗斯民族的命运,并且对俄罗斯的未来发展道路展开了探讨和争论。这种争论起初在贵族沙龙里展开。莫斯科和彼得堡的一些贵族(A．奥列宁、3．沃尔孔斯卡娅、A．叶兰斯卡娅)家庭的客厅成为社会思想论争的中心,他们经常争论社会思想、文学艺术和俄罗斯发展道路等问题。19世纪俄罗斯作家果戈理在《与友人书简选》（1847）一书的《争论》这封信里写道："关于我们的欧洲起源和斯拉夫起源的争论，诚如你所说的那样，已经进到客厅了。"[3]后来，这种争论走到了大学生和平民知识分子中间。19世纪30—40年代，在俄罗斯出现了许多秘密的小组和结社，仅在莫斯科大学就有B.别林斯基小组、A.赫尔岑小组、H.斯坦凯维奇小组，等等。许多大学生和青年人积极参加这些小组的活动，探讨政治的、哲学的、美学的、文学的问题。如，他们政治上讨论俄罗斯走怎样的发展道路、斯拉夫各民族的统一、俄罗斯民族的民族性等问题，文学上探讨俄罗斯文学的浪漫主义和古典主义流派竞争等问题。

在当时众多的小组中间，莫斯科大学学生尼古拉·弗拉基米罗维奇·斯坦凯维奇的文学哲学小组（1831—1839）的活动尤为引人注目，影响也比较大。斯坦凯维奇（1813—1840）小组成员有B.别林斯基、T.格拉诺夫斯基、K.阿克萨科夫、M.莱蒙托夫、M.巴枯宁、B.鲍特金、Ю.萨马林等人。在哲学方面，该小组成员醉心于德国哲学家谢林的哲学和黑格尔的辩证法，宣传启蒙主义的人道思想；在文学方面，他们对德国和英国的诗人感兴趣；在音乐方面，他们喜欢贝多芬和舒伯特的作品。总之，这个小组成员的文化爱好和兴趣十分广泛，反映出当时青年大学生的理想和追求。斯坦凯维奇小组的活动成为19世纪俄罗斯社会思想的摇篮，促成了诸如西欧派分子、斯拉夫派分子和革命民主主义者的出现。如，该小组成员K.阿克萨科夫后来成为斯拉夫派的核心分子，成员T.格拉诺夫斯基后来成为西欧派的骨干，成员B.别林斯基后来成为革命民主主义的领袖人物。

俄罗斯学者И.康达科夫从文化学角度出发，对19世纪俄罗斯的斯拉夫派和西欧派有过精辟的论述。他认为，以斯拉夫派为代表的线索是俄罗斯思想和文化的"向心线索"，"其特征是全部世界观、所有的创造和研究的努力、全部的价值观念的纵向取向"[4]。康达科夫指出，接受斯拉夫派思想遗产的思想家、哲学家、文学家和艺术家具有强烈的爱国主义思想，主张俄罗斯民族和俄罗斯文化复兴，反对外来文化和思想影响。他们致力于继承俄罗斯民族的、精神的遗产，强化俄罗斯民族文化的特殊性，以反对俄罗斯文化的西方化和所谓的世界主义化。康达科夫认为，以西欧派为代表的线索是俄罗斯思想和文化的"离心线索"，是"激进现代化的、在思想和理念上是西方的、'革命—解放'的线索"[5]。接受西欧派思想遗产的思想家、哲学家、文学家和艺术家主张俄罗斯文化积极吸收人类文明的成果，加强与外部世界的交往和联系，消除俄罗斯文化与西方发达文化之间的人为界限。康达科夫对斯拉夫派和西欧派的解释和定位颇有新意，他用"向心"和"离心"、"纵向"和"横向"讲出了斯拉夫派和西欧派观点的走向和线索，正是这两种走向和两条线索的相互对立和相互依存构成了19世纪俄罗斯社会思想和俄罗斯文化的发展图景，也成为20世纪俄罗斯社会思想和俄罗斯文化二元发展的两种基本走向。

斯拉夫派和西欧派的出现是俄罗斯文化的"纵向"和"横向"二元对立的一种表现，是两种文化思潮的相互对立、相互影响、相互交融在俄罗斯文化中的鲜明反映。

下面，我们分别介绍一下斯拉夫派和西欧派，首先谈谈斯拉夫派。

二 斯拉夫派及其代表人物

斯拉夫派（славянофильство，亦称斯拉夫主义）一词是由"斯拉夫"（славяно）和"喜好……的人"（фил），两部分构成的，意思是"喜好斯拉夫的人"，斯拉夫派分子С.阿克萨科夫[6]对斯拉夫派有过一段简洁的概括。他在致А.西什科夫的一封信中写道："那时的和现在的所谓的斯拉夫派不是什么其他东西，而是一种俄罗斯流派，由此自然而然地产生出对斯拉夫人的热爱和对他们不幸处境的同情。"[7]这段话道出斯拉夫派热爱俄罗斯的真谛，表明他们是地地道道的俄罗斯"国粹派"。其实，在俄罗斯这样的"国粹派"早在19世纪初就有了。"俄罗斯语文爱好者座谈会"（1800—1810）的负责人之一А.西什科夫就曾经被称作"斯拉夫分子"，十二月党人也因思想中有斯拉夫派思想的萌芽和成分而被视为斯拉夫派的先驱者。[8]斯拉夫派分子大都崇尚德国唯心主义哲学和

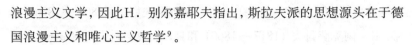

浪漫主义文学,因此 H．别尔嘉耶夫指出,斯拉夫派的思想源头在于德国浪漫主义和唯心主义哲学[9]。

斯拉夫派分子是当时俄罗斯社会的一群知识精英。他们博学多才,具有丰富的知识和良好的教养。车尔尼雪夫斯基说,斯拉夫主义者"是俄罗斯社会中受过最好的教育、最高雅和最具有才干的人"[10]。别尔嘉耶夫也认为"斯拉夫主义者……受过教育、讲人道、热爱自由,然而他们深深植根于自己的土壤,与生活习惯密切相连,并受限于这种生活习惯"[11]。别尔嘉耶夫在《俄国魂》一文中还曾经指出:"俄罗斯生活中的矛盾,总要在俄罗斯文学和俄罗斯哲学思想中表现出来。……这在我们最有代表性的民族意识形态——斯拉夫主义中,在我们最伟大的民族天才——陀思妥耶夫斯基身上表现得最为突出。"[12]可见,斯拉夫派分子及其思想在俄罗斯享有很高的威信。

由于斯拉夫派反对农奴制和批判沙皇官僚体制,沙皇尼古拉一世及其政府视这些人为洪水猛兽和最凶恶的敌人,因此加强对他们创作的审查,不但斯拉夫派的思想和文学阵地《莫斯科人》、《俄罗斯谈话》、《莫斯科》、《白天》和《帆》等报刊杂志处在沙皇当局的监视之下,就连刊登斯拉夫派分子作品和文章的《北方的蜂》、《望远镜》、《现代人》、《祖国纪事》、《观察家》等杂志也成为沙皇审查机构注意的对象,而 А．杰里维格的《文学报》、И．基列耶夫斯基的《欧罗巴人》和 Н．波列沃伊的《莫斯科电讯》则被查封。沙皇政府曾经派警察驱散斯拉夫派的小组活动,逮捕 И．阿克萨科夫和 Ю．萨马林等成员,甚至将之流放。沙皇官方甚至干涉斯拉夫派分子的生活方式,如禁止他们留胡须和穿古代样式的衣服。但沙皇政府对斯拉夫派分子的迫害并没有让大多数斯拉夫派小组停止活动,他们的活动反而变得愈来愈活跃。

1861年,沙皇官方宣布废除农奴制,表明俄罗斯要走西方的资本主义道路,这对于斯拉夫派是致命的打击,但斯拉夫派与西欧派的争论依然没有结束,在斯拉夫派分子 Н．丹尼列夫斯基(1822—1885)的《俄罗斯与欧洲》和 Н．斯特拉霍夫等人的著作里还可以看到斯拉夫派思想,但是斯拉夫主义作为一种思潮开始衰退了。

斯拉夫派主要代表人物有:А．霍米亚科夫(1804—1860)、И．

基列耶夫斯基（1806—1856）和П．基列耶夫斯基（1808—1856）兄弟、К．阿克萨科夫（1817—1860）和И．阿克萨科夫（1823—1886）兄弟、Ю．萨马林、А．科谢廖夫等人。其中，19世纪宗教哲学家、作家和诗人А．霍米亚科夫，宗教哲学家、文艺评论家、政论家И．基列耶夫斯基和К．阿克萨科夫是斯拉夫派的创始人和主要的思想家。霍米亚科夫的《论新与旧》（1839）和И．基列耶夫斯基的《答А．霍米亚科夫》（1839）是斯拉夫派思想学说的奠基文献。

霍米亚科夫的《论新与旧》一文被视为斯拉夫主义思想的开端。霍米亚科夫在这篇文章里对斯拉夫派产生的根源、俄罗斯与西方的关系、俄罗斯东正教在俄罗斯历史上的地位和作用、彼得大帝改革等一系列重大的问题进行阐述，是斯拉夫派思想的一个纲领性文件。

霍米亚科夫认为，斯拉夫派和西欧派产生于对俄罗斯的不同认识。在当时的俄罗斯，对俄罗斯的历史和现状有两种大相径庭的认识：一种人认为俄罗斯的一切都好："农村文化普及，城市秩序井然，法庭主持正义，生活令人满意。俄罗斯一往无前，自己所有的力量（道德上的、精神上的和物质上的）全都得到发展。"[13] 而另一种人则认为，俄罗斯的一切都不好："在俄罗斯从来不曾有过善行、崇高行为和任何值得尊敬

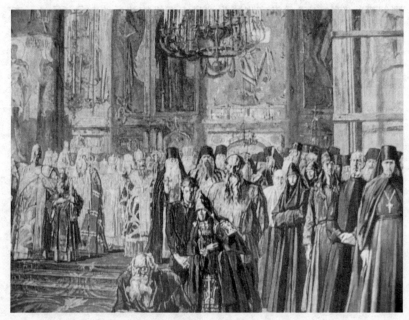

科林：《安魂曲》（逝去的罗斯），1935—1937

的东西。到处是粗野、无教养和道德败坏。"[14]对俄罗斯的这两种不同的认识引出不同的结论：持第一种观点的人认为既然俄罗斯的一切都好，那就说明俄罗斯的历史发展道路是成功的，因此俄罗斯应当按照自己社会最初的、纯朴的宗法制道路发展下去，无须学习其他民族的发展经验，无须走西方的发展道路，这就是斯拉夫派思想的出发点；持第二种观点的人们认为，既然俄罗斯的一切都不好，在昔日俄罗斯的"生活中任何美好而富有成果的东西都不曾有过，那我们就只能从其他民族那里，从理论本身中、从最开化的民族实例和作品中，以及从现代人的向往中吸取一切有益的东西"[15]，就是要向西方学习，走西欧国家的发展道路，这就是西欧派思想的出发点。

霍米亚科夫是一位两分论者。他既看到西方文明的优点，也指出西方文明存在的问题；他既批评俄罗斯的一些落后现象，也承认俄罗斯有自己的优点。霍米亚科夫一方面承认西欧是一个"奇迹层出不穷的国度"，有许多值得学习的东西，因此不应当轻视西方和西方文化。他承认在彼得大帝的改革时期，俄罗斯向西方学习了不少好的东西。但是另一方面他又认为西方并非一切都好，对西方不应当崇拜和盲从，西方有它自己的问题："英国人、法国人、德国人并没有什么过人之处。越往前走，他们的社会就会变得越坏和越缺乏道德。"[16]霍米亚科夫一方面批评俄罗斯的落后愚昧，但另一方面也指出"与西方相比，我们还是有许许多多的优点"[17]，希望斯拉夫各民族藉俄罗斯之助结成一个强大的联盟，希望"古罗斯能够在开明而协调的规模上，在社会的本真之美中得到复兴"[18]。可见，霍米亚科夫是客观地、辩证地对待西方文明和俄罗斯自己的民族传统的，但他最后的结论是，俄罗斯要走自己的路。俄罗斯不能遗弃自己"许许多多美好的原则"，"变得跟西方一模一样"，走西欧的道路"不符合人民的意志"，不是俄罗斯的选择。

在对待西方文明的问题上，另一位斯拉夫派思想家И.基列耶夫斯基的认识似乎比霍米亚科夫的思想更加深刻，因为基列耶夫斯基来自西欧派营垒，他最初是位西方主义者，后来才转为斯拉夫派分子。即使基列耶夫斯基转变为斯拉夫派分子之后，由于对西方文明的深刻了解，他对西方文明和文化依然有着深厚的感情。他承认"对欧洲文化的爱有如对我国文化的爱一样，两者在自己发展的终点上将交汇成为同一个爱，交汇成对活生生的、完满的、全人类的和真正基督教的文明的共同追求"[19]，因此他说："……我的教养、我的生活习惯、我的趣味、我的爱好争论的禀性，甚至我心性的律动都是属于西方的。"[20]

基列耶夫斯基也像霍米亚科夫那样，以两分法对西方和东方给予客观的分析，承认无论西方还是东方都有自己的优点和长处，也有自己的短处和不足，因此不能盲目肯定或否定任何一方。他认为无论"复兴旧有的纯俄罗斯的东西"还是"尽力引进西方的东西"的观念都是不对的。基列耶夫斯基明确提出要把西方文明和东方文明中有价值的东西综合起来，因为"无论我们怎样想复兴俄罗斯的生活方式或推行西方生活方式，我们都无法只要其前者或只要其后者，我们不得不设想某种第三者，即从两个敌对成分的相互斗争中产生出来的那种东西"[21]。就是说，基列耶夫斯基认为复兴俄罗斯生活方式和推行西方生活方式这两者不存在必择其一的对立，关键在于如何使之获得更有效发挥作用的取向，因为东西方文明和东西方文化不是相互对立和相互否定，而是相互交融和相互补充。

斯拉夫派分子大都是基督信徒，霍米亚科夫和基列耶夫斯基都肯定基督教信仰和东正教教会在俄罗斯的地位和作用，并且从宗教哲学的角度论述斯拉夫派思想。

霍米亚科夫认为基督教是俄罗斯生命力的源泉，"如果没有基督教的影响和激发，俄罗斯大地很有可能便无法重现生机"[22]。他还肯定和赞扬教会，认为俄罗斯的精神力量，"一切真理、一切善、生命和爱的本原都蕴含在教会之中"[23]，即蕴含在俄罗斯东正教教会之中。因此，俄罗斯的发展应当依靠东正教教会，"向教会历史及其教规寻找可以成为指引我们未来发展的、复兴俄罗斯生活古老形式的指路明灯，因为它们是建立在家庭关系神圣不可侵犯和我们民族未被败坏的个体性基础上的。这样一来，古罗斯就能够在开明而协调的规模上，在社会的本真之美中得到复兴"[24]。在霍米亚科夫看来，"集结性"是俄罗斯东正教的精神核心和实质，指的是"按照神赐，而不是按照人的法规的统一"[25]，"仅这一个词在自身中就含有整个宗教（这里指的是东正教——笔者）信仰"[26]。这种集结性是俄罗斯走自己民族发展道路的指南，能够解决社会生活中的许多问题。

基列耶夫斯基认为东正教的"集结性"是整合俄罗斯社会和人民思想的观念。他指出，在俄罗斯生活方式和西方生活方式间存在着共同性和不同性：最大的共同性就是基督教信仰；而不同性表现在基督教的形态、教育取向、个人生活方式和众人生活方式的差别上。基督教信仰虽然是东西方的共同信仰，但是西方基督教（天主教）与东方基督教（东正教）不同，西方基督教已经丧失了自己原本的意义，理性主义和逻辑信念成为其基础，"西方的全部私人生活方式和社会生活方式都建立在有关个人独立（其前提是个人孤立）概念的基础上"[27]，因此造成西方人的"道德堕落、缺乏信念、个人至上和普遍的利己主义"等现象的滋生；而东方基督教（东正教）与西方天主教崇尚理性主义和逻辑信念不同，东正教主张"集结性"，是自由与统一的融合，是信仰与理性的结合。在这种条件下，信仰对理性来说就是"外在和内在的权威，对头脑来说将是最高的理性"[28]。基列耶夫斯基的结论是：俄罗斯要团结在东正教的周围，按照"集结性"精神走自己的发展道路。

К.阿克萨科夫也是斯拉夫派的一位重要的思想家。他虽然是霍米亚科夫和基列耶夫斯基的斯拉夫主义学说的追随者，但他没有从宗教哲学的角度去论述斯拉夫主义，而是从俄罗斯民族的独特性角度去解释斯拉夫主义。他认为俄罗斯人民是一个独具特色的民族，俄罗斯人民有自己的"社会生活方式、语言、习俗"，俄罗斯崇高的道德基础就在未被所谓文明毁坏的宗法制农民身上。就连西方人也不否认这点，西方"从来不曾否认俄罗斯人民有权利拥有自己独立的观点。斯拉夫世界对它们之所以是重要的，就是因为它是独具特色的"[29]。既然俄罗斯有自己的特色，有自己的俄罗斯的"人民观点"，那就要摆脱"他人强加给我们的精神枷锁，不用他人的眼睛看问题。对任何事情任何时候都不要盲从。……也就是说，我们首先得使我们的思想摆脱束缚，包括来自西欧的"[30]。阿克萨科夫与霍米亚科夫和基列耶夫斯基不同，他没有看到西方文明有任何优点，只看到西方文明中的暴力、对抗、利己主义等阴暗面。因此，他坚决主张俄罗斯摈弃欧洲的民族性和西方文明。

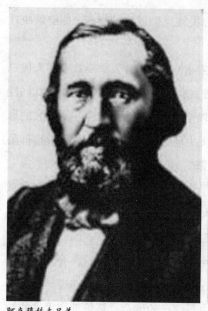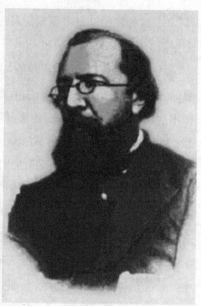

阿克萨科夫兄弟

　　А．霍米亚科夫、И．基列耶夫斯基和К．阿克萨科夫等人不但是斯拉夫派的主要思想家，而且也是该派的主要文学家。А．霍米亚科夫的诗歌、И．基列耶夫斯基和И．阿克萨科夫的小说代表着斯拉夫派文学的主要成就。别尔嘉耶夫在评价斯拉夫派作家А．霍米亚科夫的诗作时说："霍米亚科夫的诗作从诗的意义上说是很平常的，但对于了解他的思想却很有意义。"别尔嘉耶夫在这里虽然说的是霍米亚科夫的诗作，但我们认为他说出了斯拉夫派文学创作的一个共同特征，即斯拉夫派诗人和小说家的作品是他们思想的集中表现和反映。比如，А．霍米亚科夫的《自称为王者德米特里》（1832）、И．基列耶夫斯基的《察里津之夜》（1827）和短篇小说《孤岛》（1838）等作品表达出俄罗斯人虔诚的东正教信仰，以及作者对俄罗斯村社的肯定。再如斯拉夫派文学中最为重要的作品——И．阿克萨科夫的史诗小说《流浪汉》（1846—1850），是受作家果戈理的史诗《死魂灵》的影响写出来的，描写一个名叫阿列什卡的农奴的生活史。阿列什卡背着自己的父母和心爱的姑娘，逃离自己居住的农村。后来，他在一个工地上当上一名泥瓦匠，挣了钱，过上了吃饱穿好的生活。这部史诗除了塑造男主人公形象外，还对俄罗斯的农村生活作了比较全面的展示。阿克萨科夫写阿列什卡的逃亡并不是由于农村生活不好，也不是他不满俄罗斯农奴主的压迫，而是出于年轻人的好奇，想出去见见世面，这反映出作家美化农村生活、崇尚村社的斯拉夫派思想。

需要指出的是，斯拉夫派作家们试图创建自己的斯拉夫派文学学派，但他们的这种尝试并没有成功。

如果把几位斯拉夫派思想家的主要思想观点和文学创作加以归纳和总结，那么我们可以得出如下几点结论：

一、斯拉夫派思想家认为每个民族都应有自己独特的发展道路，因此俄罗斯也应当走一条与其他民族、尤其与西方民族不同的、独具一格的发展道路。

二、斯拉夫派把俄罗斯村社制度理想化，认为村社这种体制是俄罗斯社会的永恒基础及其特殊性的保证。诚如基列耶夫斯基所说那样，"家庭服从于米尔，米尔服从于更为广阔的村社成员大会，而村社成员大会则服从于市民大会，等等。各种小的集团聚集在一个中心，一个东正教教会周围"[31]。

三、斯拉夫派崇尚彼得改革前的俄罗斯，反对彼得大帝的改革，认为彼得大帝破坏了俄罗斯的古朴传统；他们希望继承俄罗斯的民族文化传统，但并非要回到彼得大帝改革前的古罗斯。

四、斯拉夫派并不是一味地否定西方文明，而是注意学习西方文明中有益的东西。别尔嘉耶夫说，"古典斯拉夫主义者没有完全否定西方，他们也没有谈过西方的腐朽……"[32]

五、斯拉夫派把东正教视为一种理想宗教，将其理想化，甚至与天主教对立起来。斯拉夫派强调俄罗斯东正教宗教信仰的纯洁性，认为东正教保持了"精神的内在完整"，并且肩负着恢复人类文明的崇高使命。斯拉夫派用东正教"集结性"精神处理自由与统一的关系，希望在此基础上形成一种独特的俄罗斯文化形态和社会制度。

六、斯拉夫派分子的文学创作是其思想观点的艺术阐释和反映。

莫斯科大学教授B．库列绍夫把斯拉夫派思想总结为以下三点：一是斯拉夫派的社会观：斯拉夫派崇尚俄罗斯宗法制社会、市民大会和村社制度。斯拉夫派分子认为"在俄罗斯过去没有过像在罗马帝国沦陷

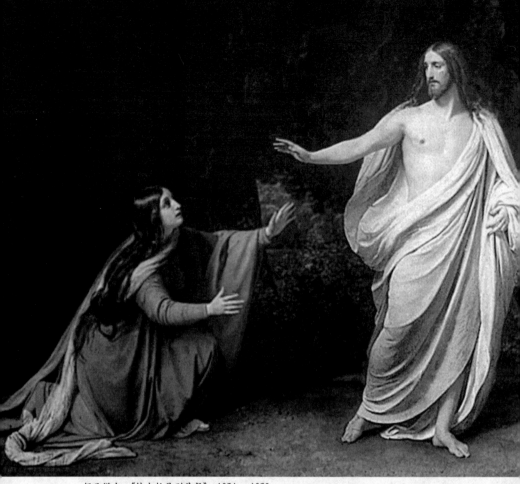

伊凡诺夫:《抹大拉见到基督》，1834—1836

和蛮族进犯时出现过的征服现象，俄罗斯社会没有分裂为贵族阶层（征服者）和被奴役者（被征服者）。在俄罗斯过去没有过阶层、阶级的斗争，所有争论都基于良心和人格，在市民大会上、在村社里友好协商地解决了。人民从来对政治不感兴趣。人民认为大公和沙皇是宗法制的、家庭开端的体现。俄罗斯人的那种对和平的特殊爱好由此而来。彼得大帝之后俄罗斯走上了西方发展的道路"。二是斯拉夫派的宗教观：斯拉夫派认为东正教是基督教的正宗，俄罗斯接受了东正教，保持了基督教的纯洁。"罗斯从东正教的拜占庭，而不是从邪教的罗马接受了基督教，因为罗马把宗教变成为国家，并且从一帮红衣主教中间选举教皇作为上帝在地球上的全权代理人。俄罗斯东正教保持了基督教的原始纯洁。"三是斯拉夫派的文化观：斯拉夫派分子认为"在俄罗斯形成一种独特的教育方法，这种方法旨在确立基督教的训诫。这种教育方法不是

来自亚里斯多德，而是来自柏拉图"[33]。我们认为 B．库列绍夫总结的
上述三点点出了斯拉夫派最本质的思想。

三　西欧派及其代表人物

西欧派（западничество，亦称西方主义）是 19 世纪中叶在俄罗斯
出现的一个与斯拉夫派相对立的哲学思想的思潮和流派。在俄罗斯有人
把西欧派称为"西方派"、"欧洲派"或"新潮派"。如 19 世纪俄罗斯作
家果戈理在 1844 年致某君的信中写道："所有这些斯拉夫派分子和欧
洲派分子，或守旧派和新潮派，或东方派和西方派，他们实际上究竟是
什么，我说不出来……"[34]

俄罗斯研究者们的传统观点认为，П．恰达耶夫是 19 世纪西欧派
的鼻祖，西欧派的历史哲学观点始于恰达耶夫的哲学思想和社会发展思
想。恰达耶夫的《哲学书简》(1829—1831) 中"一个疯子的辩护"的
观点提出了俄罗斯向西方文明和西方文化学习的问题，引发了俄罗斯社
会思想的分野，开始了俄罗斯社会思想发展的两大派别——西欧派和斯
拉夫派的论争。

西欧派代表人物有历史学家 П．恰达耶夫、T．格拉诺夫斯基和 K．
卡维林，文学家和评论家 B．鲍特金、A．赫尔岑和别林斯基、П．安
年科夫、A．加拉霍夫、M．卡特科夫、E．科林和 Б．契切林等人。
此外，还有许多人是西欧派的支持者和拥护者，如演员 M．谢普金、画
家 K．戈尔布诺夫、医生兼文学家 H．凯特切尔、新闻记者 E．科尔
什和 K．马尔克斯等。

西欧派内部又分成两派：一个是以 П．恰达耶夫、T．格拉诺夫斯
基和 K．卡维林为代表的传统西欧派；另一个是以 A．赫尔岑和别林
斯基为代表的西欧派中的激进派分子，后来他们转为深受唯物主义、空
想社会主义和黑格尔辩证法影响的革命民主主义派。

西欧派分子阐述自己思想观点的文章大都刊登在《祖国纪事》、《现
代人》、《俄国导报》等杂志上。

西欧派也有自己的一套哲学观、社会观和宗教观。在哲学上，西欧派分子接受德国的唯心主义哲学和浪漫主义。无论别林斯基还是赫尔岑都是德国哲学家黑格尔的追随者，相信黑格尔的"一切现实的都是合理的，一切合理的都是现实的"这一哲学命题，并且用它来解释俄罗斯存在的社会现象。

在社会发展观上，西欧派分子视西欧、首先是英国和法国的政治体制和文化为俄罗斯社会发展的样板，坚决抨击俄罗斯的专制制度和农奴制度，认为俄罗斯应当经历西方社会的发展阶段，学习欧洲的发展道路，和平过渡到议会制度。但是，西欧派对西方的道路与西方文明的接受和借鉴不是单纯的、机械的模仿、重复和照搬，而是要对之进行创造性的改造后运用到俄罗斯。大多数西欧派分子对东方也不是完全否定，在这点上，恰达耶夫的观点就很有代表性。他写道："当人类智慧集中于自身、深入思索自身、封闭于自身时，它就渐渐形成于东方；当人类智慧向外散开、向各方散射光芒、与一切障碍进行搏斗时，它就在西方渐渐得到发展。"[35]

在宗教问题上，西欧派认为对上帝和基督的信仰不等于相信东正教教会，就是说西欧派对待上帝和基督与对待东正教教会的态度是不一样的。大多数西欧派分子对基督予以很高的评价，就连革命民主主义者别林斯基也是如此。别林斯基在《1847年俄罗斯文学一瞥》中就对基督大加赞扬，说"人类的救主是为拯救所有人来到人世的……他是上帝之子，他以人类的方式爱着人们，对他们的贫穷、肮脏、恶行、倒行逆施、罪孽、丑恶表示同情。……但是爱和手足情这些上帝的词语并没有白白地向世界张扬"[36]。但是西欧派分子对俄罗斯东正教教会不感兴趣，认为俄罗斯东正教教会对俄罗斯社会的进步和发展没有什么重大的作用，更反对把东正教教会理想化。别林斯基对东正教教会则进行批判和揭露。他说："东正教教会从来就是压迫制度的支柱和专制独裁的帮凶。"[37]因此，拯救俄罗斯绝不能靠东正教："拯救俄罗斯的方法不是神秘主义，不是禁欲主义，不是虔诚主义，而是文明、教育的进步和人道主义。俄罗斯需要的不是说教（它已听够了说教！），不是祷告（它已念够了祷告！），而是在人们心中唤起多少世纪以来就淹没在污秽与垃圾之中的人类的尊严感,是与机会学说风马牛不相及而与健全的理智和正义相适应的法制和法律,是尽可能严格地执行法制和法律。"[38]可见,西欧派对俄罗斯东正教教会是否定的。

我们前面说过,西欧派有两个派别,一个是传统西欧派,另一个是激进西欧派(后来转化为革命民主主义派)。这两派虽然都属于西欧派,但在观点上还是有所差别的。

П．恰达耶夫(1794—1856)是传统西欧派的一位重要代表人物。他本人不但有着较深的宗教体验,"他坚持基督教的历史性……他寻找尘世上的天国"[39],而且他的哲学观中有鲜明的宗教性质。《哲学书简》[40]是恰达耶夫的一部重要理论著作,也是他的传统西欧派思想的集中表现。从《哲学书简》来看,恰达耶夫不接受专制制度和农奴制现实,不承认俄罗斯发展道路的所谓的独特性,他坚信如果接受西欧基督教文化传统,走西欧国家的发展道路,那么俄罗斯将会强盛并且在世界历史上起到更大的作用。可见,恰达耶夫在这里提出了一种不同于俄罗斯官方教会学说、不同于斯拉夫派的思想观念。因此《哲学书简》就像"漆黑的夜晚响起的一声枪声","震撼了整个俄罗斯思想界"(赫尔岑语)。

西欧派与斯拉夫派思想分歧和争论的主要问题和焦点是俄罗斯的东西方定位以及俄罗斯应当怎样对待外来文明,尤其是西方文明的问题。恰达耶夫在自己的《哲学书简》第一封信里,就对俄罗斯的东西方问题给予定位。他认为,俄罗斯"既不属于西方,也不属于东方,……既不拥有前者的传统,也不拥有后者的传统"[41]。在《一个疯子的辩护》一文里,他再次重申了这个观点,他写道:"我们却从来就不属于东方。东方有它的历史,这历史与我国的历史毫无共同之处。"[42]因为恰达耶夫认为,东方和西方不仅是地理上的划分,"同时也是由理性生物本身性质所决定那些事物的秩序:这是与自然界两个对立力量相对应的原则,也是涵盖人类全部生命结构的两种理念"[43]。基于对东方和西方的这种认识,他得出结论:"无论在东方还是在西方,人类理想在崇高的灵感中、在深邃的思想中和在高尚的作品中,都是无可挑剔的。最早出现的是东方,它把发自内心深处之光外投于尘世;随后出现的是西方,它以自己广泛的行动、生动的言辞和强大的分析力,超过东方,结束了东方独占鳌头的优势,最终把东方揽入自己广阔的怀抱之中。"[44]从这段话可以看出,恰达耶夫认为东西方文明是人类文明发展的两个阶段,其发展有着一种渊源的联系。

恰达耶夫对西方文明予以很高的评价。他赞扬西方文明,认为在西欧那里"义务、公正、权利、秩序观念……是从组成那种社会的事件本身之中产生出来的,它们成为社会结构的必要成分"[45]。恰达耶夫承认俄罗斯几百年来一直在向西方学习,"三百年来俄罗斯一直致力于与西欧融为一体,从那里引进各种最严肃的概念、成效显著的认识和最愉悦的享受"[46]。恰达耶夫所说的符合俄罗斯社会和文化发展的历史状况。

恰达耶夫承认俄罗斯的落后、野蛮和愚昧,并且认为这种状况是由于俄罗斯远离西方文明造成的,是专制制度的结果。他认为俄罗斯要"……抛弃自己的偏见,不要死死抱着自己野蛮的过去不放,不要抱残守缺,而应把各民族人民创造的业绩、人类理性在全世界创造的财富当成自己的目的"[47]。否则,俄罗斯不可能有社会进步的过程。因此,他极力反对斯拉夫派否定西方的观点,认为"忘掉西方为我们所做的一切,毫不感激那个把我们变得文明起来的伟大人物和教育过我们的西方"[48]是不对的。他高度赞扬彼得大帝和彼得改革,承认彼得大帝开创的事业之美好,"从来没有一个民族能够像彼得大帝教导过的俄罗斯民族那样不偏袒自己,也从未有一个民族在进步的舞台上取得如此辉煌的成就"[49]。因此,俄罗斯不要憋死在自己的历史之中,要向先进的民族学习。

但是,在俄罗斯走怎样的道路的问题上,恰达耶夫却指出,俄罗斯应当避开欧洲国家走过的弯路,因为"我们毫无必要像西方民族那样,再经历民族偏见的混乱,再沿着地域观念的狭隘小径、沿着旧传统的崎岖轨道踯躅前行。我们应借助我们内在潜能的自由迸发,借助于民族意识的巨大觉醒来掌握上天赐给我们的命运"[50]。在这点上,恰达耶夫的看法与斯拉夫派的观点有相近之处,但恰达耶夫反对斯拉夫派那种否定欧洲,摈弃西方,抵制西方启蒙、西方文明和文化的思想和做法,他认为完全否定西方文明的斯拉夫派分子不是真正的爱国主义,而是一种糊里糊涂的爱国主义,是一种怠惰的爱国主义;而像彼得大帝那样学习西方,把俄罗斯引上国富民强之路,那才是真正的爱国主义。

恰达耶夫在《哲学书简》中对俄罗斯历史的认识、对东西方文化的定位、对俄罗斯发展道路的建议"是独立的、创新的俄罗斯思想萌芽"[51]。其中表达的思想导致了19世纪40年代西欧派和斯拉夫派思潮的产生和论争。从这点上讲，恰达耶夫是19世纪俄罗斯社会思想史上的一位划时代人物。

激进派西欧派中最杰出的代表人物要算是В.别林斯基（1811—1848）了。别林斯基是19世纪俄罗斯革命民主主义思想的杰出代表，著名的文学评论家。他就读莫斯科大学的时候，曾积极参加过斯坦凯维奇小组的活动，是黑格尔哲学思想的追随者。别林斯基接触了法国的空想社会主义之后，抛弃了黑格尔哲学，社会主义变成他的社会理想。因此，在一定程度上可以说别林斯基是一位社会主义者。

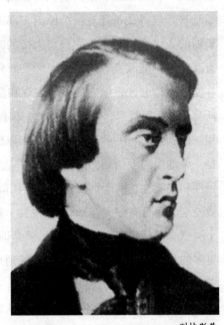

别林斯基

别林斯基对俄罗斯发展道路的思考首先也是基于对俄罗斯历史的认识和分析。他认为，彼得大帝前的俄罗斯"有力量却很软弱，有巨大的财富却很贫穷，有头脑却无思想，有灵气却很蠢笨，无论在习俗和生活条件方面还是在诉讼和判刑方面，都在贬低和侮辱人的尊严，而且是在基督教存在的情况下贬低人的尊严"[52]。基于对俄罗斯的这种认识，别林斯基认为俄罗斯需要一次"全面的、根本的改革"，而能够承担起这种改革任务的只能是彼得大帝这种人物。因为彼得大帝是"巨人中的巨人，天才中的天才，沙皇中的沙皇"[53]。"彼得大帝是上天的使者，是为改革而生的人！他无论生在哪个时代，无论受到哪国人民的抚育，都必然要成为一个改革者。"[54]彼得大帝改革的目的就是要改变俄罗斯落后的现实，使俄罗斯走"欧洲主义"之路。

但是，别林斯基认为俄罗斯的西方之路并不是对西方的照搬，而是要把西方的经验和传统加以消化，变成自己的东西，走自己的道路。他写道："我们现在是欧洲主义的学生，我们已不想成为法国人、英国人、德国人，而想成为具有欧洲精神的俄国人。"[55] "具有欧洲精神的俄国人"就是指俄罗斯人要把西方精神学到手，走自己的道路。别林斯基赞扬彼得改革还有一个原因，那就是他认为彼得改革不会改变俄罗斯的人民性。他写道："彼得大帝的改革及其推行的欧洲主义丝毫没有改变也不能改变我们的人民性，而只是用新的和极为丰富的生命精神使他振奋起来，给它提供了表现和活动的广阔领域。"[56] 为此，别林斯基对"人民性"（народность）一词作了自己的阐释，并把"人民性"和"民族性"（национальность）加以区别。别林斯基指出，"人民性"是一个地道的俄语词，而"民族性"是从法语借用过来的拉丁词。"人民性和民族性这两个词仅在意思上相似，但却并不等同，其间不仅有细微差别，而且有很大差别。'人民性'相对于'民族性'来说，有如一个类概念即低层次概念相对于种概念即高层次的更为一般的概念。人民更多的是指国家的低等阶层，而民族则是一个涵盖国家各个阶层在内的概念。有了人民，却还可能没有民族，而有了民族则必有人民。"[57] 他认为，"民族性是人民各种精神力量的总和：人民的民族性的成果是他的历史"[58]。

基于对人民和民族的这种认识，别林斯基认为，彼得改革的功绩之一是为俄罗斯人民上升为俄罗斯民族创造了条件，"彼得大帝之前的俄罗斯有的只能是人民，它是在受到其改革的推动后才成为民族的"[59]。但彼得大帝推行的欧洲主义没有、也不可能抹灭掉俄罗斯人民的根本性的、实体性的特征，"彼得大帝的改革并未破坏我国种族的、实体的本原，而只是通过它得到高度张扬和获得高级形式"[60]。彼得大帝与俄罗斯的落后、无知、愚昧和野蛮进行斗争，对俄罗斯人民的缺点和错误进行批判和抨击，接受和吸收西方的好东西，这绝"不是犯罪，而是功绩，是真正的爱国主义"[61]，是俄罗斯民族的美好特征所在。别林斯基对"人民性"和"民族性"的概念以及两者间关系的解释颇有见地，这成为他接受和称赞彼得改革的一个有力的理论根据。

别林斯基还有一个观点,那就是他认为俄罗斯民族性中最重要的缺点不是俄罗斯人民所固有的,而是从外面传来的,是蒙古鞑靼人强加给俄罗斯的。所以,这些缺点是一些非本质的和非本体的东西,"彼得大帝铲除的那些与欧洲主义针锋相对的东西,并不是我们本有的东西,而是鞑靼人强加给我们的。俄罗斯人对外国人所持的那种排斥态度本身乃是鞑靼桎梏造成的后果,而根本不是宗教偏执的后果"[62]。因此,俄罗斯民族性中的那些非本质的和非本原的东西就比较容易根除。别林斯基的这个观点有些牵强,因为他否定了俄罗斯民族所固有的那些劣根和弱点,是一种民族虚无主义的表现。

另一位激进的西欧派代表是Ａ．赫尔岑(1812—1870)。赫尔岑是19世纪俄罗斯哲学家、思想家和文学家,是俄国社会主义和俄国民粹派理论的鼻祖。他早年迷恋法国的空想社会主义思想,后来又对德国的黑格尔、费尔巴哈的哲学观和歌德、席勒的思想观感兴趣,并且深受其影响,他称黑格尔哲学是革命的代数学。

在对待西方问题上,赫尔岑的观点与别林斯基相近。他主张向西方学习,但并非对西方的一切都认可,对俄罗斯的一切都否定,俄罗斯只对西方那里"惟一一件东西表示无限的、宗教般的崇敬,那就是科学"[63]。赫尔岑较别林斯基更为前进一步的是,他指出俄罗斯因所处的地缘位置而与西方文明有紧密的联系。他认为俄罗斯处在东西方的交界处,与东西方都有联系:"我们有如站在两个世界交界处的哨兵,其使命是防止两个世界的相互攻击,我们与两个世界保持着千丝万缕的联系……"[64]

四　斯拉夫派和西欧派是俄罗斯文化的一种二元现象

从我们以上对斯拉夫派和西欧派的主要思想及其代表性人物的观点的介绍可见,西欧派和斯拉夫派的思想分歧和争论的焦点,是要回答俄罗斯走什么样道路的问题:是走西方国家的发展道路,还是走俄罗斯自己的民族化道路。对这个问题的回答必然涉及到如何认识俄罗斯过去的发展道路,尤其是如何看待彼得大帝及其对俄罗斯社会生活进行的一系列重大改革。因为从彼得改革开始,俄罗斯的历史才明显地分成保持宗法制古风的俄罗斯和改革开放欧化的俄罗斯。"斯拉夫主义者与西方主义者的争论是关于俄罗斯的命运和俄罗斯在世界上的使命的争论。"[65]因此,斯拉夫派与西欧派的思想争论对俄罗斯社会历史和俄罗斯文化的发展具有重大的意义。

斯拉夫派和西欧派都认为俄罗斯需要变革,都在寻求一种适合俄罗斯发展的道路,但两派在俄罗斯的变革、俄罗斯的发展、俄罗斯的道路等一系列原则问题上有分歧。这里我们必须指出,尽管斯拉夫派与西欧派之间存在着思想的对立和分歧,但这种对立和分歧不是绝对的,因为德国哲学家谢林、费希特和黑格尔的思想是两派共同的哲学基础,双方的理论观点都充满理想主义,争论双方都是爱国主义者,无论斯拉夫派分子还是西欧派分子都关心俄罗斯的前途,都深深地热爱俄罗斯,都对俄罗斯民族发展负有一种使命感。争论双方在回顾和总结俄罗斯的过去的基础上,展望俄罗斯的未来和探讨俄罗斯未来的发展道路。因此,在这样的道路上他们既是对手又是朋友。诚如赫尔岑所说:"我们只有一个爱,但这个爱是不同的。"[66]赫尔岑把斯拉夫派和西欧派比作具有两副面孔的伊阿诺斯(Janus;янус)"[67],因为罗马神话的伊阿诺斯有两副面孔,一副面向过去,另一副面向未来,但就是不面向现在。别尔嘉耶夫也认为,斯拉夫派和西欧派"两派都热爱自由,两派都热爱俄罗斯,但是斯拉夫主义者把俄罗斯当作母亲,西方主义则把它当做孩子"[68]。所以,斯拉夫派和西欧派之间的争论虽然有时彻夜地进行,双方观点十分激烈,但两派的争论和斗争没有你死我活的性质。

斯拉夫派和西欧派是 19 世纪俄罗斯文化的一种二元现象。两派相对立而存在,相比较而发展,双方观点有共同之处,争论有一种互补性。像西欧派分子恰达耶夫的某些思想与斯拉夫派思想接近,而斯拉夫派分子基列耶夫斯基对西方的肯定不亚于西欧派分子。因此,西欧派分子赫尔岑曾经撰文,认为西欧派可以与斯拉夫派和解。对于斯拉夫派和西欧派的争论和分歧,观点接近斯拉夫派的作家果戈理有过一种形象的解释:"他们(指斯拉夫派和西欧派)所有人谈论着同一件事情的两个不同的方面，同时怎么也猜不到他们丝毫也没有进行争论，并且也没有相互抬杠。一个人走的离建筑物太近了，只能看到它的局部；另一个人走得离这座建筑物太远了，因此只看到整个建筑物的正面，却看不到它的各个局部。"[69]果戈理认为斯拉夫派和西欧派的争论是由于看问题的不同角度所致，因为每派只看到问题的一个侧面。陀思妥耶夫斯基也认为斯拉夫派和西欧派之间没有不可调和的矛盾和分歧，他在自己那篇关于普希金的演讲里也说："斯拉夫主义与西方主义之间的误解和争吵只不过是一些积怨太深的误解而已。"[70]既然如此，西欧派和斯拉夫派可以在争论中联合起来，因为两派都在思考自己国家和人民的前途和未来，同是19世纪俄罗斯社会思想深化和民族自我意识觉醒的表现。遗憾的是，斯拉夫派和西欧派这两派从来没有过联合，而是在自己的思想道路上越走越远了。让两派联合仅仅是人们的一种美好的愿望而已。

应当指出，无论斯拉夫派还是西欧派的观点都有片面、偏激乃至错误的地方。这是因为两派都是理想主义者，他们的争论是一种纯学术探讨，有许多空想的成分，往往没有面对俄罗斯的社会现实。对这点，别尔嘉耶夫曾经指出过："在斯拉夫主义者和西方主义者那里都有幻想的成分，它们把自己的理想与尼古拉时代无法忍受的现实对立起来。"斯拉夫派分子把古俄罗斯，尤其把农村村社和宗法制

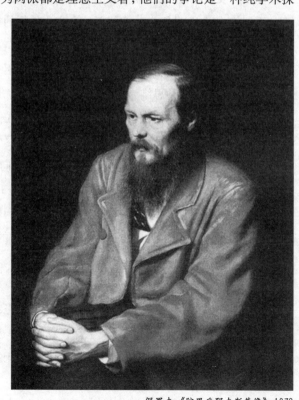

佩罗夫：《陀思妥耶夫斯基像》，1872

农民、把"没有自由、没有爱情、没有高度文明"的莫斯科时期的俄罗斯理想化，低估彼得改革的作用和意义，否定西方理性主义，等等。别尔嘉耶夫认为斯拉夫派的这些认识背离了历史现实，是片面的乃至错误的，显示出"斯拉夫派的自满"，"暴露出斯拉夫主义者关于俄罗斯与西方的基本思想的非历史性质"。[71] 西欧派同样也有自己的问题。有些西欧派分子看不到彼得改革的毛病，忽视俄罗斯历史和俄罗斯民族的特殊性，过多肯定甚至夸大西方文明，表现出"西欧派的奴性"（别尔嘉耶夫语），也同样是不对的。

斯拉夫派和西欧派是两个相互对立、相互依存、相互对照和相互支撑的思想哲学流派和文化思潮。两派关注俄罗斯国家的前途、俄罗斯民族的发展、俄罗斯文化的未来，他们继承俄罗斯历史上很早就有的思想对话和论争的传统[72]，在19世纪中叶展开了新一轮的思想较量和交锋，这是热爱俄罗斯的表现，是一种强烈的使命感使然。斯拉夫派与西欧派对俄罗斯的发展道路、俄罗斯文化的发展定位和取向等问题的阐述和争论，不但构成了19世纪中叶俄罗斯社会文化思想的重要内容，而且对后世产生了巨大的影响，在俄罗斯文化发展史上有着极其重要的意义。

19世纪中叶出现的斯拉夫派和西欧派是俄罗斯社会和俄罗斯文化发展中的两种思想、两种思维、两种倾向、两种路线，也是俄罗斯文化发展中的"纵向"和"横向"的线索和走向。自从斯拉夫派和西欧派出现后，两派的争论就一直没有停止。19世纪下半叶，尽管斯拉夫派和西欧派作为流派和思潮不复存在了，但这两派的思想倾向和文化倾向，尤其是两派争论的焦点——俄罗斯走怎样的道路依然是19世纪后半叶乃至整个20世纪俄罗斯社会发展和文化发展中的重要问题，对这个问题的不同认识和思考也形成了20世纪末俄罗斯社会发展的两种倾向和思潮，呈现出20世纪末俄罗斯文化的"纵向"与"横向"。

当今，俄罗斯文学界的"爱国派"和"民主派"就是一个典型的例子。爱国派和民主派在对俄罗斯的发展道路、对东正教的认识以及对俄罗斯文化发展的一系列问题的看法上存在着分歧并进行争论。可以说，他们的分歧和论争是斯拉夫派和西欧派思想分歧和论争在20世纪末的继续。对此，爱国派的著名评论家 B．邦达连科说："自由派与爱国派的斗争是俄国历史上自古以来就存在着的现象，是乡土派（即爱国派）与西欧派之间斗争的继续。"民主派的著名评论家 H．伊凡诺娃说："在我看来，自由主义（即民主派）者与爱国主义者之间的思想论争已经穷尽，立论的根据不复存在了，他们各自在具体的、互不相干的领域中生存着。但是，尽管不无讽刺性，他们间曾经有过的论争在某种程度上应看作是斯拉夫派与西方派斗争的继续。"[73]

19世纪斯拉夫派和西欧派的争论是一次出色的思想对话和论争的范例，也是俄罗斯思想界人士的爱国思想的一次展示和弘扬，两派的思想成为俄罗斯文化的宝贵遗产，永远留在俄罗斯人民的记忆之中。

注 释

1．A．潘钦科：《17世纪俄罗斯诗歌文化》，列宁格勒，1973年，第69页。

2．《赫尔岑论文学》，上海：上海文艺出版社，1962年，第60页。

3．果戈理：《与友人书简选》（任光宣译），合肥：安徽文艺出版社，1999年，第69页。

4．И．康达科夫：《俄罗斯文化史导论》，莫斯科：阿斯佩克特－普列斯出版社，1997年，第245页。

5．同上。

6．C．阿克萨科夫（1791－1859）是19世纪俄罗斯小说家、诗人和评论家，著有《暴风雪》（1834）、《家庭纪事》（1856）等作品。他是斯拉夫派的活动家 K．阿克萨科夫和И．阿克萨科夫的父亲。

7．C．阿克萨科夫：《回忆 А．西什科夫》，转引自Ю．米涅拉罗夫：《19世纪俄罗斯文学史》（40—60年代），莫斯科：高校出版社，2003年，第156页。

8．《现代文学词典手册》，莫斯科：奥林匹斯出版社，1999年，第48—49页。

9．《俄罗斯侨民政论文汇集》，莫斯科：莫斯科大学新闻系，1999年，第47页。

10．转引自 H．别尔嘉耶夫：《俄罗斯思想》，莫斯科：阿斯特出版社，2002年，第47页。

11．同上书，第55页。

12. В. 索洛维约夫等：《俄罗斯思想》，杭州：浙江人民出版社，2000年，第262页。

13. 同上书，第21页。

14. 同上书，第22页。

15. 同上书，第23页。

16. 同上书，第27页。

17. 同上书，第35页。

18. 同上。

19.《基利耶夫斯基全集》第1卷，圣彼得堡，1911年，第162页。转引自 Н. 罗斯基：《俄国哲学史》，杭州：浙江人民出版社，1999年，第22页。

20. В. 索洛维约夫等：《俄罗斯思想》，杭州：浙江人民出版社，2000年，第42页。

21. 同上书，第41页。

22. 同上书，第28页。

23. 同上。

24. 同上书，第35页。

25.《霍米亚科夫全集》第2卷，布拉格，1867年，第217页。转引自 И. 叶萨乌洛夫：《俄罗斯文学中的集结性范畴》，彼特罗扎沃茨克：彼特罗扎沃茨克大学出版社，第17页。

26.《霍米亚科夫全集》第2卷，布拉格，1867年，第282页。转引自 И. 叶萨乌洛夫：《俄罗斯文学中的集结性范畴》，彼特罗扎沃茨克：彼特罗扎沃茨克大学出版社，第16页。

27. В. 索洛维约夫等：《俄罗斯思想》，杭州：浙江人民出版社，2000年，第43页。

28.《基利耶夫斯基全集》第1卷，圣彼得堡，1911年，第250页。转引自 Н. 罗斯基：《俄国哲学史》，杭州：浙江人民出版社，1999年第16页。

29. В. 索洛维约夫等：《俄罗斯思想》，杭州：浙江人民出版社，2000年，第94页。

30. 同上书，第98页。

31. 同上书，第46页。

32. Н. 别尔嘉耶夫：《俄罗斯思想》，莫斯科：阿斯特出版社，2002年，第48页。

33. В. 库列绍夫：《19世纪俄罗斯文学史》，莫斯科：莫斯科大学出版社，1997

年，第109—110页。

34. 果戈理：《与友人书简选》(任光宣译)，合肥：安徽文艺出版社，1999年，第69页。

35. H．别尔嘉耶夫：《俄罗斯思想》，莫斯科：阿斯特出版社，2002年，第45页。

36.《别林斯基文章和评论集》第3卷，莫斯科，1948年，第788页。转引自H．罗斯基：《俄国哲学史》，第66页。

37. 转引自B．魏列萨耶夫：《果戈理的一生》，莫斯科：莫斯科工人出版社，1990年，第410页。

38.《别林斯基致果戈理的一封信》，转引自B．魏列萨耶夫：《果戈理的一生》，莫斯科：莫斯科工人出版社，1990年，第408—409页。

39. H．别尔嘉耶夫：《俄罗斯思想》，莫斯科：阿斯特出版社，2002年，第43页。

40.《哲学书简》用法文写就，由8封信组成，1836年在《望远镜》杂志上刊登了其中第一封（写于1829年12月1日），第二、三、四、五和八封信1935年才发表在《文选遗产》（第22—24期）上。

41. 格尔宗申主编：《恰达夫著作和书信集》第2卷，莫斯科，1913—1914，第109页。转引自H．罗斯基：《俄国哲学史》，杭州：浙江人民出版社，1999年，第56页。

42. B．索洛维约夫等：《俄罗斯思想》，杭州：浙江人民出版社，2000年，第11页。

43. 同上书，第9页。

44. 同上。

45. 格尔申宗主编：《恰达耶夫著作的书信集》第2卷，莫斯科，1913—1914年，第114页。

46. B．索洛维约夫等：《俄罗斯思想》，杭州：浙江人民出版社，2000年，第5页。

47. 同上书，第6页。

48. 同上书，第10页。

49. 同上书，第6页。

50. 同上。

51. H．别尔嘉耶夫：《俄罗斯思想》，莫斯科：阿斯特出版社，2002年，第42页。

52.В．索洛维约夫等：《俄罗斯思想》，杭州：浙江人民出版社，2000 年，第63 页。

53.同上书，第66 页。

54.同上书，第67 页。

55.同上书，第66 页。

56.同上书，第55 页。

57.同上书，第56 页。

58.同上书，第60 页。

59.同上书，第58 页。

60.同上书，第59 页。

61.同上。

62.同上书，第62 页。

63.同上书，第105 页。

64.同上。

65.Н．别尔嘉耶夫：《俄罗斯思想》，北京：三联书店，1995 年，第37 页。

66.转引自Н．别尔嘉耶夫：《俄罗斯思想》，莫斯科：阿斯特出版社，2002 年，第47 页。

67.罗马神话中的门神，掌管门户出入和水陆交通。

68.Н．别尔嘉耶夫：《俄罗斯思想》，莫斯科：阿斯特出版社，2002 年，第47 页。

69.果戈理：《与友人书简选》（任光宣译），合肥：安徽文艺出版社，1999 年，第69 页。

70.В．索洛维约夫等：《俄罗斯思想》，杭州：浙江人民出版社，2000 年，第116 页。

71.Н．别尔嘉耶夫：《俄罗斯思想》，莫斯科：阿斯特出版社，2002 年，第50 页。

72.比如，伊凡雷帝与库布尔斯基、东正教教会内部的约瑟夫派与禁欲派、牧首尼康与大司祭阿瓦库姆之间的斗争就是这种思想论争传统的例子。

73.张建华：《关于当代俄罗斯文学的对话两则》，《俄罗斯文艺》2006 年第一期，第33、36 页。

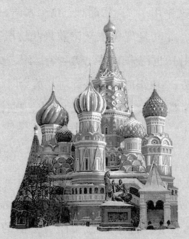

白银时代俄罗斯文化

上个世纪80年代,我们还不知道有
俄罗斯的"白银时代"一说,更不要说
明白"白银时代"概念所指了。到了80
年代末90年代初,"白银时代"术语在
俄罗斯有关文化的报刊杂志和文学理论
著作中频频出现,我们也才知道"白银
时代"是指19世纪末—20世纪初近30
年的历史时期,才知道"白银时代"的
"俄罗斯精神文化复兴"是一场轰轰烈
烈的、对近代俄罗斯文化发展产生深远
影响的思想文化运动。

一　白银时代——俄罗斯精神文化的复兴时期

据我们所知，"白银时代"这个概念最初是由俄罗斯侨民作家Н.奥楚普（1894—1958）明确地提出来的[1]。奥楚普在《俄罗斯诗歌的白银时代》（1933年）一文中用了"白银时代"这个术语，指19世纪末到20世纪初俄罗斯诗歌，尤其是现代主义诗歌兴起这段特定的历史时期。"白银时代"诗歌是对19世纪末20世纪初两个世纪之交的俄罗斯诗歌创作的一种隐喻的说法。"白银时代"是针对"黄金时代"而言的，二者是一种互相关照、渊源继承、相提并论的提法。"白银时代"的俄罗斯诗歌是继"黄金时代"之后的又一发展高峰。

后来，俄罗斯学术界一些人把奥楚普的"白银时代"概念变成一个文化史意义的术语，用来表征"19世纪末—20世纪初"这一时期的俄罗斯文化及其特征。别尔嘉耶夫在《俄罗斯思想》一书中认为这个时期文化艺术、哲学思想和社会生活的发展构成了俄罗斯文化复兴的新条件和内容，他称之为"俄罗斯精神文化的复兴"（Русский духовно-культурный ренессанс）。

白银时代俄罗斯文化的多元化发展与19世纪和20世纪之交俄罗斯社会生活中的一些变革有很大的关系。19世纪末20世纪初，有两个全新的概念让俄罗斯人、尤其是俄罗斯知识分子的思维方式发生了变化。一个是德国哲学家尼采在《查拉图斯特拉如是说》一书中的著名论断"上帝死了"，另一个是充满悖论的断语"物质消亡了"。

尼采的论断"上帝死了！"是信仰危机的一种表现。"上帝死了"一方面给笃信上帝和基督的俄罗斯人带来了毁灭性的后果，既然上帝死了，无所信仰了，那么人们就走到一种无宗教的、无所适从的思想境地。19世纪俄罗斯作家陀思妥耶夫斯基早就说过，如果上帝没有了，那么人就可以"为所欲为"，人可能会去追求感官的享受，进而转向对邪恶和死亡的赞扬、对超人的崇拜、对暴力和流血的承认；另一方面，"上帝死了"让俄罗斯人的精神得到解放，俄罗斯人以一种新的思维方式去寻找新的信仰，以新的方式认识生活、感受世界、创造文化。因此，尼采的"上帝死了"这一断语引起了白银时代俄罗斯社会思想的剧烈震动和变化。"物质消亡了"这个断语并不是说物质真的消亡了，而是指19世纪末20世纪初，汤姆逊发现电子（1897）、普朗克的量子假说（1900）、爱因斯坦的狭义相对论（1905）等一系列物理科学的新发现动摇乃至推翻了关于物质结构的经典认识，传统意义上的物质不复存在，物质以新的面孔呈现在人们面前。这样一来，人们必须以新的思维方法认识客观世界乃至人的主观世界。在这种背景和氛围下，俄罗斯作家E．扎米亚金在《精密科学炸毁了物质的现实生活本身》一文中说："生活本身——如今不再是一种平面显示：它不再投影在此前的那些静态坐标上、而是投在动态坐标上。在这种新的投影下，一些人们熟知的东西变得既陌生又熟悉，变得变幻无常。在文学艺术面前出现一些新的灯塔：艺术家从描绘日常生活转向对存在、对哲学等问题的思考，转向对现实与幻想的融合，对各种现象的分析和综合。"基于这种新观念，扎米亚金认为作为19世纪俄罗斯文化传统的现实主义失去了根基，因为现实主义是"对日常生活的一种赤裸裸的描绘"。扎米亚金的这席话有一定的代表性，道出了那个时期一部分俄罗斯知识分子对"物质消亡了"这一断语的理解。就是说，白银时代的一些知识分子要以新的思维和方法去重新评价俄罗斯的传统文化，以新的价值观和思想观认识传统文化的各种现象，这些人是俄罗斯传统文化的反叛者，可以称之为俄罗斯文化中的反传统派。

反传统派挑战俄罗斯文化的一些传统观念和现象，尤其是否认19世纪俄罗斯现实主义文化传统，重新审视遭到批判和谴责的一些文化观念和文化现象，他们旨在创造新的文化体系，在文化思想、审美标准、艺术价值观等方面独树一帜。白银时代，对俄罗斯文化传统的重新审视和反叛表现在哲学、文学、宗教和艺术文化等各个领域，反传统分子在探索新的出路，寻求新的表现。因此，探索成为白银时代俄罗斯文化中反传统派的旗帜和向标，创新是其自我价值和个性自由的表现。20世纪俄罗斯著名艺术家C．加吉列夫（1872—1929）说过："艺术的伟大力量恰恰就在于，它有自我的目的，有自我的益处，最重要的是——它是自由的。"[2]艺术是自由的，没有任何条条框框，不受任何限制和约束，这是白银时代反传统派知识分子对艺术的理解。反传统派的艺术探索在当时很有市场，H．别尔嘉耶夫曾经高度评价白银时代俄罗斯文化的反传统派的探索，他说："在世纪初（指20世纪——笔者），文化复兴时代的人们为反对传统知识分子的意识狭隘性进行了一场艰难的、经常令人痛苦的斗争，——这是为创作自由和为精神的斗争。俄罗斯的精神文化复兴遭到了左派知识分子的极端仇恨，将之视为对解放运动传统的背叛，视为对人民的背叛，视为一种反动。这样认为是不公道的，因为文化复兴的许多代表人物是解放运动的拥护者并且参加了解放运动。这里说的是让精神文化摆脱开社会功利主义的压迫。"[3]别尔嘉耶夫的这番话是颇为精辟和中肯的，道出了反传统派的艺术探索实质，那就是为创作自由和精神而斗争。

白银时代俄罗斯文化中的反传统派是这个时期的一种思想倾向和文化潮流。在白银时代，还有俄罗斯文化的另一种思想倾向，那就是对19世纪俄罗斯文化传统的继承，我们将之称为白银时代俄罗斯文化思想中的传统派。传统派肯定俄罗斯的传统文化，同时也不排除对一些新思想、新观念和新方法的吸收。这样一来，在白银时代就形成俄罗斯文化中的传统与反传统的文化思想和流派共存，互相对立、互相排斥的艺术流派、艺术思潮、艺术创作团体、艺术风格共存，呈现出一派"百花齐放、百家争鸣"的文化格局。但值得指出的是，在新与旧、传统与创新、肯定与否定的相悖中，既显示出俄罗斯文化发展的多元化格局，又保持着这个时期俄罗斯文化发展的统一与和谐。有人把白银时代俄罗斯文化的多元格局的统一与和谐比作一部大合唱或交响乐，因为无论大合唱还是交响乐，既具有合唱和交响的整体气势、力量和优美，又能显示出合唱的各个声部和各种乐器独自的性能和特色，最终以一种总体的完美和和谐呈现给世人。

此外，白银时代文学团体活动十分活跃。不但在莫斯科和彼得堡，而且在外省的许多城市都先后出现了许多文学团体。其中有不少团体很难说是单纯的文学团体，因为这些团体的活动把文学与戏剧、音乐和绘画结合起来[4]，所以引起文化艺术界人士的共同兴趣。我们在此仅举一例。比如莫斯科的"星期三"文学小组就很有代表性。这个小组的雏形是"帕尔纳斯"。"帕尔纳斯"是19世纪90年代末在莫斯科出现的一个文学家、画家和音乐家小组，创建人和小组的灵魂人物是Н．捷列绍夫（1867—1957）。参加者在他的寓所聚会，交换情报，朗诵作品。经常去这个小组的有高尔基、布宁、安德列耶夫、库普林、绥拉菲莫维奇、契里柯夫、В．魏列萨耶夫等一大批新现实主义作家，有画家列维坦，歌唱家夏里亚宾，演员В．克尼碧尔、В．卡恰洛夫、М．安德烈耶娃等人。此外，契诃夫和柯罗连科也光顾过这个小组。从这个小组的参加者的职业来看，就可以看出其活动不仅仅局限于文学范畴。从1899年开始，他们决定赋予这种聚会一种经常的性质，于是产生了"星期三"这个作家联合会。

　　白银时代不但涌现出许多文化团体和小组，而且刊物杂志和出版业也得到迅速的发展并出现了空前的繁荣。仅在彼得堡和莫斯科，杂志就有《北方导报》（1885—1898）、《新路》（1903—1904）、《艺术世界》（1899—1904）、《北方纪事》（1913—？）、《启蒙》（1911—1914）、《现代人》（1911—1915）、《现代世界》（1908—1918）、《天秤》（1904—1909）、《金羊毛》（1906—1909）、《北方之花》（1901—1905）、《阿波罗》（1909—1917）、《山隘》（1906—1907）、《北方》（1912—1913）、《俄罗斯思想》（1880—1918），等等；出版社有天蝎出版社（1909—1916）、缪萨革特出版社（1909—1917）、北方出版社（1912—1913）、人面鸟出版社（1918—1923），等等。这些杂志、丛刊和出版社成为白银时代各种思潮和流派的思想家、作家和诗人以及其他艺术家发表自己观点、刊登自己创作的阵地。在所有这些杂志和出版社中间，《知识》丛刊及其出版社是当时十分有影响的一个文化团体。这个团体的主要参加者是著名的书商和出版商，主要出版科普文学。1900年，高尔基成为《知识》的成员。高尔基的加盟使得这个团体发生了巨变。高尔基希望出版年轻的现实主义作家的作品。经过他的努力，安德列耶夫、布宁、库普林、绥拉菲莫维奇、捷列绍夫等人的作品单行本大量出版，《知识》丛刊成为当时很有影响的文化机构。

　　在谈到白银时代众多杂志时，我们要特别指出《艺术世界》杂志在介绍和宣传白银时代俄罗斯文化方面所起的巨大作用。《艺术世界》是俄罗斯第一个现代派的期刊，1899年由年轻的画家和批评家А．别努瓦、К．萨莫夫、Л．巴克斯特、Е．兰谢列和С．加吉列夫创办。这是一个以绘画为主的杂志，其主要目的是宣传新绘画。唯美主义是《艺术世界》画家绘画的灵魂。该派艺术家认为艺术应当遵循美的规律，不要把社会功利的庸俗要求强加于美。加吉列夫认为，真正艺术的激情就在于美的力量和艺术家的强大个性；艺术不服务于任何处于艺术之外的目的；艺术的价值在艺术本身得到证实；衡量创作的唯一尺度是创作者的个性。加吉列夫的这段审美宣言在许多方面与象征主义的领袖勃留索夫的宣言相吻合。《艺术世界》杂志不仅仅是美术家的杂志，文学家梅烈日科夫斯基和吉皮乌斯被邀请到该杂志主持文学栏目，勃洛克、吉皮乌斯、罗扎诺夫、勃留索夫、别雷、索洛古勃等人在该杂志上发表了自己最初的作品，К．丘可夫斯基在该杂志作为评论家崭露头角。此外，在《艺术世界》杂志的保护下，成员们还在国内举办画展，在1899年举办的第一次画展上不但展出了俄罗斯画家的作品，而且还邀请欧洲一些国家的画家参加，藉此建立与国外画家的联系。他们还到国外办展览宣传俄罗斯艺术。1909—1914年间，С．加吉列夫每年在法国巴黎搞一次名为"俄罗斯演季"的歌剧和芭蕾舞演出活动，以创新形式演出经典的和现代的歌剧、芭蕾舞。《艺术世界》主办的这些活动已经大大地超越了美术和文学活动，具有各种文化艺术形式交叉和跨学科的特征。

二　白银时代俄罗斯哲学的繁荣

白银时代俄罗斯文化的现象之一，是哲学思想的活跃和繁荣。哲学家В．索洛维约夫的宗教哲学思想是这个时期文化的思想核心和理论基础。在介绍索洛维约夫的哲学思想之前，我们有必要对白银时代之前俄罗斯哲学的发展作简要的回顾。

众所周知，由于俄罗斯哲学发展的起步较晚，所以19世纪下半叶以前，俄罗斯哲学思想在某种程度上是通过文学表达的，甚至依附于文学。19世纪的许多俄罗斯作家、诗人的文学创作成为俄罗斯哲学思想萌芽的载体。比如，别林斯基、车尔尼雪夫斯基和一大批斯拉夫派分子的哲学观、社会观和美学观都是以文学作品表达出来的。19世纪中叶，俄罗斯斯拉夫派分子 И . 基列耶夫斯基（1806—1856）和 А . 霍米亚科夫（1804—1860）等人对德国哲学家康德、费希特、谢林和黑格尔等人的唯心主义哲学进行过研究，他们提出俄罗斯哲学应当"在对基督教进行俄国式解释的基础上推翻德国式的哲学思维方式"。他们的哲学探索显示出俄罗斯思想的民族性，形成了独立的哲学思想，可是他们没有把自己的哲学探索提到哲学世界观的高度，没有形成自己的哲学体系。但斯拉夫派的思想成为俄罗斯哲学思想的胚胎，给后来的俄罗斯哲学家以思想启迪。19世纪60年代之后，亚历山大二世的"改革"使俄罗斯哲学有所发展，加快了俄罗斯哲学思维与西欧哲学思维的接轨。19世纪下半叶，许多俄罗斯哲学家的思想探索不仅仅停留在对西方哲学流派和社会思想的了解和认识上，而且对于俄罗斯业已形成的社会思想（如斯拉夫派思想）或是继承和发展，或是提出质疑和挑战（如革命民主主义提倡的"现实批评"、批判的"为艺术而艺术"等思想）。于是，辩证唯物主义、马克思主义、尼采哲学、实证主义、新康德主义、新黑格尔主义、存在主义、直觉主义、无政府主义、胡塞尔现象学、人格论以及一些其他思想流派（君主立宪派、新民粹主义等）纷纷登上舞台，各自宣传自己的理论和主张，同时批评和抨击其他流派的思想。

　　在这种社会氛围中，俄罗斯知识分子的思想和思维得到解放，寻找新思想和新信仰的欲望变得愈来愈强烈。如 С . 特鲁别茨科伊和 Е . 特鲁别茨科伊兄弟、П . 弗洛连斯基、С . 布尔加科夫、Н . 别尔嘉耶夫、С . 弗兰克、Д . 梅烈日科夫斯基、З . 吉皮乌斯等一大批哲学家、作家、诗人。他们中间有的人本来就是搞宗教哲学的，像 П . 弗洛连斯基等人；有的是从马克思主义转向基督教的，像别尔嘉耶夫、弗兰克等人；还有的人是把宗教哲学探索与文学创作结合起来的，像 Д . 梅烈日科夫斯基 З . 吉皮乌斯等。他们都对哲学、宗教探索表现出浓厚的兴趣，于是"新宗教思想"、"寻神论"和"造神论"等新思想应运而生，最后掀起一场席卷俄罗斯社会的思想更新运动。

　　В . 索洛维约夫是白银时代宗教哲学思想的先驱，他对于俄罗斯白

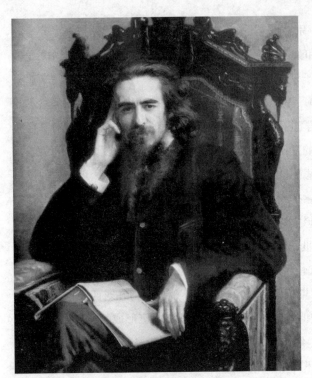

克拉姆斯科伊:《索洛维约夫像》, 1885

银时代哲学思想的意义和作用, 相当于普希金对俄罗斯黄金时代文学的意义和作用。俄罗斯著名哲学家 H．洛斯基认为 B．索洛维约夫是"部分实现从基列耶夫斯基和霍米亚科夫思想的精神出发创建基督教哲学体系的第一个人"[5]。在这位哲学家之后, 俄罗斯涌现出一大批著名的哲学家, 如 H．别尔嘉耶夫、C．布尔加科夫、Л．卡尔萨文、H．洛斯基、B．罗扎诺夫、特鲁别茨可伊兄弟、П．弗洛连斯基、C．弗兰克、Л．舍斯托夫等人。这些俄罗斯哲学家的哲学思想不但是俄罗斯哲学思想的宝贵遗产, 而且也构成了白银时代文化的重要内容。

"万物统一"(有人译为"大一统")思想是索洛维约夫哲学思想的精髓。万物统一是指任何事物都要在该事物与整体的关系中才能被认识, 但这个整体物不是杂多事物的聚合, 而是万物的统一。在这个万物统一里, 理性和意志、单一物和万物、真理和自由各有自己的位置, 然而又和谐地互相补充。在万物统一思想的主导下, 索洛维约夫阐释了真善美、神人、上帝、基督、女性等观念。

索洛维约夫对真、善、美有自己的一套独到的见解。对于他来说, "真理就是存在物、万物统一之物"。真理属于万物的统一本身, 而不是属于我们的判断或结论的一种绝对价值。绝对物就是万物的统一。就世界万物的关系而言，就是真、善、美的统一。索洛维约夫相信善的客观存在，而统一是绝对完善的一个必不可少的条件。他指出真和美离不开爱，只有在上帝与生命物互爱的基础上，才可能在世界上确立起完美的和谐与上帝、与世界的紧密联系。索洛维约夫的这种思想后来决定了白银时代知识界人士的新的精神思想结构。

"神人论"是索洛维约夫哲学思想的一个核心。索洛维约夫号召人与神合作，认为人类历史的目的就是要使人神合一，让人与神、精神与自然合一，这样人可以获救并变成神，获得新生。基督就是一个很好的范例。洛斯基指出："索洛维约夫的哲学就其性质来说乃是人本中心主义的。人是受造物的顶峰，世界的再生是上帝与人一起实现的，而人同样体现着神的人性思想。这种理想中完美的人是索菲亚，神智慧的最高表现。但是，完美的人是体现在基督身上的。因此神人耶稣基督是逻各斯与索菲亚的统一。"[6]

索洛维约夫相信"上帝就是一切"。他早在自己的硕士论文《西方哲学的危机（反对实证主义者）》（1874）中就指出："不信上帝将使人的心灵变得贫乏，并会把人引导到自杀的路上去。"此外，他认为基督学说是人生的指南。"人惟有在基督教学说中才能获得对自己问题的解答，而基督教学说的支柱则是存在着的上帝，而不是理性的抽象结论。""人类惟有指靠基督身上的真理才能在精神上再生。基督身上的真理要求消除'大众的愚昧，克服上层阶级的精神空虚，顺从国家的暴力。'"[7]

索洛维约夫的哲学体系中最重要的一点就是他的酒神精神和"永恒女性"思想。在索洛维约夫的意识中，索菲亚就是一种永恒的女性，因为索菲亚"作为献身上帝和从上帝那里获得自己形式的一种被动本原，是一种永恒的女性"。"索菲亚之所以体现神的世界观念的唯一核心乃是世界的灵魂，而从她与逻各斯的关系来说，她是基督的肉身。但基督的肉身，就其普遍的表现来说，就是教会。因此，索菲亚就是教会，就是神逻各斯的未婚妻。她之作为女性个体，体现为圣母马利亚。"索洛维约夫继续解释说："对上帝来说，他的他者（即宇宙）从混沌之初即具有完美的女性形象，但他却想使这一形象不仅为他而存在，还能为每一个能够与他结合的个体生灵实现和体现出来。希望得到这种实现和体现的还有永恒女性本身，后者并不是上帝头脑中的无实的形象，而是具有各种力和行为的活生生的精神生灵。"[8]正因索洛维约夫对女性、尤其对索菲亚这种崇拜，他的哲学体系又往往被称为永恒女性的哲学。

索洛维约夫不但有自己的哲学理论，而且把宗教哲学思想与诗歌创作融合在一起，他的诗作是他的哲学思想的具体表现和反映，宗教思想和艺术在诗歌里得到综合和融合。比如，诗作《三次相遇》就是他的永恒女性思想与诗歌创作融合的代表作。此外，索洛维约夫的"永恒女性"、"永恒的女友"、"彩虹大门边的少女"、"上天智慧索菲亚"等均为充满宗教哲学思想的象征形象。

索洛维约夫的诗歌对白银时代的象征主义诗人勃洛克、别雷等人的创作产生了巨大的影响，索洛维约夫的宗教哲学思想对托尔斯泰、陀思妥耶夫斯基等人的宗教思想形成也起过重要的作用。托尔斯泰承认索洛维约夫对他的宗教思想形成所起的作用，陀思妥耶夫斯基也认识索洛维约夫，他俩一起去过奥普金修道院拜访阿姆佛罗西长老。索洛维约夫是陀思妥耶夫斯基的长篇小说《卡拉马佐夫兄弟》中阿辽莎和伊凡的原型人物之一，可见索洛维约夫在陀思妥耶夫斯基心中的地位。

索洛维约夫的哲学思想是俄罗斯白银时代文化的思想源头和俄罗斯文化复兴运动的精神起点。在白银时代，H. 别尔嘉耶夫、C. 布尔加科夫、费多托夫、弗洛连斯基、特鲁别茨科伊兄弟等一大批宗教哲学家追随索洛维约夫，试图创造一套完整的俄罗斯宗教哲学世界观体系。其中，H. 别尔嘉耶夫是最突出的一位。

H. 别尔嘉耶夫（1874—1948）是20世纪白银时代俄罗斯著名思想家、哲学家和文学家。别尔嘉耶夫是俄罗斯哲学界从马克思主义转向基督教的一个典型的代表，他曾经迷恋马克思主义和新康德主义，但是很快就抛开了两者，转而对B. 索洛维约夫哲学感兴趣，开始研究基督教，后来又提出自己的新观点和新思想。别尔嘉耶夫对基督教的传统观念提出挑战，他认为基督教是爱的宗教，因而也是宽容的宗教、自由的宗教。别尔嘉耶夫否定了对上帝全知全能的认识，在他看来，世界不是上帝创造的，即上帝不可能从无创造世界，因为"上帝有对存在的无限权力，但没有对无的权力，没任何材料，他是把世界上的人作为某种在本体论上与自己完全不同的东西来创造的"。别尔嘉耶夫认为上帝是精神，他实在地出现在圣洁的人、神秘主义者及具有高尚精神生活的人的生活中，出现在人的创造性活动中。因此，凡是有精神性经验的地方，都无需对上帝的存在作本体论的还是其他什么理性的证明。

别尔嘉耶夫是俄罗斯思想的最有名的表述人。在阐释俄罗斯思想的时候，他借鉴了陀思妥耶夫斯基、В. 索洛维约夫、K. 列昂诺夫、H. 费奥多罗夫、E. 特鲁别茨科伊等人的观点，指出俄罗斯思想主要关注的是世界末日问题。他说：

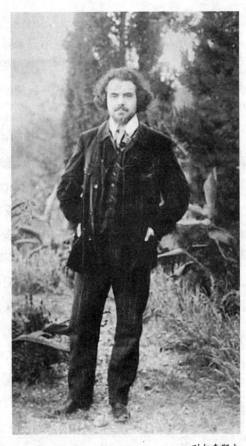

别尔嘉耶夫

"俄罗斯人民就其形而上学本性和自己在世上肩负的使命来说是一个终极的人民。在我们的平民阶层，在最高的文化阶层中，还是在俄罗斯作家和思想家那里，启示录始终起着巨大的作用。末世论问题在我们的思维里所占的地位远远大于在西方思维里中的地位。"[9]

别尔嘉耶夫的宗教哲学思想虽然与正宗的基督教思想有很大的区别，但他的思想基础依然是基督教理想，因此他的宗教哲学思想在白银时代更有诱惑力并引起更多人的兴趣。

白银时代，哲学探索和文学创作的互相渗透和交融现象变得更加引人注目，成为哲学与文学的一种互动态势。这在白银时代象征主义作家和诗人的创作里得到充分的体现。

Д. 梅烈日科夫斯基（1865—1941）是白银时代哲学探索和文学

创作互相渗透和交融的一位杰出的代表。梅烈日科夫斯基是俄罗斯象征主义的鼻祖和思想领袖,他对俄罗斯白银时代文化和文学的发展做出过重大贡献。1910年,他与罗扎诺夫、费罗索佛夫、米留罗波夫、捷尔纳夫等人一起创办了宗教哲学学会,其目的就在于加强俄罗斯知识分子与宗教和教会的关系。

梅烈日科夫斯基撰写的《论现代俄国文学衰落的原因及新流派》(1892)一文,是象征主义的美学纲领。他在这篇象征主义纲领性的文献里,率先提出自己新的审美观。按照他的观点,俄罗斯文学的衰败表现在语言的衰败、诗歌的衰败、小说的衰败、读者情绪的衰败、出版商的衰败、现代批评的衰败等方面。因此,要以新的创作方法来克服。他从宗教哲学角度对陀思妥耶夫斯基和托尔斯泰的创作进行评论,揭示出他们创作中巨大的宗教含义,发现了他们对俄罗斯意识和俄罗斯文化发展的决定性影响。此文所表达的观点是审美意识的一种变革和对文化的一种新态度。

梅烈日科夫斯基的宗教思想,简言之就是"第三约"思想。他认为,第一约是《旧约》时代,是人与圣父;第二约是《新约》时代,是人与圣子;"第三约"是"新宗教意识"时代,是人与圣灵,是圣灵的约言、圣灵的时代。梅烈日科夫斯基对于圣灵有自己新的理解,他认为圣母永恒的女性气质就是圣灵,因此,他的观念中的圣"三位一体"就是圣父——上帝、圣子——基督、圣灵——圣母。

梅烈日科夫斯基认为人类真正的拯救要在"第三约"时代完成,这是对传统基督教教义的一次巨大的颠覆,因此是一种"新宗教意识"。

梅烈日科夫斯基的"第三约"思想不仅表现在他的政论文章、评论论文中,而且在他的诗作《新诗集》(1896)、《1883—1903年诗歌作品集》(1904)和三部曲历史小说《基督和敌基督者》(1895—1905)(第一部《诸神之死》〔背教者尤里安〕,1895;第二部《诸神复活》〔列昂纳多·达·芬奇〕,1902;第三部《反基督者》〔彼得与阿列克谢〕,1904—1905)中体现出来。

我们简单地介绍了白银时代俄罗斯文化的思想基础B.索洛维约夫的哲学思想以及白银时代宗教哲学家别尔嘉耶夫和梅烈日科夫斯基的宗

教哲学探索。需要说明的是,白银时代的宗教哲学思想并不局限于以别尔嘉耶夫为代表的B．索洛维约夫宗教哲学的追随者和以梅烈日科夫斯基为代表的象征主义宗教哲学探索这几种,还有以卢那察尔斯基为代表的"造神派"的宗教哲学探索、有不属任何流派的Л．舍斯托夫的非理性哲学探索,等等。总之,一大批不同流派、不同思想和不同出身的思想家们都加入"白银时代"的宗教哲学探索的大军,这既对俄罗斯宗教哲学思想体系的形成、发展和繁荣起到了巨大的作用,又构成俄罗斯文化史上宗教哲学思想发展的前所未有的亮丽景观。此外,白银时代的宗教哲学探索不是一种个体行为,而是具有群体的性质。这种群体性质表现在两点上。其一,每一流派的宗教哲学探索都有自己的一批人,有一个群体。以象征主义的宗教哲学探索为例,这个群体就有相当多的人,除了梅烈日科夫斯基以外,主要还有B．罗扎诺夫、A．别雷、B．伊凡诺夫、H．明斯基等人。其二,有众多的专门探讨宗教哲学问题的各种小组。像1901—1903年彼得堡的"宗教哲学聚会"、梅烈日科夫斯基和妻子吉皮乌斯办的"穆鲁吉之家"、罗扎诺夫的"星期天聚会"、伊凡诺夫家的"星期三聚会"、1907年成立的"宗教哲学协会"、1905—1907年的"基督教斗争兄弟会",等等。这些组织活动的内容形式、参加人员的身份和职业、存在的时间长短虽然各不相同,但是他们的群体性活动大大加强了俄罗斯知识界人士的联系和思想交流,对形成"白银时代"文化的总体规模起到巨大的作用。

三　白银时代俄罗斯文化的多元化

白银时代俄罗斯文学是白银时代俄罗斯文化的一个重要方面。白银时代迎来了俄罗斯文学发展的繁荣。这个时期俄罗斯文学的发展是一个复杂的、色彩斑斓的时期,是各种文学流派和思潮并存、各种创作风格的作家争相发展的多元化时代。既有像托尔斯泰、契诃夫这样的现实主义作家,又有像布宁、库普林、高尔基、安德烈耶夫、叶赛宁、克留耶夫、阿维尔琴科等继承托尔斯泰和契诃夫的文学传统创作的作家;既有梅烈日科夫斯基、勃留索夫、巴尔蒙特、勃洛克、别雷等象征主义作家，又有古米廖夫、阿赫玛托娃、曼德里什塔姆等阿克梅派作家；既有赫列勃尼科夫、马雅可夫斯基等未来主义作家，又有沃洛申、霍达谢维奇等新古典主义作家。此外，还有像列米佐夫、扎伊采夫等把现实主义和现代主义结合起来的作家的创作。总之，各种文学流派思潮争相斗艳，各种创作风格互相竞争，文坛新人辈出，文学领域大胆革新，题材和体裁繁荣，文学的新思想、新风格、新形式、新现象出现，俄罗斯文学呈现出一种新风貌和新风景。

白银时代，现代派作家、诗人走到俄罗斯社会思想和文化的前沿，他们在自己的创作中把思想和形象、哲学和艺术、审美理论和实践结合在一起，形成了象征主义、阿克梅主义、未来主义、先锋派等文学流派。

象征主义是白银时代最早出现的一个现代派诗歌流派。这是有自己的美学纲领、持续时间最长、影响最大的一个文学流派。康德、叔本华、尼采等人的唯心主义是象征主义的思想基础，法国象征主义是白银时代俄罗斯象征主义的"宗师"。俄罗斯象征主义的发起人和理论家是В．勃留索夫，其主要的代表人物通常分为"年长一代"和"年轻一代"。"年长一代"主要包括В．勃留索夫（1873—1924）、И．安年斯基(1855—1909)、З．吉皮乌斯（1869—1945）、Ф．索洛古勃(1863—1927)、К．巴尔蒙特(1867—1942)等人；"年轻一代"主要包括А．勃洛克、А．别雷、В．伊万诺夫（1866—1949）、С．索洛维约夫(1885—1942)等人。

勃留索夫是老一辈象征主义者的领军人物。老一辈象征主义者们认为："艺术家除了向他人开启自己的心灵之外不会干事情。……艺术家是一个无人知晓的世界，那里一切都是新鲜的东西。"艺术等同于启示，艺术作品是"掀起通往永恒的大门"，与艺术家心灵的交流（通过作品）会照亮我们心灵的所有遥远的新角落，增大心灵的领域，从而推动人类走向完善。后来，А．别雷、В．伊凡诺夫等人的论述又为象征主义理论增加了新的内容和力度。В．伊凡诺夫多年研究古代的宗教祭祀，发展了尼采的两种因素（狄奥尼索斯和阿波罗）的思想，即狂怒的上帝和春光明媚的上帝。他认为"宗教"一词的意思是"联系"，即人与上帝的联系。因此诗人的创作不是个人的创作，而是一种集结性现象，诗人的任务不仅是用语言表现自我，而是"顿悟"到有先见之明的地步，顿悟到理解神性本质的程度。然后从这样的精神高度走下来，用自己的创作将之固定下来。B．伊凡诺夫等人的论述使得俄罗斯象征主义成为一个比较完整和严谨的文学美学流派。

白银时代俄罗斯象征主义者的创作虽然遵循统一的美学纲领和原则，但每个人的创作各具特色，各有千秋。勃留索夫诗歌

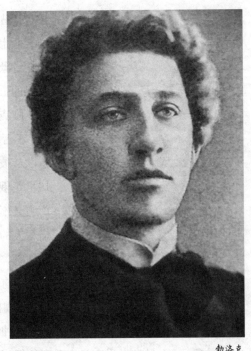

勃洛克

和小说（如诗作《自杀的魔鬼》，小说《火一样的天使》）富有哲理，描写魔性力量对人的心灵的扭曲；巴尔蒙特一些诗作充满音乐的抒情，却宣扬极端的个人主义；索洛古勃的作品弥漫着悲观情绪，充满死亡精神；安年斯基的诗歌充满非理性联想和透明细节艺术；勃洛克的诗歌充满神秘主义和多义的象征；别雷的创作充满复调性和神秘性，等等。

1910年前后，象征派内部发生严重的分裂，安宁斯基之死结束了象征主义流派。

阿克梅主义（阿克梅派）是白银时代的另一个现代派文学流派。1913年，H．古米廖夫、C．戈罗杰茨基（1884—1967）分别在《阿波罗》杂志上发表《象征主义的遗产与阿克梅主义》和《当代俄罗斯诗歌的若干流派》，标志了阿克梅派的诞生。阿克梅主义的代表人物是古米廖夫、阿赫玛托娃、纳尔布特、戈罗杰茨基和曼德里什塔姆等人。

古米廖夫的《象征主义的遗产与阿克梅主义》是象征主义的纲领性文章。这篇文章表达了这样的思想，即阿克梅主义与象征主义是继承的关系，而不是割裂的关系。阿克梅主义不像未来主义，没有割裂传统，

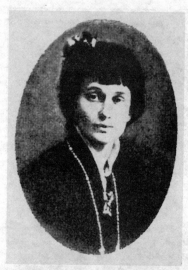

阿赫玛托娃

没有把普希金和托尔斯泰从现代生活的轮船上抛下去。阿克梅主义是替代和接替象征主义的，认为象征主义是自己的一位值得尊敬的父亲。

阿克梅主义肯定世界文学的经典，不否定过去的文学传统，但要把诗歌从彼世拉回到现实世界，拉回到19世纪俄罗斯诗歌的传统中来。阿克梅主义不着意描写社会生活，而注重描写人的感情世界、异国情调和逝去的往事，等等。比如，在古米廖夫的诗歌中有一种亚当主义。按照 H．博戈莫洛夫的话来说，这种亚当主义是"把周围的、同时充满着神的气息的世界全部财富吸收到自己诗歌中"的一种尝试。古米廖夫不愿意想象出各种象征，而是在世界本身中看到象征，因为他认为世界亘古以来就是象征的世界，"充满神的气息"。因此，女诗人阿赫玛托娃说："他（古米廖夫）曾经相信象征主义，就像人们相信上帝那样。"阿克梅主义的主将阿赫玛托娃的诗歌显示出强烈的女性特征。她的诗歌让人们想到俄罗斯的心理小说，她用尘世女人代替"永恒的女性"。

未来主义是白银时代一个最激进的和最喧嚣的现代派文学流派。这个流派没有统一的纲领，没有团结的中心。他们宣布与旧文化彻底决裂，要创造新文化和新语言。未来主义的一个基本原则是拒绝传统，拒绝旧文化。在未来主义的宣言中有一种侵略性。

未来主义分两种，一种是自我未来主义，另一种是立体未来主义。自我未来主义的发起人是 И．谢维里亚宁（1887—1941），他1911年在彼得堡发表了《自我未来主义的开场白》，算是该派出现的标志。其追随者有帕斯捷尔纳克、H．阿谢耶夫（1889—1963）、B．舍尔申涅维奇（1893—1942）等人。1913年，立体未来主义者们出版了文集《给社会趣味一记耳光》，成为该派的宣言。立体未来主义成员有 B．赫列勃尼科夫（1885—1922）、B．马雅可夫斯基、Д．布尔柳克（1882—

1967）、A．克鲁乔内赫（1886—1968）、B．卡缅斯基（1884—1961）等人。自我未来主义的活动和影响都不大，立体未来主义是白银时代未来主义流派的代表。

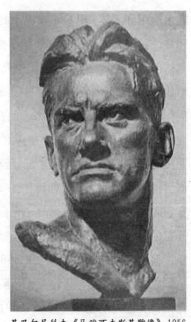

基巴尔尼科夫：《马雅可夫斯基雕像》，1956

立体未来主义者是文化虚无论者，他们反对一切文化传统，追求诗歌创作的怪诞和离奇，反传统是立体未来主义最为显著的特征。他们声称要把普希金从时代的轮船上抛下去，在艺术方法上表现出反审美的倾向，要打破词语的"思想枷锁"，主张所谓的"创新"，结果是很少得到认可。寻找新的表现和表达形式是未来主义诗人的一个美学追求，如音响的模仿、"自由的词汇"、造词、立体诗行（马雅可夫斯基的"阶梯诗"），等等。再如，创造一种新的、未来的语言是立体未来主义者赫列勃尼科夫的一种强烈的欲望。他认为这种语言不仅是交际的工具，而且有着许多意义和呼应，普通的人暂时是不懂的，这是诸神和未来的人们（他们本身将会变成神）懂得的语言。

赫列勃尼科夫、马雅可夫斯基等人在诗歌语言和形式方面的大胆创新和探索有时候虽然显得荒诞，但还是有其积极的意义，对日后的俄罗斯诗歌发展有一定的影响。

白银时代的象征主义、阿克梅派、未来主义的文学创作与19世纪以来俄罗斯传统的现实主义创作风格大为不同，甚至是对立、排斥的。但文学艺术发展的这种新与旧、传统与创新对立、相悖的局面又构成了白银时代文学艺术发展的统一与和谐，产生了新文化综合的土壤。

上述三个现代派文学流派是白银时代最为醒目的文学现象，但是却不能代表和涵盖这一时期俄罗斯文学发展的全貌。新农民诗歌也是白银时代一支不可忽视的创作力量。在19—20世纪之交，许多农民出身的青年开始模仿普希金、涅克拉索夫、科里佐夫写诗。他们创建了自己的艺术小组和团体。出身于农民家庭的新农民诗人Н.克留耶夫、叶赛宁和С.留奇科夫的诗歌创作基于俄罗斯农村和农民的生活,对俄罗斯古老的宗法制遗风感兴趣,诗作中充满俄罗斯民间创作与斯拉夫神话和故事成分,东正教甚至多神教思想流露于字里行间。克留耶夫试图用诗歌创作把宗教与革命结合起来,他在探索"新大地"和"新基督",希望在"新大地"上确立天国。在新农民诗人的创作里还可以看到一种俄罗斯民间的带有半多神教、半基督教的世界观。这种观点在叶赛宁早期诗作里得到鲜明的表现(如诗作《哎,罗斯,你是我亲爱的……》)。在叶赛宁眼中,俄罗斯大自然是一个巨大的、美丽的寺庙,在那里不断地进行着宗教仪式,每天都是某个宗教节日,农舍的窗户是披着袈裟的圣像。新农民诗歌派的创作在白银时代也留下了不可磨灭的印记。

此外,在白银时代还有无产阶级诗人Л.拉金(1860—1900)、Г.克拉日扎诺夫斯基(1872—1959)、Е.涅恰耶夫(1859—1925)、Ф.施库辽夫(1868—1930)等人的革命诗歌创作;有布宁、茨维塔耶娃、霍达谢维奇(1886—1839)、沃洛申(1877—1932)等不属于上述任何流派的诗人的创作,等等。

白银时代,现实主义依然是俄罗斯文学的一支生力军。老牌现实主义作家托尔斯泰、契诃夫和柯罗连科等人在白银时代并没有封笔。托尔斯泰以"清醒的现实主义"创作的长篇小说《复活》、戏剧作品《活尸》以及短篇小说《舞会之后》等作品鞭挞了俄国沙皇专制制度、官方教会、法院,揭露了其伪善和虚伪,号召人们远离所谓的文明而回到宗法制农民的立场上去,积极宣扬勿以暴力抗恶及道德自我完善的思想。契诃夫在白银时代继续现实主义的文学创作,他的《第六号病室》、《海鸥》、《樱桃园》等作品描写了19世纪末俄国贵族的没落,是当时知识分子思想颓废和精神空虚的真实写照。В.柯罗连科在这个时期的小说创作也十分令人注目,他以塑造人物的道德风貌见长,短篇小说《河水欢腾》(1892)塑造出一位运河搬运工秋林的形象,文学小品《瞬间》(1900)的主人公是一个以自由勇敢战胜怯懦顺从的榜样。

新现实主义也是白银时代俄罗斯文学的一个富有成果的文学流派。新现实主义是针对托尔斯泰和契诃夫等老牌现实主义者的创作而言的。

新现实主义继承19世纪俄罗斯文学现实主义传统，在新的历史时期和条件下有所发展，对现代派的一些艺术技巧和方法有所借鉴，故称为新现实主义。新现实主义不像象征主义、阿克梅主义，它没有什么宣言和纲领，因此，新现实主义作家的世界观和文学观是各不相同的，但民主主义精神、对社会的责任、历史主义和忠于传统等是他们创作的共同原则。新现实主义流派的成就尤其表现在小说创作上，如高尔基的《在底层》和《童年》、安德列耶夫早期的短篇小说、布宁的《从旧金山来的绅士》、库普林的《决斗》、什缅廖夫的《来自饭店的人》等。

高尔基应当说是新现实主义的一位主要代表人物。高尔基在19世纪90年代的文坛崭露头角，他在90年代创作的《马卡尔·楚德拉》、《鹰之歌》、《伊兹吉尔老婆子》、《切尔卡什》等一系列短篇小说把"生活真实"与带有哲理的浪漫主义结合在一起，塑造出诸如鹰、丹柯、切尔卡什、佐巴尔等文学形象，这些人不仅仅善于思考，而且敢于大胆行动。他们乐观、高傲，不接受19世纪作家屠格涅夫笔下的罗亭和冈察洛夫笔下的奥勃洛摩夫等人的人生立场，敢于与自己周围的人和周围的环境做斗争，不畏困难，不怕牺牲。他们不但展示出自己的心灵之美，而且展示出果断行动之美。因此，高尔基的这些作品贯穿着人道主义情愫和乐观主义精神。高尔基在白银时代的小说创作反映出他一方面对世纪之交的俄罗斯现实有一种危机感的认识，另一方面又对未来抱着一种美好的信念。高尔基以这些作品奠定了他在当时俄罗斯文坛的地位，并且成为这个时期新现实主义的领军人物。

布宁的《从旧金山来的绅士》是一部寓意深刻的新现实主义小说。小说的故事情节十分简单：58岁的旧金山绅士与他的妻子和女儿为了消遣和享受乘轮船做一次为期两年的旅行。但是旅行刚刚开始，他就一命呜呼了。死去的绅士依然乘着那艘巨大的"大西洲"号客轮踏上归程。既然贪婪地追求享受，那么他也在享受里找到自己最后的归宿。但这时的他已经不是坐在豪华的上等舱，而是被装在棺材里置于黑洞洞的底舱。小说通过对"从旧金山来的绅士"的一次亡命旅行的真实描述，揭示出资产阶级"现代文明"的本质和对人的损害，从而对之予以彻底的否定。

А．库普林（1870—1938）的新现实主义小说《摩洛》（1896）[10]把整个资本主义的社会秩序与魔鬼摩洛相比,工厂就像一个张开血口的摩洛,吞噬着千千万万工人的机体乃至生命。他的另一部小说《决斗》（1905）真实地描写沙皇军队中军官身上的缺陷,不但塑造了一系列军官形象,而且展示出他们还是奴役士兵、践踏士兵命运甚至把士兵逼上绝路的刽子手。

此外,В．魏列萨耶夫的小说《医生札记》（1892—1900）从生理和哲理角度去观察和思考许多社会问题;А．列米佐夫的小说《池塘》（1905—1908）描写人们生存的困境和悲剧;И．什缅廖夫的小说《来自饭店的人》（1911）塑造出一个被生活所毁掉的主人公;Е．扎米亚金的《我们》（1920）成为反乌托邦小说的开山之作,等等。

白银时代,在俄罗斯社会生活力量多极化的情况下,艺术发展充满种种矛盾,然而也呈现出一派"百花齐放、百家争鸣"的格局。这种状况在建筑、雕塑、绘画、音乐等艺术门类里得到充分的表现。

白银时代俄罗斯建筑艺术呈现出两种倾向:一种倾向是继续19世纪俄罗斯古典主义建筑传统,另一种倾向是在保持19世纪俄罗斯建筑传统的同时,又寻求新的表现形式和手段,积极地吸收和学习各种现代派艺术风格。后一种倾向也被称为古典主义建筑风格与现代建筑风格的综合。建筑师И．福明（1872—1936）的А．波罗夫采夫的官邸（1911—1913）、Ф．舍赫捷利（1859—1926）的利亚布申斯基的官邸（1900）和А．休谢夫（1873—1949）设计的莫斯科喀山火车站（1913—1926）就是后一种建筑倾向的例子。

白银时代俄罗斯雕塑也像建筑一样发生了相应的变化。这个时期的雕塑一方面继续19世纪中后期俄罗斯经院派雕塑传统,像С．科尼奥可夫（1874—1971）创作的《尼刻》、《斯特利伯格》等作品;另一方面,一些雕塑家克服后期经院派雕塑的传统形式,接受了西方各种雕塑流派的新东西,首先是接受印象派的影响,使雕塑语言得到了较大的更新。像П．特鲁别茨科伊（1866—1938）的代表作《亚力山大三世骑马雕像》（1909）可以视为一个带有印象主义雕塑风格的创新作品。在这个雕塑上，亚力山大三世整个沉重的身体压在马背上，那匹马低着头，完全是一种止步不前的静态。这个雕塑作品的批判创意和对人物形象的怪诞式处理，是雕塑家受到印象主义艺术影响的结果。如果说这一作品塑造出一位被否定的沙皇形象，18世纪雕塑家法尔科内的

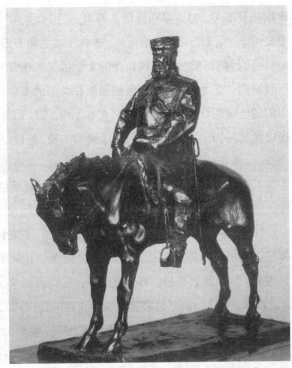

特鲁别茨可伊：《亚力山大三世骑马雕像》，1909

《青铜骑士》则塑造出一位被歌颂的沙皇形象，二者在思想上形成鲜明的对比。此外，特鲁别茨科伊这尊雕塑作品在艺术手法上也具有反传统性，因此作品问世后在俄罗斯社会上引起了巨大的反响和激烈的争论：一部分人感到愤怒和反感，另一部分人欢欣鼓舞，拍案叫绝。此外，雕塑家А. 格鲁布金娜（1864—1927）的作品《伊兹吉尔老婆子》（1904）、《作家列米佐夫肖像》（1911）、《坐着的人》（1912）显然受到了法国印象派艺术的影响，雕塑语言和构思获得了非俄罗斯雕塑传统的新意。

白银时代，俄罗斯绘画艺术同样是流派林立、艺术风格纷呈。这个时期绘画艺术团体如雨后竹笋，纷纷建立起来。其中主要有"艺术世界"、"俄罗斯美术家协会"、"蓝玫瑰"、"红方块派"、"36位画家"（1901—1903），等等。

"艺术世界"（1898—1924）是世纪之交的俄罗斯绘画界的一个重要的美术家团体。该派代表画家是А. 伯努瓦、Л. 巴克斯特，К. 索莫夫、Е. 兰谢列、И. 格拉巴里、Н. 廖里赫、С. 加吉列夫，В.

库斯托基耶夫、M．多布津斯基等人。"艺术世界"的画家们崇尚象征主义诗学，信奉巴洛克、洛可可、古典主义的审美形式，提出"纯艺术"的口号，他们既反对巡回展览派的美学思想和观点，又不同意经院派的绘画原则。"艺术世界"的画家们虽然在共同的美学思想下进行创作，但他们的绘画题材、体裁和风格又有着不同。如，伯努瓦喜爱创造轻松的历史讽刺画，巴克斯特主要创作版画和布景，格拉巴里是印象派绘画的实践者，多布津斯基善于塑造知识分子形象，库斯托基耶夫把俄罗斯外省商人生活诗意化，廖里赫则对斯拉夫民族的遥远的历史、对东方各民族的历史感兴趣……

"俄罗斯美术家协会"（1903—1923）是以莫斯科画家为主的团体，其基本成员同时又是巡回展览派的成员，如А．阿尔希波夫、А．瓦斯涅佐夫、M．弗鲁贝尔、Н．克劳特、С．科罗文、M．涅斯捷罗夫、А．雷罗夫等人。该派画家喜爱表现自己的祖国和人民，捍卫艺术中的民族题材，反对"艺术世界"的西欧派纲领，他们的创作富有民主主义的精神。这些莫斯科画家不满意"艺术世界"彼得堡画家的审美纲领，认为他们的纲领有思想的局限性和风格的倾向性，所以决定另立山头，成立"俄罗斯美术家协会"。该派画家每年在莫斯科和彼得堡举办画展，而且该派章程规定，参加画展的作品无需经过评委会的通过，这样就为展示画家的创作提供了更多机会。像弗鲁别利的《恶魔》、鲍里索夫－穆萨托夫的《水塘》等作品问世就是得益于"俄罗斯美术家协会"这个章程。

"蓝玫瑰"派（1907—1910）是仅次于"艺术世界"和"俄罗斯美术家协会"的画家团体，1907年在莫斯科成立。其名称来自同名的画展。主要画家有П．库兹涅佐夫、Н．克雷莫夫、Н．萨普诺夫、M．萨里扬、П．乌特金、А．马特维耶夫，M．丘尔廖尼斯等人。该派画家在自己的作品里塑造富有诗意世界的变形形象，他们的艺术创作有一种朦胧性，力求用自己的创作表现日常生活中崇高的"超越时间"的联系和含义，并且去洞察大自然永恒和谐的奥秘。该派画作具有题材寓意神秘、装饰因素强烈、线条节奏考究、色彩处理柔和等特征。库兹涅佐夫的《草原上》、克雷莫夫的《春雨之后》、萨普诺夫的《旋转木马》、萨

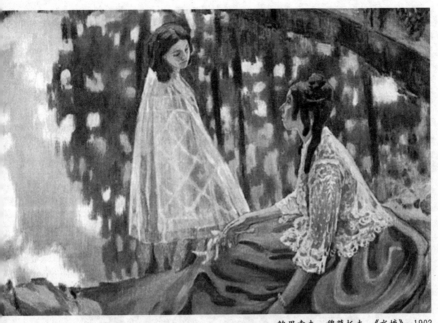

鲍里索夫－穆萨托夫：《水塘》，1902

里扬的《枣椰树》、丘尔廖尼斯的《大海奏鸣曲》等是"蓝玫瑰"派绘画艺术的精品。

"红方块派"（亦称"红方块王子派"）（1910—1916）是20世纪初一个比较有影响的俄罗斯绘画艺术新流派。该派视法国画家保·塞尚为自己的鼻祖，因此又被称为俄罗斯塞尚派。该派画家借鉴世界艺术的各种新流派的创作经验，对未来主义、立体主义和20世纪的其他绘画流派的成果进行再思考。该派的主要成员有В．布尔柳克、Д．布尔柳克、П．康恰洛夫斯基，И．马什科夫，А．连图罗夫，М．拉里昂诺夫、А．库普林，Р．法里克，В．罗日杰斯特文斯基、К．马列维奇等人。该派画家创作的典型特征是按照后印象主义精神进行绘画探索，静物、风景和肖像画是他们最喜欢的绘画体裁。他们主张构图的严谨和逻辑性、色彩的丰满和物质性、绘画表面的可触性。该派画家的绘画色彩绚丽、华美，喜欢使用鲜艳、强烈的颜色。如П．康恰洛夫斯基的《枯燥的色彩》（1913）、马什科夫的《盘中的水果》（1910）、М．拉利奥诺夫的《休息的士兵》（1911）、Н．冈恰罗娃的《洗衣女》（1910）等作品就是这样的风格。

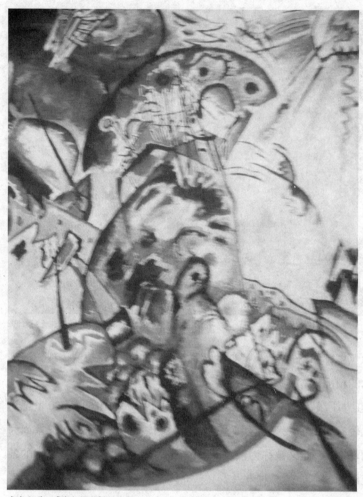

康定斯基：《蓝色梳子》，1917

　　20世纪最初10年，俄罗斯出现了抽象派艺术。1913年，M．拉里奥诺夫发表了自己的著作《光线主义》，成为俄罗斯抽象派艺术的最早宣言，可以视为俄罗斯抽象派绘画诞生的标志。而其真正的领袖是理论家和实践家B．康定斯基（1866—1944）和K．马列维奇（1878—1935），他俩是俄罗斯抽象派绘画的的鼻祖。

　　康定斯基（1866—1944）很早就显示出创见性思维。1895年，在莫斯科举办的法国印象派画展上，莫奈的画作《干草堆》给他留下了深刻的印象，并且激发了他对艺术的向往。1900年，他去德国的慕尼黑皇家美术学院学习，1903年，他开始了欧洲和北非的旅行，考察先锋派绘

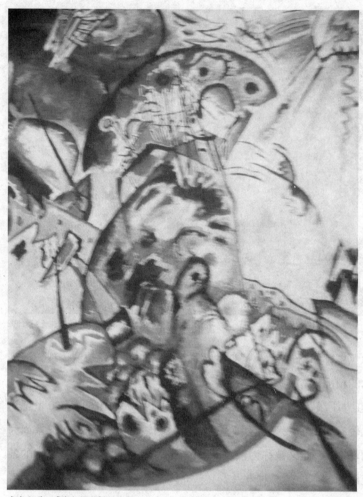
俄罗斯文化十五讲
Fifteen Lectures On Russian Culture

画艺术。1909年，他与亚弗兰斯基一起创立了"慕尼黑新艺术家联盟"，第二年，撰写出自己的第一部重要著作《论艺术的精神》，并且创作了自己的第一幅抽象派画作。之后，他创作过无数的"即兴之作"和"构图作品"，在这些作品里，富有表现力的含义从物体的戏剧性移到色调和结构的戏剧性上，移到线条的流动性上，移到纯色彩的"斑点"的活力及其组合，这种组合或是绝对的无物体，或是保持着某种难以辨认的造型，往往让人产生联想，或产生一些刺激性的感觉和想法，如《蓝色梳子》(1917)、《混沌》(1917)、《即兴之作7》(1917)。

K．马列维奇是"至上主义"绘画艺术的奠基人。马列维奇在自己的《从立体主义到至上主义》(1916)、《论艺术中的新体系》(1919)和《上帝没有被推翻》(1922)等著作里，阐述了至上主义的美学观点。他强调"预感"、"顿悟"、"兴奋"等心理因素在艺术认识中的重要作用。马列维奇在自己的绘画实践中离开现实生活，把自身的、与现实生活隔绝的封闭的内在世界推到首位。他的绘画作品把各种色彩的简单的几何图形（正方形、三角形、圆形）拼凑在一起，后来发展到把各种立体形体堆砌到平面上。其

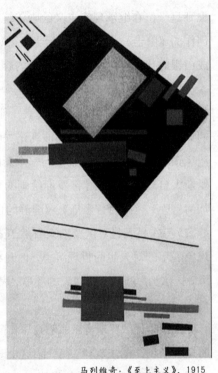

马列维奇：《至上主义》，1915

代表作是《黑色方块》(1915)。这幅画是有限和无限、个别和一般、个人与宇宙互相对立因素的一种可视的体现，是纯绘画和纯精神的一种高度的抽象公式。

现实主义绘画依然是白银时代俄罗斯绘画艺术的一个重要流派和现象。主要代表画家有 H．卡萨特金、C．伊凡诺夫、A．阿尔希波夫、A．里雅布什金、M．涅斯杰罗夫、列维坦等人。现实主义流派画家继

承 19 世纪俄罗斯巡回展览派绘画艺术传统,真实地反映 19 世纪末—20
世纪初的俄罗斯社会生活,塑造各个阶层的人物形象。像卡萨特金的
《采煤工》、《女矿工》和《纺织女工》描绘工人的劳动和生活,塑造了
一系列工人形象;伊凡诺夫的《移民死在途中》和阿尔希波夫的《奥卡
河上》描绘俄罗斯农民的悲惨生活,塑造出朴实的俄罗斯农民形象;里
雅布什金把自己的目光聚焦在俄罗斯历史风俗上,创造出一些像《17世
纪莫斯科的节日大街》、《莫斯科的婚礼马队》、《17世纪的商人之家》和
《喝茶》等以诗意形式表现出俄罗斯古风与民间风俗的画作。涅斯杰罗
夫则是一位在继承现实主义绘画传统的同时,转向宗教题材的画家,他
创作的《隐士》、《剃度》、《抬十字架》和《少年巴托罗缪的幻觉》等构
成白银时代现实主义绘画的重要内容之一。

风景画是白银时代现实主义绘画的一个主要题材。И. 列维坦
(1860—1900)是其中的杰出代表。列维坦继承了 19 世纪俄罗斯最杰出
的风景画大师萨夫拉索夫和波列诺夫的风景画的抒情传统,把巡回展览
派风景画家们的艺术探索推向一个新的高峰。因此,列维坦获得了"俄
罗斯大自然的歌手"、"俄罗斯绘画的契诃夫"等美誉。列维坦的《伏尔
加河傍晚》、《雨后普廖斯》、《静静的住所》、《深渊》、《晚钟》、《永恒的
静寂》等作品既是对俄罗斯大自然美景的真实描绘,又是通过描绘自然
现象展示的对人生的哲理沉思。他晚年的画作《三月》、《金秋》和《清
风,伏尔加》是俄罗斯春天的颂歌,表现出对新生活的期待和对未来的
信心。

白银时代俄罗斯音乐家对音乐作品的内容和题材的新探索成为这个
时期音乐创作的主旋律。在介绍这个时期的音乐状况之前,先简单回顾
一下 19 世纪俄罗斯音乐的发展。

19 世纪音乐家 M. 格林卡开创了俄罗斯民族音乐的先河,此后俄
罗斯音乐开始沿着现实主义的民族化道路发展。19 世纪 50—60 年代俄
罗斯社会思想的高涨给音乐生活带来了繁荣,在作曲、演奏、教育、评
论等方面都有较大的发展。A. 鲁宾斯坦创办的彼得堡音乐学院(1862)
和他的弟弟 H. 鲁宾斯坦创建的莫斯科音乐学院(1866)成为当时俄罗
斯音乐教育的中心,培养了大量的音乐人才,为俄罗斯民族音乐的发展

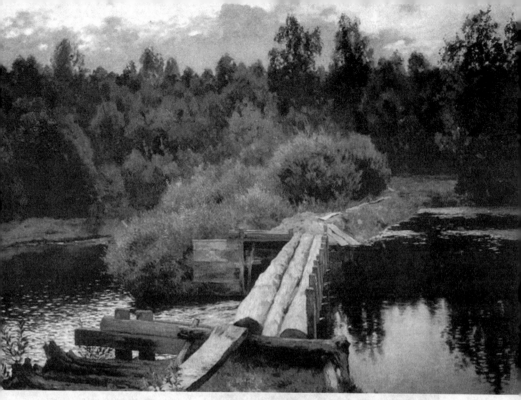

做出了巨大的贡献。

以巴拉基烈夫为首的音乐家小组"强力集团"在19世纪下半叶的俄罗斯音乐中占有很重要的地位。"强力集团"的音乐家们继承格林卡的现实主义音乐传统，弘扬俄罗斯音乐发展的民族化道路，力求用音乐表现时代的精神需求，真实地再现人民的生活。他们十分注意俄罗斯历史和俄罗斯民间风俗习惯，强调音乐创作与俄罗斯民歌的联系，同时也注意吸收其他民族音乐、尤其是中亚音乐的精华。此外，才华横溢、技艺超群的作曲家Π．柴科夫斯基（1840—1893）的音乐创作极大地丰富了19世纪俄罗斯音乐，他所创作的灿烂辉煌的乐章和优美的旋律不但给人们带来了真正的美的享受，而且对后来的俄罗斯作曲家的创作产生了重要的影响。

白银时代俄罗斯音乐就是在这样的历史背景下发展的。里姆斯基－柯萨柯夫、柴科夫斯基等现实主义作曲家继续进行着创作，里姆斯基－柯萨柯夫的交响组曲《舍赫拉查达》(1888)、歌剧《圣诞节前夜》(1895)、《萨特阔》(1896)、《萨尔坦王传说》(1899)、《隐城基杰日传说》(1904)和《金鸡》(1907)，柴科夫斯基的歌剧《黑桃皇后》(1890)、芭蕾舞音

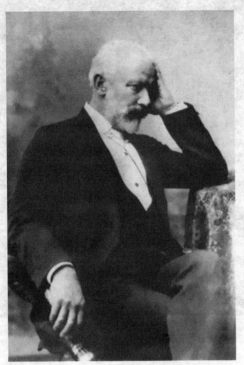

柴科夫斯基

乐《睡美人》(1889)、《胡桃夹子》(1892)、《第六交响乐》(《悲怆》，1893) 等作品就是在白银时代完成的。但是，白银时代有一些俄罗斯音乐家也在 19 世纪俄罗斯民族音乐的传统土壤上孕育着一种新的音乐思维，他们继承俄罗斯音乐传统的同时，又把西方音乐的一些创作思维、音乐技巧和作曲方法带入其中，产生了与俄罗斯音乐的现实主义传统有着很大不同的现代派音乐作品。А．斯克利亚宾（1872—1915）、С．拉赫马尼诺夫（1873—1943）和 И．斯特拉文斯基（1882—1971）这三位音乐家可以视为白银时代俄罗斯现代派音乐的代表人物。

斯克利亚宾是俄罗斯音乐的一位革新家，他像白银时代许多象征主义艺术家一样，从青年时代就对哲学感兴趣，总想探索事物的本质，去解释生存的哲学意义，并且把哲理思想和艺术感受融入自己的音乐作品之中。他的第一交响乐（1900）就是对宗教哲学家 В．索洛维约夫的哲学思想的音乐阐释。他的第三交响乐《神明的诗》(1904) 和第四交响乐《狂喜的诗》(1907) 都具有象征意义，被视为俄罗斯象征主义音乐的杰作，为此斯克利亚宾被奉为俄罗斯象征主义的偶像之一。

拉赫马尼诺夫的音乐创作开始于白银时代，白银时代的文化运动对拉赫玛尼诺夫产生极大的影响，20世纪初是拉赫马尼诺夫创作的高峰时期。他谱写出《第二交响曲》(1907)、《第二钢琴协奏曲》(1900—1901)、《第三钢琴协奏曲》(1909)、歌剧《吝啬骑士》(1904—1906)、交响诗《死人岛》(1909) 等作品。这些音乐作品表明，尽管拉赫马尼诺夫不赞同白银时代某些狂热的、荒诞的所谓音乐艺术革新，但他在自己的音乐中进行过一些大胆的试验，这使得他的音乐作品中的热情、抒情具有象征主义美学的特征。

斯特拉文斯基（1882—1971）是20世纪俄罗斯音乐界一位重量级作曲家。他的芭蕾舞音乐《火鸟》（1909）、《彼得鲁什卡》（1911）和《春之祭》（1913）在旋律、节奏和音乐语言等方面与俄罗斯音乐传统相悖，因此《火鸟》音乐受到里姆斯基－科萨柯夫现实主义音乐阵营的嘲笑，这是因为二者的音乐思维不同。

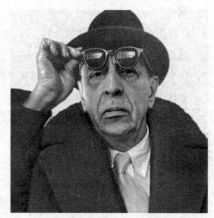

斯特拉文斯基

需要特别指出的是，白银时代俄罗斯文化的繁荣触及到文化艺术的各个领域，除了上述门类之外，还表现在戏剧理论、戏剧创作、舞台表演艺术[11]、声乐演唱[12]、文艺理论、电影艺术[13]等领域，限于篇幅就不一一介绍了。

白银时代俄罗斯文化是一次俄罗斯思想的复兴和社会文化运动，俄罗斯文化各界人士——哲学家、社会思想家、宗教界人士、历史学家、作家、诗人、剧作家、表演艺术家等等都参加到这一运动之中，编织出19世纪—20世纪之交俄罗斯艺术文化发展色彩斑斓的画面，构成了那个时期一部俄罗斯文化振兴的大合唱。它以其磅礴的气势、雄浑的力量、丰富的内容、多彩的形式给俄罗斯文化史留下了一部千古绝唱。在这部多声部的文化"大合唱"里，传统与非传统的碰撞、各种思想和思维的相互交融和渗透、众多流派的互相竞争、不同艺术风格的互相融合……不但促进了人们意识的变化，而且也在改变着人们的思维模式。此外，白银时代的思想家、哲学家和艺术家试图用一些新的思维、风格、手段和方法去解释、描述和说明外部世界和内在世界，创作了一大批丰富的文化遗产，对20世纪俄罗斯文化的发展产生不可估量的影响和作用，他们的探索和成果随着时间的推移会愈来愈显示出巨大的价值和意义。

注　释

1．C．巴文、И．谢米勃拉托娃、Т．贝克等人认为是 Н．别尔嘉耶夫最先提出"白银时代"这一概念的。

2．转引自 Н．米哈伊洛夫斯基：《文学的回忆和现代的纷争》第1卷第1部，圣彼得堡，1905年，第15页。

3．Н．别尔嘉耶夫：《俄罗斯思想》，莫斯科：阿斯特出版社，2002年，第216页。

4．像彼得堡的"青铜骑士俱乐部"（1914—1916）就是一个跨艺术的团体，作家、诗人、画家、作曲家、演员和学者都参加该俱乐部活动。

5．Н．洛斯基：《俄国哲学史》，杭州：浙江人民出版社，1999年，第7页。

6．同上书，第130页。

7．同上书，第118页。

8．同上书，第131页。

9．Н．别尔嘉耶夫：《俄罗斯思想》，莫斯科：阿斯特出版社，2002年，第191页。

10．圣经神话中的火神。人们把婴孩烧死，取人血作为献祭，以求他降恩。

11．高尔基和契诃夫创建的现实主义戏剧，K．斯坦尼斯拉夫斯基和B．涅米罗维奇－丹钦柯的理论和导演实践都为白银时代新型的现实主义舞台表演艺术奠定了基础。

12．Ф．夏里亚宾、Л．索宾诺夫、A．维尔金斯基、A．涅日丹诺娃等歌唱家的演唱获得了世界性的声誉。

13．俄罗斯电影艺术正是在白银时代诞生的，它经过了无声电影和有声电影的发展，形成了俄罗斯电影学派，推出爱森斯坦、普多夫金等对世界电影发展做出重要贡献的导演和一大批世界级影星。

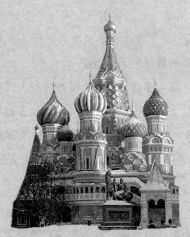

俄罗斯侨民文化现象

1922年9月的一天，彼得格勒（即今日的彼得堡）涅瓦河的一个码头上，"普鲁士号"和"哈根市长号"这两艘轮船即将起航离开彼得格勒开往德国。这是两艘普通的客轮，但乘坐的不是普通的乘客，而是160多位即将被撵出俄罗斯的知识分子精英，其中有哲学家、文艺理论家、教授、作家、诗人、画家、歌唱家，还有博物馆学家、工程师、农艺学家……因为苏维埃当局认为这些人留在俄罗斯对苏维埃国家不利、甚至是有害的，因此他们被 "装上"这两艘轮船，离开了他们的祖国。这次事件被一些俄罗斯文化史学家称为20世纪俄罗斯历史上的"哲学船"（философский корабль）事件。他们之所以称那艘客船为"哲学船"，是因为船上载着一批20世纪著名的哲学家，其中有Н. 别尔嘉耶夫、С. 布尔加科夫、Н. 洛斯基、С. 弗兰克、Л. 卡尔萨文等人；还有人说这艘船得名"哲学船"是因为这艘船尚未离开码头，坐在船上的俄罗斯哲学家们就开始了宗教哲学问题的讨论……

苏维埃官方把这些人驱逐出境，是因为这些人是"苏维埃政权一切敌人的潜在朋友"，简言之，官方认为他们是新生苏维埃政权的敌人，但出于这些人在"欧洲的知名度"又不敢采取对待政敌的普通手段，因此把他们驱逐出境。"哲学船"事件是苏维埃政权建立后官方集中驱逐俄罗斯文化界人士的一次行动，在俄罗斯国内外引起了很大的反响。

乘坐 "哲学船"的这批知识分子精英从此离开了俄罗斯浪迹天涯，到世界各地寻找自己栖身的场所，甚至客死异国他乡。当时，那批俄罗斯知识分子是带着无限的遗憾和伤感离开自己的祖国的，生活中的这次重大转折是他们的一场人生悲剧，可是从后来事件发展的客观结果来看，他们被放逐到国外倒因祸得福，坏事变成了好事。他们离开了苏维埃俄罗斯，在国外能够自由地生活和工作；他们离开了苏维埃俄罗斯，逃脱了20世纪30年代苏联国内的政治大清洗，避免了被捕、流放、处决或惨死在古拉格集中营的厄运。更需要指出的是，这批被驱逐的俄罗斯知识分子以及后来通过各种渠道流亡国外的其他俄罗斯知识分子成为俄罗斯侨民文化精英，他们把俄罗斯文化带到世界各地，让他们所在国家的人民，让世界各国人民有机会和有可能了解、认识俄罗斯和俄罗斯文化，他们成为了俄罗斯文化的传播者和宣传者。此外，俄罗斯侨民知识分子在国外继续自己的文化创作活动，促成了俄罗斯侨民文化现象的产生和发展。因此，从传播俄罗斯文化和产生俄罗斯侨民文化的角度来看，"哲学船"事件以及俄罗斯文化界知识分子的流亡引出了始料未及的结果。

一　俄罗斯人流亡浪潮及俄罗斯侨民的文化活动

　　一个人离开自己的国家流亡到另外的国家，这是一种世界性的社会现象。18—19世纪，在欧洲的法国、英国和德国就有过文化精英流亡到其他国家的现象，并由此产生了法国流亡文学、英国流亡文学和德国流亡文学。在俄罗斯，俄罗斯人流亡国外的现象早已有之，在16世纪，伊凡·利雅德斯基、安德烈·库尔布斯基等人就因为政治原因逃亡国外，成为最早的俄罗斯流亡者。安德烈·库尔布斯基从国外写给沙皇伊凡雷帝的几封信，成为那个时代最优秀的俄罗斯政论文。到了19世纪，逃往国外的俄罗斯人就更多了。据《苏联大百科全书》（1934）统计，到1887年流亡国外的俄罗斯人达3万1千多人。19世纪上半叶，有一批俄罗斯文化界人士流亡国外，其中著名的有俄罗斯作家Н.果戈理。他由于写出喜剧《钦差大臣》得罪了沙皇而被迫去了意大利，只能从"美丽的远方"思考俄罗斯国家和人民的命运，写出了《与友人书简选》这部用基督思想改革俄罗斯社会的纲领性文献，引起了当时俄罗斯社会的一场轩然大波。19世纪，由于各种原因流亡异国他乡的还有作家А.赫尔岑、Н.奥加廖夫、И.屠格涅夫，诗人Е.巴拉丁斯基、Д.韦涅维季诺夫、К.巴丘什科夫、Ф.丘特切夫，画家К.布留洛夫、А.伊凡诺夫、О.基普连斯基、Ф.布鲁尼，无政府主义思想家М.巴枯宁，民粹派理论家П.拉夫罗夫等人。在国外，赫尔岑1857年在英国创办了《钟声》报纸，从事革命思想宣传，揭露沙皇俄国的专制制度。此外，赫尔岑还办了一家印刷厂，出版十二月党人、俄罗斯民意党人和作家的著作。作家屠格涅夫在法国、德国没有停止自己的文学创作，继续谱写"俄罗斯解放运动的艺术编年史"，写出了长篇小说《处女地》、《烟》、《散文诗》以及一系列脍炙人口的中短篇小说。

　　以上例子说明，无论在16世纪还是在19世纪，流亡的俄罗斯知识分子在国外继续宣传自己的政治主张，从事文化创作活动，为后来的俄罗斯流亡者树立了榜样并开创了在国外继续文化活动的传统。

　　20世纪，俄罗斯先后出现了三次流亡浪潮。大约有几百万俄罗斯人离开俄罗斯去到世界各地。几百万俄罗斯人选择流亡的一个重要原因，是他们（除去被苏维埃官方强行驱逐出境的俄罗斯知识分子之外）认为流亡是一种可以接受的和可行的生存方式。当俄罗斯的生存环境对他们变得无法忍受的时候，他们便考虑离开故土，迁徙到异国他乡，寻找精神自由的新家园。20世纪俄罗斯人流亡是这个世纪俄罗斯历史的一个十分引人注目的现象，其规模、性质和意义是以往世纪的俄罗斯侨民现象难以比拟和望其项背的。

俄罗斯第一次流亡浪潮是在十月革命以及新生的苏维埃政权建立后发生的，这是20世纪最大的一次俄罗斯人流亡浪潮，计有几百万俄罗斯人从列宁格勒、敖德萨、新罗西斯克和海参崴等地离开俄罗斯流亡国外，遍布世界的25个国家和地区。由于俄罗斯侨民的大量涌入，柏林、巴黎、布拉格、里加、索菲亚、贝尔格莱德、君士坦丁堡、哈尔滨以及美国和阿根廷的一些城市成为俄罗斯侨民大大小小的中心。从地理位置上讲，俄罗斯侨民分布于世界几大洲各地，不是一个统一的整体，但对俄罗斯而言，他们不管居住在什么地方，都是在国外的俄罗斯侨民。

俄罗斯第一次流亡浪潮的产生主要是因为意识形态原因。不接受十月革命甚至痛恨十月革命，这是俄罗斯侨民知识分子离开俄罗斯的首要原因。对于这点流亡者自己也并不否认。流亡国外的俄罗斯著名政治活动家和政论家Π．米留科夫就公开写道："就本质来讲，我们所有人——都是反布尔什维克分子。这就是我们离开祖国的原因。"[1] 流亡到法国的俄罗斯著名作家И．布宁认为，十月革命是"俄罗斯的堕落，同时也是人的堕落"[2]。他在《该诅咒的日子》里认为，十月革命是解体，是一切珍贵东西的毁坏，是一种极大的背叛。在苏维埃政权建立后，有不少像米留科夫和布宁这样的俄罗斯知识分子，他们憎恨十月革命和苏维埃制度，但又知道与布尔什维克领导的苏维埃政权斗争必然会失败乃至毫无意义的死亡，因此选择了流亡他乡的道路。此外，随着新生的苏维埃政权的巩固以及在国内战争中红军的胜利和白军的失败，反苏维埃政权营垒的人士和大批白卫军官兵感到大势已去，他们感到留在俄罗斯有危险，于是便走上了流亡的道路。

在俄罗斯第一次流亡浪潮中，有一大批俄罗斯文化界的著名人士，如哲学家Н．别尔嘉耶夫、Г．费托多夫、С．布尔加科夫、С．弗兰克、Л．卡尔萨文、Н．洛斯基、И．伊里因等，作家А．阿维尔琴科、И．布宁、Б．扎伊采夫、П．博波雷金、В．伊凡诺夫、А．库普林、А．列米佐夫、А．托尔斯泰、И．什梅廖夫、Д．梅烈日科夫斯基，等等，诗人К．巴尔蒙特、З．吉皮乌斯、И．谢维里亚宁、Н．苔菲、В．霍达谢维奇、阿达莫维奇、М．茨维塔耶娃等，年轻的一代小说家В．纳博科夫、Р．古里、Л．祖洛夫、Г．加兹丹诺夫，年轻的一代诗人Б．波普拉夫斯基、И．克诺林格、И．奥多耶芙采娃、Н．别尔别托等；作曲家А．格拉祖诺夫、С．普拉科菲耶夫、С．拉赫玛尼诺夫、И．斯特拉文斯基、Н．切列普宁、Н．梅特纳等，钢琴家В．霍洛维茨、А．波拉伊洛夫斯基、А．波罗夫斯基等，大提琴家Г．皮亚蒂戈尔斯基等，歌唱家Ф．夏里亚宾、Д．斯米尔诺娃、Л．里普科夫斯卡娅、М．库兹涅佐娃、М．斯拉维纳、А．维尔金斯基等，交响乐乐队指挥К．库谢维茨基，芭蕾舞演员М．科舍辛斯卡娅、А．巴甫洛娃、О．斯别西尔采娃、М．福金、К．卡尔萨维娜，芭蕾舞编导Д．巴兰钦等，画家И．列宾、Л．巴克斯特、Н．廖里赫父子、В．康定斯基、М．拉利昂诺夫、Л．帕斯捷尔纳克、З．谢列勃里雅科娃、К．索莫夫、М．夏加尔、А．别努瓦、К．科罗温等，演员И．莫茹欣、О．普列奥布拉仁斯卡娅、А．维鲁波夫、М．契诃夫，社会学家П．索罗金，等等。这些人是20世纪俄罗斯文化各个领域和门类中的精英，他们的流亡不仅是他们个人生活和艺术生涯的悲剧，也是20世纪俄罗斯文化艺术的一个巨大的损失。此外，还有一批著名的科学家流亡国外，如著名地质学家和微生物学家Н．安德鲁索夫、著名土壤学家В．阿加丰诺夫、有机化学家В．伊帕季耶夫、飞机设计师И．西科斯基、电视发射管发明人В．兹沃雷金等人。

这些俄罗斯知识分子流亡国外，并没有变成碌碌无为的凡夫俗子和无所事事的食客，没有蹉跎岁月，而是以只争朝夕的态度积极地投入新环境的生活中，在异国他乡继续自己的创造性劳动，开展与俄罗斯文化有关的各种活动。

广大的俄罗斯侨民知识分子认为，对于他们来说，教育是当务之

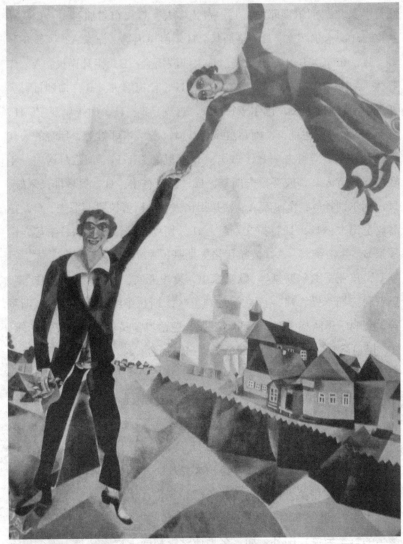

夏加尔:《散步》, 1917

急,必须解决俄罗斯侨民子女的教育问题,这是在国外保持和延续俄罗斯语言和俄罗斯文化的重要途径。于是,他们在居住国创办俄罗斯侨民学校,不仅办中小学,而且办大学。如,1923—1938年在布拉格创办的俄罗斯人民大学是一座著名的学府。该校教师是一些著名的俄罗斯学者,在校的俄罗斯侨民学生还享有特殊的助学金。此外,还有像中国哈尔滨的俄罗斯技术工学院,法国巴黎的高级技术学院、俄罗斯音乐学院、东正教神学院等也是俄罗斯侨民在国外办的几座影响较大的高等院校。这里我们要专门提一下巴黎的东正教神学院，这座神学院在俄罗斯侨民的宗教生活中占有重要的地位。它不仅邀请了大批俄罗斯哲学精英，如С.布尔加科夫、В.泽尼科夫斯基、В.伊里因、Г.弗洛罗夫斯基等人到学校讲课，而且是俄罗斯侨民在国外的一座东正教教堂，成为侨居巴黎的俄罗斯教徒的活动中心。由于俄罗斯侨民在国外办了各级学校，俄罗斯侨民子弟在国外依然能用俄罗斯语言接受教育，学习各种文化知识课程，没有脱离开与俄罗斯文化和俄罗斯科学的联系。

报刊杂志在俄罗斯侨民文化生活中占有十分重要的地位。第一次俄罗斯流亡浪潮中的俄罗斯侨民把报刊杂志视为自己精神文化生活必不可少的内容，他们在国外克服种种困难办报刊杂志。据统计，在20世纪20年代，俄罗斯侨民在欧洲一些国家总共出版发行了3千多份报纸和杂志。其中主要有《双头鹰》杂志（柏林、巴黎，1920—1922）、《新时代报》（贝尔格莱德，1921—1930）、《舵手》（柏林，1920—1930）、《未来俄罗斯》（巴黎，1920）、《舵手》（柏林，1920—1931）、《最近新闻报》（巴黎，1920—1940）、《俄罗斯思想》（索菲亚、布拉格、巴黎，1921—1927）、《社会主义导报》（1921—1965）、《革命俄罗斯》杂志（尤里耶夫、柏林、布拉格，1920—1931）、《社会主义导报》（巴黎、纽约，1921—1965）、《现代纪事》杂志（巴黎，1920—1940）、《道路》（1925—1940）、《路标转换》杂志（巴黎，1921—1925）、《前夜报》（柏林，1922—1924）、《在野派文稿》（巴黎、柏林、纽约，1929—1941）、《复兴》（1925—1936年是报纸，1936—1940年是杂志）、《现代纪事》（1920—1940；1942—迄今），等等。这些报刊杂志成为俄罗斯侨民文化的阵地和平台，对宣传、介绍俄罗斯侨民的状况，活跃他们的文化生活，团结俄罗斯侨民知识分子，促进俄罗斯侨民文化发展起着重要的作用。

俄罗斯侨民的报刊杂志可以根据其对苏维埃政权的立场分为三大类：

第一类，是持反布尔什维克和苏维埃政权立场的报刊杂志。如1925年创刊的《复兴》的宗旨就是"把俄罗斯从第三国际的枷锁下解放出来"。还有，立宪民主党人И.盖森主编的《舵手》也是一家反苏维埃的报纸。盖森在自己的一篇社论里写道："与布尔什维克主义是不可能调和的。"该杂志刊登了布宁在巴黎的一次发言《俄罗斯侨民的使命》(1924年2月16日)，作家在发言结尾号召与布尔什维克斗争："我知道许多人已经投降了，许多人已经倒下了，还会有成千上万的人会投降和倒下，但是总会留下一些永远不会投降的人。"在杂志中，П.斯特卢威的《俄罗斯思想》是一份在侨民中很有影响的反苏维埃杂志。杂志的宗旨是团结"一切有生的精神力量"，与布尔什维克"千方百计展开全线的斗争"，因为他们认为十月革命是破坏和人民力量的堕落。杂志刊登尼古拉一世的孙子、1914—1915年的俄军总司令尼古拉·尼古拉耶维奇的《声明》，说他要站在俄罗斯的解放运动之首。该杂志也刊登文学作品，如侨民诗人吉皮乌斯的日记，古米廖夫、布宁、沃洛申、茨维塔耶娃的诗作。《革命俄罗斯》杂志是另一份反苏维埃政权的杂志，该杂志撰稿人中有流亡的临时政府头子А.克伦斯基等人。流亡诗人巴尔蒙特在杂志上公开声称："我痛恨共产主义。我与任何的共产党人都没有任何共同之处。"В.切尔诺夫在该杂志的一篇文章《俄罗斯文学被杀》中写道："布尔什维克比俄国专制主义对俄罗斯的精神生活的束缚更强烈。"(1921年6月第10期)这个杂志在1921年发出呼吁书，要帮助俄罗斯国内伏尔加流域的饥饿的人们，谴责布尔什维克政府逮捕和处死立宪党人的行为，但反对武装夺取布尔什维克政权，认为那样会造成俄罗斯人之间的残杀。别尔嘉耶夫在法国巴黎创办和主编的宗教哲学杂志《道路》，是所有流亡西方的俄罗斯哲学家的阵地，是别尔嘉耶夫在侨民期间的宗教思想的喉舌。这份杂志是对彼得堡宗教哲学会议的机关杂志《新路》(1903—1904)的一种呼应。《道路》创刊号宣布自己对俄罗斯精神复兴传统的继承性，从一开始就定位于宣传19世纪宗教哲学家В.索洛维约夫、陀思妥耶夫斯基和Н.费多托夫以及其他俄罗斯哲学家的宗教思想。《道路》编辑部文章声称，尽管俄罗斯侨民居住的地域分散，经济上拮据，但是俄罗斯侨民，尤其是《道路》杂志应当承担起一个重要的创造性任务，这个任务就在于在民族的和全人类的价值基础上去寻找俄罗斯复兴的道路，与此同时确定俄罗斯文化的本质。按照《道路》编辑部的意见，其途径就在于：利用在俄罗斯国内得不到的言论自由，利用所处的环境优势，为俄罗斯人民的精神复苏、为与东正教有着渊源联系的新俄罗斯文化而艰苦工作。杂志要为人的精神尊严和自由、为人的形象本身而斗争。别尔嘉耶夫的哲学思想和他组办的《道路》杂志对西方读者产生了巨大的影响。有许多西方的知识分子就是通过别尔嘉耶夫的"俄罗斯思想"去看待俄罗斯文化、俄罗斯历史、十月革命和苏维埃政权的。

第二类，是少数的亲苏维埃政权的报刊。如俄罗斯侨民报纸《前夜》就是其中的一份。这家报纸要求捍卫苏维埃俄罗斯的利益，专门辟有一个文学栏目，除刊登侨民作家作品外，还刊登苏联作家 B. 恰达耶夫、K. 费定、M. 布尔加科夫等人的作品，据说布尔加科夫就是因为在这家报纸上发表作品而成名的。此外，由 Ю. 马尔托夫－策杰尔巴乌姆在柏林创办的《社会主义导报》不但是一份亲苏维埃政权的报纸，而且还是持续时间最长的俄罗斯侨民出版物。这是侨民的俄罗斯社会民主工人党的杂志。在该报的创刊号上发表 Л. 马尔托夫和 Р. 阿勃拉莫维奇 1920 年 11 月 17 日发布的呼吁书，认为"击败弗伦克尔不仅仅是布尔什维克政府的胜利。这是整个俄罗斯革命的胜利，是全体俄罗斯人民的胜利，俄罗斯人民准备去承受最沉重的牺牲，但就是不要让经过几十年艰苦卓绝的斗争在 1917 年 3 月摧毁的、在 10 月彻底击败的那种社会政治制度公开或隐蔽的复辟"[3]。Л. 马尔托夫和 Р. 阿勃拉莫维奇签署的这份呼吁书号召所有正直的社会民主党人支持国际工人阶级反对外国对俄罗斯的武装入侵，反对封锁俄罗斯，要求尽快承认苏维埃政府，恢复与俄罗斯的经济往来。

第三类，是所谓持"中立"观点的报刊。这类报刊大都提出为真理服务的口号，如 П. 米留科夫主办的、在俄罗斯侨民文化生活中起到核心作用的《最近新闻报》就是这样一份报纸。该报的座右铭是"为客观真理服务"，在创办号的一篇文章里声明："我们的任务是阐明事实真相，讲出真话……"，"不是反映对发生事件的看法，而是报导事件本身"。基于这样的立场，这家报纸比较客观地报导和评论在苏维埃俄罗斯发生的事件。主编米留科夫把一大批优秀的侨民文学家和政论家团结在自己的报纸周围，如布宁、库普林、纳博科夫、阿尔达诺夫、奥索尔金、A．托尔所泰、巴尔蒙特、列米佐夫、扎伊采夫、茨维塔耶娃、苔菲、A．别努阿、C．沃尔空斯基等人的作品都曾经发表在这家报纸上。此外，这家报纸还支持文坛新秀，一大批年轻侨民作家诗人的作品也刊登在上面。著名的俄罗斯侨民作家评论家阿达莫维奇主持该报的评论栏目，曾组稿纪念19世纪俄罗斯经典作家普希金、果戈理、屠格涅夫、涅克拉索夫、丘特切夫、陀思妥耶夫斯基和契诃夫的诞辰。

在俄罗斯侨民办的杂志中间，《现代纪事》是持续时间较久并且有自己继承者的一份杂志。它被称为"俄罗斯侨民的真正的精神中心"，"俄罗斯文化的一个牢固的、光辉的源头"。杂志以全景展示老一辈侨民文学的精神生活。在这个杂志上刊登的文学作品"光荣地走进了俄罗斯文学史"（B．涅米罗维奇－丹琴科和И．什缅廖夫语），如布宁的《米佳的爱情》、《阿尔谢尼耶夫一生》，A．托尔斯泰的《苦难的历程》、И．什缅廖夫的《士兵们》以及其他侨民作家和诗人的作品就是在这个杂志上问世的。德国入侵法国后，该杂志停办了。M．阿尔达诺夫和M．蔡特林去了美国纽约，在1942年办起《新杂志》，成为《现代纪事》杂志的继承者。这个杂志至今依然继续办刊，1995年9月出版了第200期。

除了办报刊杂志外，建立图书馆、出版社也是俄罗斯侨民文化活动的一个重要的组成部分。1918—1920年间，俄罗斯侨民在德国柏林注册成立了188家俄罗斯出版社，印刷出版了大量书籍。其中有影响的有柏林的"彼得罗波里斯"和格尔热宾出版社、巴黎的"ИМКА—ПРЕСС"出版社、纽约的契诃夫出版社和播种出版社，等等。这些出版社不但出版俄罗斯侨民的文学作品，而且出版了许多俄罗斯思想家的哲学著作，仅巴黎的"ИМКА—ПРЕСС"出版社就出版了几乎所有俄罗斯哲学家和思想家的作品，而且国外用俄文出版的俄罗斯哲学家的著作总量要超过俄罗斯国内，这可以视为一种出版奇迹。

此外，俄罗斯侨民还办剧院，成立作家协会[4]，组办戏剧小组，召开作家记者代表大会[5]，甚至搞自然科学研究。俄罗斯侨民在国外组办了许多文化沙龙，据说，仅在巴黎就有57个文学沙龙，如"周日读书会"、"绿灯社"等。在其他国家的比较有名文化沙龙有布拉格的"达里勃尔卡"、中国哈尔滨的"楚拉耶夫卡"，等等。

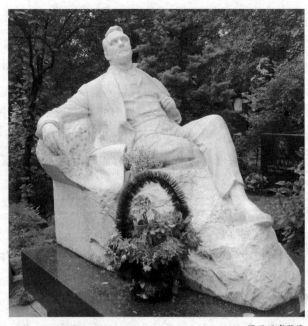

俄罗斯侨民的音乐生活也是十分活跃的。作曲家斯特拉文斯基在国外创作了一系列音乐作品；拉赫玛尼诺夫到世界各地进行钢琴巡回演奏，传播俄罗斯音乐；普拉科菲耶夫在国外谱写了

夏里亚宾雕像

芭蕾舞音乐、交响乐和钢琴协奏曲等体裁的作品；著名歌唱家夏里亚宾、维尔金斯基等人在世界各地巡回演唱；С．热罗夫领导的由俄罗斯侨民歌唱家组成的顿河哥萨克合唱团把俄罗斯的合唱艺术带到欧洲各地；值得特别指出的是，在俄罗斯合唱音乐的影响下，在法国、德国、奥地利成立了由外国人组成的合唱团，专门演唱俄罗斯东正教教会歌曲和世俗歌曲；С．加吉列夫领导的俄罗斯侨民芭蕾舞团（1911—1929），继承俄罗斯芭蕾舞艺术的优秀传统，确立并巩固了俄罗斯芭蕾舞学派的世界声誉。此外，俄罗斯侨民芭蕾舞蹈家们还举办芭蕾舞学校培养了舞蹈人才；俄罗斯侨民画家Н．廖利赫在美国纽约积极从事绘画活动，俄罗斯侨民画家А．伯努瓦、Л．巴克斯特、А．谢列勃里亚科夫等人的画作让西方人领略到俄罗斯绘画艺术的魅力和风采⋯⋯

俄罗斯侨民科学家们还在国外展开科学研究。如柏林的俄罗斯科学研究小组（1923）、贝尔格莱德的科学研究所就聚集了俄罗斯侨民中间一批搞自然科学和社会科学的学者，他们在艰难的物质条件下进行自然科学研究。像А．奥登堡、С．维诺格拉茨基等人在医学和生物学，И．科瓦列夫斯基、О．斯特鲁威等人在天文学，С．弗拉基米尔斯基、И．

希科尔斯基等人在航空动力学，B．马雷舍娃、А．费多罗夫等人在土壤学，Д．奥波连斯基、С．梅里古诺夫等人在历史考古学，Б．乌瓦洛夫、М．诺维科夫在动物学，В．伊里因、Н．绍斯坚科等人在植物学，В．伊帕托夫、А．奇奇巴宾等人在化学，С．尼基京、В．米罗诺维奇等人在物理学等领域做出的成就得到了世界的承认。Н．别尔嘉耶夫与一批宗教哲学家在柏林创办了自由宗教和哲学学院（1922），这个学院是俄罗斯侨民哲学家的思想基地，成为俄罗斯侨民知识分子的精神麦加……

总之，在俄罗斯第一次流亡浪潮期间，世界各地的俄罗斯侨民的文化生活内容丰富多彩，形成了俄罗斯侨民文化现象，产生了世界性的影响。侨居国外的俄罗斯文化界人士是俄罗斯文化的载体，在教育、科研、艺术、语言、宗教等领域创建出一个"微型俄罗斯"。他们用俄罗斯语言，通过报纸、杂志、书籍等出版物联合、团结分散在世界各地的俄罗斯侨民，不但向自己的后代，而且向所在国家的人民传播俄罗斯文化，为20世纪俄罗斯文化的发展做出了卓越的贡献。

20世纪俄罗斯第二次流亡浪潮形成于二次世界大战以后。这次流亡浪潮的俄罗斯侨民的成分和流亡原因比较复杂。有的是战前就住在巴尔干诸国和东欧国家的俄罗斯侨民，由于苏联军队在东欧国家的胜利和这些国家红色政权的建立，他们流亡到西方国家以躲开红色政权；有的是在德国的苏联战俘和被赶到德国做苦工的俄罗斯人，战后他们留在德国或去到其他的西方国家；还有的人是饱尝了20世纪30年代斯大林的大清洗之苦，趁战后的机会躲开了苏维埃俄罗斯。总之，俄罗斯第二次流亡浪潮的侨民与第一次流亡浪潮的侨民不同，这次流亡的俄罗斯人中大多数只是想远离苏维埃俄罗斯，追求和获得一个安全的、平稳的生存环境，他们缺乏第一次浪潮的侨民知识分子那种强烈的使命感，在国外虽然也献身于俄罗斯文化的保持和传播工作，搞文学创作，办杂志报纸，建立印刷厂，但是由于缺乏俄罗斯文化界的大腕人物和精英分子，其文化活动无论从规模还是从影响来看都大大逊色于第一次流亡浪潮中俄罗斯侨民的文化活动。

20世纪第三次俄罗斯流亡浪潮发生在60—70年代。这次绝大多数俄罗斯人流亡是由于政治原因。他们中间不少人是对苏维埃政权持不同政见的人士，其中有的人是被苏维埃当局剥夺苏联国籍而驱逐出境的；有的人则由于不满苏维埃政权而利用各种机会去到西方（这次流亡浪潮中几乎没有到东方的俄罗斯侨民）。作家 B．塔尔西斯在 20 世纪 60 年代中期流亡被认为是俄罗斯第三次流亡浪潮的开始。此后，流亡到西方的俄罗斯文化界著名人士有：作家 A．西尼亚夫斯基（杰尔茨）、A．索尔仁尼琴、B．阿克肖诺夫、И．布罗茨基、Γ．弗拉基莫夫、B．沃依诺维奇、C．多夫拉托夫、A．季诺维也夫、B．马克西莫夫、B．涅克拉索夫和Саша．索科洛夫等，大提琴家 M．罗斯特洛波维奇，歌唱家 Γ．维什涅夫斯卡娅，芭蕾舞演员 M．普列谢茨卡娅，雕塑家 Э．涅伊兹韦斯内等。

俄罗斯侨民知识分子离开苏维埃俄罗斯，也就脱离了苏维埃俄罗斯官方的意识形态控制，他们的文化创作活动十分自由，创作成果的发表和出版不会遭受审查的障碍，这大大有助于俄罗斯侨民文化的生存和发展。关于俄罗斯侨民知识分子拥有的这种创作自由，著名的俄罗斯侨民作家 M．阿尔达诺夫曾经说过："我们想什么写什么，想怎么写就怎么写，想写些什么就写什么。"[6] Э．涅依兹韦斯内伊是著名的俄罗斯雕塑家，他在苏联国内的时候有钱、有荣誉、有地位，但文化环境却让他感到窒息，"我作为美术家在这里快要憋死了"[7]。因此他于1976年移居国外。他离开俄罗斯，不再感到思想的压抑，得到了创作的自由，创作出《生命之树》这样的雕塑艺术珍品。从 20 世纪许多俄罗斯侨民知识分子的创作实践来看，他们在国外的文化生存空间和创作环境不但优于苏维埃俄罗斯本土，就是与1917年以前沙皇俄罗斯本土的创作环境相比，都更为宽松和自由。这种环境反而增强了许多俄罗斯侨民知识分子对俄罗斯文化的责任感。"我们是自由的，正因如此我们就负有责任。"[8] 俄罗斯侨民知识分子负有创造俄罗斯侨民文化的责任，这是俄罗斯侨民文化在 20 世纪出现并且形成气候的一个重要原因。

二 俄罗斯侨民文化是俄罗斯文化的组成部分

20世纪俄罗斯侨民文化是俄罗斯文化的组成部分，是20世纪俄罗斯文化的几大板块之一。俄罗斯侨民文化是俄罗斯侨民知识分子在继承本民族文化传统的基础上，基于俄罗斯民族精神创造出来的文化产品。

俄罗斯侨民文化是俄罗斯知识分子在俄罗斯本土之外的世界各地创造的。但俄罗斯侨民文化与俄罗斯有着割不断的渊源联系，俄罗斯及其历史、社会生活、民族思想意识、东正教信仰等精神生活方面是俄罗斯侨民文化的根基。俄罗斯侨民不论走到哪里，都认为自己是俄罗斯精神文化的承载人和继承者，并且以这样的思维方式对待自己的流亡生活。俄罗斯的民族文化传统、俄罗斯的民族历史、俄罗斯人的思维习惯和思维方式等是俄罗斯侨民知识分子创作的源泉。俄罗斯侨民作家M．奥索尔金曾经写道："我所有的书几乎都是在侨居时期和境外流亡时期创作的……但是，这些书籍的生活素材却都来源于俄罗斯的生活，这些素材对我而言是取之不竭的……在俄罗斯以外，我从未有过在家的感觉。"[9]这段话再清楚不过地说明了俄罗斯侨民作家创作与俄罗斯的密切联系。在这里，我还想引用19世纪俄罗斯作家屠格涅夫的一句名言："俄罗斯离开我们每个人可以存在，但我们中间任何人离开俄罗斯都不可能存在。"[10]屠格涅夫的这句话讲出了俄罗斯人在精神和文化上与俄罗斯的联系。

当然，我们不否认地域因素对创造俄罗斯文化有影响。由于散居在世界的不同地方，居住的国家和地域不同，生活环境以及一些其他条件不同，世界各地的俄罗斯侨民所创造的文化带有地域的差异，甚至带有俄罗斯侨民所在国文化的某些特征。但是，俄罗斯侨民文化的地域差异和异国特征，不但不损坏20世纪俄罗斯侨民文化的基本性质和整体景观，而且使其更加丰富多彩。

例如，侨居法国的俄罗斯诗人B．波兹涅尔、流亡美国的B．纳博科夫和И．布罗茨基的创作无论从语言的使用上还是在题材、内容和形式上带有法国文化和美国文学的某些特征，这是一种"文化移植"现象，但这并不能表明B．波兹涅尔和B．纳博科夫创作出来的诗歌就不属于俄罗斯侨民文学，相反，他们的带有地域特色和异国文化特征的诗作使得20世纪俄罗斯侨民文化更加色彩斑斓。

在中国的俄罗斯侨民诗人的创作也可以说明这一点。流亡中国的许多俄罗斯侨民诗人对中国极有感情，中国是给予他们心灵慰藉的国度。俄罗斯侨民诗人佩列列申称中国是他的"亲切的后娘"。侨民诗人帕尔乌申则认为中国是他的庇护神：

> 多少次遇到艰难的考验，
> 多少次面临生死的难关，
> 每每是你为流亡者提供庇护，
> 保护了俄罗斯灵魂。

另一位曾经在中国哈尔滨居住多年的俄侨女诗人E. 涅捷尔斯卡娅则对哈尔滨有着深深的眷恋：

> 我经常从睡梦中惊醒，
> 一切往事如云烟再现。
> 哈尔滨教堂钟声响起，
> 城市裹上洁白的外衣。
> ……
> 无情的岁月悄然逝去，
> 异国晚霞染红了天边。
> 我到过多少美丽的城市，
> 都不如你的尘土连连。

在中国的俄罗斯侨民诗人不但在诗作里表达出对中国的友好感激之情，而且他们的诗歌作品中也融入了中国文化的成分。中国的社会风貌、风土人情、地域山水、生活习俗都成为他们诗作的内容，他们还把中国人和中国大地上的山山水水、一草一木当做审美对象加以描述；有的俄罗斯侨民诗人的诗歌甚至变得中国化，就连语言的形象和比喻都与中国人的接近，如形容"沉默" 不用俄罗斯式的"像鱼一样沉默"，而是用中国式的"像大佛一样沉默"，等等。这说明在中国的俄罗斯侨民文学带有中国地域和中国文化的某些特征。

无论流亡西方的俄罗斯侨民诗人，还是居住在东方中国的俄罗斯侨民诗人的创作都带有他们所居住过的地域的色彩甚至文化特征，但他们创作的俄罗斯诗歌，保持的是俄罗斯诗歌的基本特征，属于俄罗斯文化，为俄罗斯文化的全景增添了色彩。

在讲述俄罗斯侨民文化的时候，我们还要指出一点，尽管俄罗斯侨民知识分子力图保持自己与祖国俄罗斯在精神和文化上的联系，传承俄罗斯文化的传统，但由于俄罗斯侨民长期生活在俄罗斯本土之外，俄罗斯本土的文化发展和变化往往使他们感到陌生。尤其是20世纪初流亡的老一代俄罗斯侨民知识分子，对在俄罗斯国内产生的新文化现象是不接受的。А. 阿格诺索夫著的《俄罗斯侨民文学史》中提到的一个例子很有说服力。70年代初，А. 西尼亚夫斯基由于在国外发表作品而被判刑，之后离开苏联到法国。他与自己的妻子到了法国后，试图向老一代俄罗斯侨民介绍一下70年代俄罗斯的新文化现象。他把红极一时的弹唱诗人В. 维索茨基的录音带放给他们听，但是老一代侨民听完维索茨基的弹唱后，说："……还是夏里亚宾唱得更好一些，因为夏里亚宾的嗓子不嘶哑，也不大声喊叫，而且这个词也有些蹩脚，文理不通。"[11]这个例子说明，老一代俄罗斯侨民对维索茨基及其所代表的新音乐是不认可的。可见，尽管俄罗斯侨民努力在国外保持、继承俄罗斯文化，但是俄罗斯侨民长期地远离俄罗斯，与俄罗斯的地域隔绝影响他们与国内的文化交流和沟通，并在他们创造的俄罗斯侨民文化中留下了痕迹和印记。

三 俄罗斯侨民知识分子的使命思想

俄罗斯侨民知识分子认为自己是俄罗斯文化的创造者、承载人和传播者，因此，他们对自己的流亡处境丝毫不感到难堪和失望，有时甚至为自己选择这条道路而自豪。M．维什尼亚克说，"'侨民'这个词听起来令人骄傲，就像是一项平民美德的专利。"[12]布宁在1924年2月16日的那篇著名的演说中说："我们绝大多数人不是被驱逐出来的，而是侨民，就是说我们是自愿离开祖国的人。"[13]维什尼亚克还说："俄罗斯——这就是我们；'我们'不在的一切地方——就不是俄罗斯。"[14]流亡中国的俄罗斯侨民诗人B．佩列列申也在自己的诗作里写道："我们拥有了你，俄罗斯，我们就拥有了自我！"[15]流亡诗人B．霍达谢维奇形象地说，"我带走了俄罗斯"。可见，广大俄罗斯侨民虽然离开了苏联国土，但并不认为自己离开了俄罗斯，而是随身带走了俄罗斯文化和俄罗斯民族精神，与祖国的地域分离并不影响他们与祖国俄罗斯在思想上、文化上和心理上的亲近。

俄罗斯侨民知识分子离开俄罗斯"不单是逃亡到生活更快乐和安全的地方"，过起悠闲的世外桃源式的生活，他们有一种使命感，认为自己是祖国派往国外的使者。俄罗斯著名流亡女诗人季娜伊达·吉皮乌斯有一句名言："我们不是被驱逐的，我们是使者。" 这就是说，俄罗斯侨民知识分子肩负着一种"艰巨而崇高的使命"，肩负着向全世界展示、介绍和传播俄罗斯文化的光荣使命，要把俄罗斯文化的精神和精髓带到全世界。此外，俄罗斯侨民知识分子在保持俄罗斯文化的价值和传统的同时，还创造出了俄罗斯侨民文化。

俄罗斯侨民的使命思想并不是俄罗斯侨民刚出国就产生的，这种使命思想的形成经历了一段时间。俄罗斯侨民知识分子起初认为苏维埃政权是短命的，在俄罗斯不会维持多久，因此他们在国外只是暂时呆一阵子，很快就会回到俄罗斯，并且随时为此做着准备。1921年流亡国外的E．库斯科娃就表达出大多数俄罗斯侨民的这种想法，她在《国内发生了什么事情？》一文中写道："……有人认为布尔什维克进到俄罗斯是长久的。但大多数人有另外的想法……难道这样的历史丑恶会长久下去吗？"[16]但是，实践证明俄罗斯侨民的这种认识是错误的。后来，当看到苏维埃政权日益巩固，苏维埃国家愈来愈强大时，他们感到回俄罗斯的理想日渐破灭，于是不得不安下心来做在国外长期生活的准备。这时候，俄罗斯侨民的使命思想才渐渐凸现出来。他们的使命思想起初没有凸现出来的另一个原因是，在苏维埃政权的最初年代（20世纪20年代中期以前），俄罗斯侨民文化与俄罗斯本土文化还没有截然割裂开来，俄罗斯侨民与俄罗斯本土的文化界人士互有往来，互有沟通，所以那个时期俄罗斯侨民的使命思想不像后来那么强烈，那样有具体的针对性。

关于20世纪20年代中期以前俄罗斯侨民文化与俄罗斯本土文化并不是截然割裂开来这点，我们想举例说明一下。

在20年代，在柏林建立了一个俄罗斯侨民"艺术之家"，这个"艺术之家"类似俄罗斯彼得格勒（今日彼得堡）的艺术家中心，成为俄罗斯本土的文化界人士与流亡文化界人士进行艺术交往、接触和对话的平台。这个"艺术之家"旨在三个方面开展活动，一是文学活动，二是音乐活动，三是造型艺术方面的活动。主席Н．明斯基及其主要注册人А．别雷、А．列米佐夫、А．托尔斯泰把这个文化组织的活动宗旨定为加强苏维埃知识分子与俄罗斯侨民知识分子和西方知识分子的联系，以活跃文化生活。他们计划要举办画展、音乐会和排演剧目，但后来由于财力不够而作罢。20世纪20年代，苏维埃诗人马雅可夫斯基、叶赛宁、苏维埃作家爱伦堡、什克罗夫斯基都在这个"艺术之家"作过讲演。1922年，这个"艺术之家"还举办了一次纪念"革命海燕"高尔基从事文学30周年的活动。当时还被视为苏维埃"红色作家"的皮利尼亚克曾经与立宪民主党杂志《舵手》的主编盖森共进午餐。流亡作家А．别雷和流亡女诗人茨维塔耶娃与国内的作家帕斯捷尔纳克有通信往来，狂热的反苏分子、流亡作家奥索尔金与叶赛宁保持着友谊……[17]此外，"艺术之家"还打算与俄罗斯国内彼得堡的文学家之家、作家协会等文化组织建立联系，等等。总之，诚如著名的俄罗斯侨民社会活动家Г．斯特卢威所说那样，那时候"很难说那时居住在柏林的俄罗斯作家是苏维埃的还是侨民的"[18]。因为在国外的俄罗斯侨民知识分子与俄罗斯国内的知识分子有着频繁的往来，俄罗斯侨民文化界与俄罗斯国内文化界尚未出现不可逾越的鸿沟。此外，那时候苏维埃作家的作品可以在世界各地俄罗斯侨民办的杂志刊登和出版社出版，俄罗斯侨民作家在国外出版的书籍、办的报刊杂志既针对侨民读者，又针对俄罗斯国内读者。如，高尔基在巴黎创办的《交谈》杂志，就是旨在克服俄罗斯与西方之间的意识形态的障碍，加强侨民文化界与国内文化界的联系的。高尔基的小说《隐修士》、《大蚊子》、《英雄的故事》等就发表在《交谈》杂志上。那时，俄罗斯国内的作家 M．布尔加科夫为俄罗斯侨民在国外办的路标转换派报纸《前夜》的文学栏目撰稿，在柏林俄罗斯侨民办的格尔热宾出版社出版俄罗斯本土作家帕斯捷尔纳克、皮利尼亚克和扎米亚金等人的小说。俄罗斯侨民作家的作品也可以在苏维埃俄罗斯国内的一些杂志上发表。有时候，俄罗斯侨民文化人士还与俄罗斯国内文化界人士共同组办栏目，像俄罗斯侨民杂志《俄罗斯意志》和苏联的杂志《出版与革命》就曾经联合搞过一次对当代俄罗斯文学的评述，等等。一些俄罗斯侨民甚至主张流亡者与俄罗斯布尔什维克和解。如，他们办的《路标转换》周刊（1921 年第 1 期，10 月 29 日出版）曾经在一篇社论里强调指出，这个杂志想为"俄罗斯侨民知识分子与俄罗斯和俄罗斯革命的和解"做些工作。总之，20 世纪 20 年代前半期，甚至在 30 年代以前，俄罗斯本土文化界人士与俄罗斯侨民界互通情况，交往比较频繁，俄罗斯侨民文化与苏维埃俄罗斯文化有着频繁联系。

只是到了 20 年代后半期，由于苏维埃政权加强对国内文化的意识形态控制，在俄罗斯本土文化和俄罗斯侨民文化之间才渐渐竖起了一座意识形态高墙。此后，俄罗斯侨民杂志和出版物无法到达俄罗斯国内读者手中，俄罗斯国内知识分子也无法与俄罗斯侨民知识分子进行文化的交往和沟通。这样一来，俄罗斯侨民文化割断了与俄罗斯国内的文化联系，才在与俄罗斯本土文化的对峙中渐渐地形成一种文化本体形式和文化形态，作为 20 世纪俄罗斯文化的一个强大的层面，凸现在欧洲、亚洲或其他地区的民族文化背景上。只是从这个时候起，俄罗斯侨民知识分子才感到了自己肩负的使命，俄罗斯侨民的使命思想才凸显出来。

四　俄罗斯侨民文学

我们在讲述俄罗斯侨民文化时，主要谈俄罗斯侨民文学，因为从彼得大帝时代起，俄罗斯文学就成为俄罗斯文化的一种最主要的、占主导地位的形式，是一种最能够表现和反映俄罗斯文化特征的形式。俄罗斯的文化理想和知识分子的自我意识往往首先并且突出地通过文学的各种形式反映和表现出来。因此，Д．利哈乔夫认为俄罗斯文学是俄罗斯文化的表达者。当代俄罗斯文学史学家А．阿格诺索夫也认为，"在俄罗斯，从古至今，文学都是一种最重要的社会化工具，它往往不仅仅是文学，而是集哲学、宗教、政治学、社会学等等为一身的大文化，俄罗斯的文学家往往不仅仅是作家或诗人，他同时也是思想家、政治家和社会活动家，从这个意义上来说，无论是侨民文学还是非侨民文学，它首先是知识分子和思想者的一种存在方式"[19]。在俄罗斯侨民文化中，文学就是一种"大文化"，是俄罗斯侨民文化中一种占主导地位的形式，更何况20世纪流亡国外的俄罗斯知识分子精英中，作家、诗人占有相当大的比例。因此有人夸张地说："俄罗斯革命前写小说的所有精英都到了国外了。"[20]俄罗斯侨民作家和诗人的文学创作，是20世纪俄罗斯侨民文化和思想的缩影。

20世纪俄罗斯侨民文学也像白银时代俄罗斯文学一样，是一种多元的文学现象：有的作家诗人继承和发展俄罗斯现实主义文学传统，有的作家诗人继承和发展俄罗斯现代派文学传统。像布宁、什缅廖夫、库普林等人为代表的就是俄罗斯侨民文学中的现实主义作家，他们坚守现实主义文学传统，公开宣称不需要任何一种新的风格，并且认为"那种脱离现实主义的尝试，得不到任何人的理解和好评"[21]。而像梅烈日科夫斯基、吉皮乌斯、巴尔蒙特、列米佐夫和В．伊凡诺夫以及流亡中国的许多俄罗斯侨民诗人则是现代派作家和诗人，他们继承象征主义、未来主义和阿克梅主义等现代主义文学传统，创作出一些与现实主义传统不同的小说和诗歌作品。就拿在中国的俄罗斯侨民诗人来看，他们中间绝大多数人受着阿克梅派的影响，如В．佩列列申、А．涅斯梅洛夫、А．阿恰尔等诗人就是在阿克梅派诗歌传统基础上创作的。他们奉阿克梅派诗人古米廖夫为自己的精神偶像，在20世纪20年代末组织了一个叫"阿克梅"的文学小组，出版了一部叫做《通往云层的梯子》的诗集，其中的第一首诗就是献给古米廖夫的。在30年代，他们又模仿古米廖夫在彼得堡的文学团体"诗人车间"，在哈尔滨组建了文学小组

"诗人圈子",可见他们对以古米廖夫为代表的阿克梅派诗歌的崇拜。此外,20世纪流亡在中国的俄罗斯侨民作家和诗人也继承了俄罗斯其他文学流派的传统。在哈尔滨的俄罗斯侨民诗人С．阿雷莫夫是俄罗斯未来派诗歌的继承者,他的诗集《温情的小铺》就是以自我未来主义精神创作的。

俄罗斯侨民文化是一种热爱俄罗斯的文化。对于绝大多数俄罗斯侨民来说,俄罗斯永远是他们魂系梦萦的圣地,他们对俄罗斯祖国有一种永远割不断的情怀,俄罗斯是他们永远的思念和永恒的爱,这种感情明显地表现在他们的文学创作里。

俄罗斯侨民女诗人Н．苔菲的短篇小说《思乡病》的卷首词写道:"旧帽子飘带上落下的一丝莫斯科的灰尘,我视为一个象征神圣地保留下来……"[22]这句话深切地表达出俄罗斯侨民对俄罗斯的感情:就连留在帽子上的莫斯科尘埃都舍不得抹去,这是对祖国的一种多么奇怪然而又多么深刻的感情啊!俄罗斯侨民诗人В．佩列列申则把自己比作是"永生不死的俄罗斯的一颗砍下来的脑袋",这形象地说明俄侨与俄罗斯的血缘关系。对于俄罗斯侨民

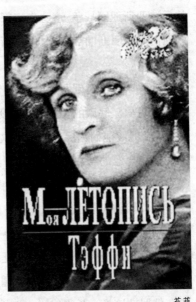

苔菲

知识分子来说,俄罗斯有一种支撑他们的精神、抚慰他们的心灵、滋养他们的生活的东西。流亡小说家П．古尔曾经这样写道,俄罗斯"一直同我们生活在一起,生活在我们身上——在我们的血液里,在我们的心理中,在我们的内心结构中,在我们对世界的看法中。无论我们是否愿意,似乎在无意识之中,我们的工作和写作都是为了她,为了俄罗斯……"[23]

俄罗斯在俄罗斯侨民心中是神圣的、不可侵犯的。但是,他们把俄罗斯与苏维埃政权分开:他们热爱俄罗斯祖国,但不喜欢甚至痛恨苏维

埃政权。因此,当俄罗斯祖国遭受外来侵略、处在生死存亡的危险时刻,广大俄罗斯侨民毅然地站在保卫俄罗斯的立场上。在希特勒侵犯苏联的年代里,许多俄罗斯侨民给予苏维埃俄罗斯以道义上和物质上的支援,他们支持苏联人民的反法西斯卫国战争。像H. 别尔嘉耶夫办的宗教哲学杂志《道路》就反对希特勒侵犯苏联。流亡的立宪民主党人 П. 米留可夫欢呼苏军在斯大林格勒战役的胜利,专门撰写出《关于布尔什维克的真理》(1944) 一文。他在文章里真诚地为苏军在这次战役中的胜利而高兴,赞颂苏联红军的战斗威力。此外,像作曲家 C. 拉赫玛尼诺夫、歌唱家Φ. 夏里亚宾等一大批俄罗斯侨民知识分子都捐款资助苏联人民的反法西斯卫国战争。这些事实都说明俄罗斯侨民远离俄罗斯并没有减弱他们对俄罗斯的热爱,对俄罗斯的爱成为俄罗斯侨民文化活动的一个特征。

俄罗斯侨民对俄罗斯的爱表现在对俄罗斯的思念上,他们对俄罗斯的思念是积极健康的,这种思念没有变成悲观厌世的情绪,而是变成一种动力,促使他们为保存俄罗斯文化、为用俄罗斯民族文化传统教育下一代做出自己的努力和贡献。俄罗斯侨民作家布宁晚年创作的短篇小说集《幽暗的林荫道》,就表现出对俄罗斯的一种积极健康的眷恋和思念。布宁用"幽暗的林荫道"象征俄罗斯,象征俄罗斯庄园和家乡。对这点,Д. 利哈乔夫在《幽暗的林荫道》(1982) 一文中曾经指出:"狭窄的林荫道两边长满茂密的菩提树,它是俄罗斯花园,尤其是庄园花园的一个极为典型的特征,它构成这些花园之美。在欧洲任何地方菩提树都没有像在俄罗斯这样,长得像'一堵墙',对布宁来说,这些'幽暗的'林荫道在一定程度上具有象征性……"[24] 布宁在《幽暗的林荫道》中对俄罗斯的思念虽然带着一点淡淡的忧伤,但绝对没有任何悲观的成分。因此,我们读罢这本小说集,可以深切地感到作家对俄罗斯祖国的一草一木的眷恋之情。

俄罗斯侨民文化带有明显的宗教性。许多俄罗斯侨民知识分子强调宗教在人精神生活中的作用并且转向宗教。他们转向宗教一方面是为了寻找心灵慰藉和内心力量的需要,为了克服流亡生活的苦难和填补心灵上失去往日理想造成的空虚;另一方面是害怕失去对俄罗斯的忠诚,害怕自己的"去民族化",希望在贫困的生存状况和思乡的孤独中寻找一种精神基础和支柱,以便在这个基础上创建自己的新生活,在异国他乡传承俄罗斯文化。

基督思想、道德和价值观是俄罗斯侨民文化的精神核心,在俄罗斯甚至有人认为20世纪俄罗斯哲学思想和俄罗斯侨民文学就其根基来说是一种东正教文化现象[25]。这种说法虽然值得商榷,但俄罗斯侨民文化的宗教性的确是一个不可忽视的特征。

在俄罗斯侨民知识分子中间,别尔嘉耶夫、梅烈日科夫斯基、罗扎诺夫等人既是作家和诗人,也是宗教哲学家。这些人在自己的思想和文化的建构中,十分重视宗教的作用。梅烈日科夫斯基在谈到自己的精神转变时说:"我们走到了历史康庄大道的尽头,再前进一步都是不可能的,但是我们知道,在历史结束的地方,宗教就开始了。在悬崖边上,我们自然地、不可避免地会想到翅膀、飞翔,想到超历史的道路——宗教。"[26]别尔嘉耶夫也坦诚地说:"我需要宗教,因为我想永生,我想在共同生活中肯定我的个性。我想要不受限制地、而不是凭命定的需要把我自己和世界认同。"[27]为了更进一步表示自己对宗教的认识,别尔嘉耶夫又说:"我们所追求的教会将容纳充实的生活,以及证实在历史上有实际价值的一切世间经验。在这座教堂的高墙外只剩下了不存在的东西。教会里包容了我们的全部价值,我们经历世界苦难而获得的一切、我们全部的爱、我们全部的思想和诗、我们迄今被历史的教堂所拒绝的全部创造性。我们全部的伟人、我们全部激昂的冲动和想象,亦即到现在被认为仅仅是超验的一切。"[28]可见,在像梅烈日科夫斯基、别尔嘉耶夫这样的侨民知识分子的思想里,宗教构成了他们的精神生活的核心。

在俄罗斯侨民的价值观体系里,东正教基督教信仰起着巨大的作用。俄罗斯侨民作家和诗人在国外远离了苏维埃意识形态的种种禁锢和"戒律",远离了苏联国内的各种狂热的政治行为,远离了苏联政府强加给文化艺术创作的"禁忌",来到一个文化创作和活动的自由环境,但他们大都保持自己的东正教基督教信仰,继承19世纪作家果戈理、陀思妥耶夫斯基和托尔斯泰等人的宗教探索传统,大胆地借鉴《圣经》的思想、寓意、故事、传说、形象甚至叙事方式,写出一大批在思想和形式上带有宗教性的作品。这点在布宁、什缅廖夫、扎伊采夫、格·伊凡诺夫、茨维塔耶娃、列米佐夫、波普拉夫斯基、加兹达诺夫等人的作品中有明显的表现和反映。

布宁是个基督徒，他相信上帝："上帝是无穷的一切，人意识到自己是其中一个部分。真正存在只有上帝。人只是上帝的一种物质、时间和空间的表现。"[29] 他还说过："啊，我已经感到了这个世界的壮丽神性和感到上帝存在，上帝主宰着世界，并且以一种完美的物质性力量创造了世界。"[30] 可见，布宁相信上帝能够为人类创造出一个理想的世界。在布宁的思想观念里，世界历史的轴心是从《圣经》的西奈山开始的。他的作品《洪水泛滥》[31]，将西奈山视为人类的一个真正的不可动摇的灯塔，视为人类生存的基础和支柱。布宁的许多小说发挥了《圣经·旧约》的思想主题，把《旧约》中的故事、传说作为自己创作的源泉[32]。在布宁早期作品，如《阿尔谢尼耶夫一生》、《乡村》、《圣者》等小说里，主人公阿尔谢尼耶夫、克拉索夫两兄弟、阿尔谢尼奇老头等人身上可以感觉到作家布宁的这些思想。1918年，布宁曾经写过两句诗："当大限已

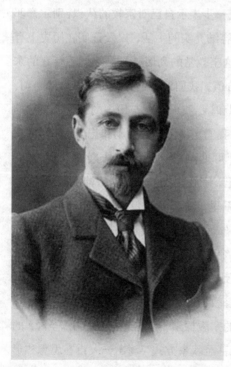

到——主会问浪子：'你的尘世生活是否幸福？'"[33] 这两句诗的意思很明确：人的尘世生活是不幸的。在恶多于善、假多于真、丑多于美的尘世生活中，不可能有真正的幸福。1944年7月2日，布宁写的小说《净身星期一》[34] 是对上述思想的一个极好的文学阐释。小说女主人公在大斋开始的第一个礼拜，即"净身星期一"突然离开了自己的未婚夫，去修道院当修女，这表明人的尘世爱情得不到保障，人的尘世生活得不到幸福。

　布宁

小说家什缅廖夫的早期作品中，已经贯穿着基督教主题：人要相信上帝，只有忍受苦难才会走向光明。他的自传体小说《死者的太阳》一书写历史、写克里米亚、写日常生活，但书中的太阳具有一种宗教象征的寓意，它是死者的希望，是复活的希望。什缅廖夫的小说《千禧年》书名的意义就很明确，指人类获救的时间。贯穿全书的是基督精神：人只有相信上帝，接受造物主对自己命运的安排，才能得到精神的解救。

作家扎伊采夫的早期作品《神话》和《流放》渗透着基督教精神。后来，扎伊采夫愈来愈信仰基督，十月革命后他彻底转向了基督教。他在《自我介绍》一文里写道："革命造成的苦难和动荡，并不只在我一个人身上激发出宗教热情。这点并不奇怪。与混乱、流血和无耻相对的，就是《福音书》和教诲的和谐和光明……人又怎能不去追求光明呢？"[35]扎伊采夫的小说《圣者谢尔吉·拉多涅日斯基》的主人公拉多涅日斯基身上凝聚着作家的基督教理想，而中篇小说《安娜》的女主人公身上体现出基督之爱。

M.奥索尔金的代表作《西夫采夫·弗拉热克》简直就是一部现代的《圣经·启示录》，作家在这部小说里表现善与恶、生与死的冲突。在女诗人吉比乌斯的一些诗作里，基督之爱是诗人的思想核心，女诗人把希望与圣母联系在一起，她谴责上帝容忍了战争，抛弃了俄罗斯。

此外，诗人Д.克努特（1900—1955）的诗作把《圣经》中那种悲伤而又崇高的风格与当代生活相结合；B.斯莫连斯基的诗歌创作贯穿着死亡和复活的主题；Ю.杰拉皮阿诺（1892—1980）的一些诗作具有"庄严的宗教神秘主义"；还有B.佩列列申（1913—1992）诗歌中的宗教主题；诗人А.阿恰伊尔（1896—1960）诗歌中上帝与爱、生命等概念的结合；А.列米佐夫的基于宗教传说的仿古小说；纳博科夫创作中的"彼岸"比喻主题；Н.苔菲笔下扩展到基督教层面的爱情，等等。这些俄罗斯侨民作家诗人的文学创作都表明了基督教在他们创作思维和价值观体系中的地位，进而可以看出宗教对俄罗斯侨民文学的影响。

俄罗斯侨民文化是一个比较复杂、难以归纳的文化现象。以上只是对俄罗斯侨民文化的产生原因、文化现象及特征等作了十分简单的介绍，远没有囊括俄罗斯侨民文化的全部内容和现象。我们在这一讲指出俄罗斯侨民文化是20世纪俄罗斯文化的一部分，它继承和延续了19世纪俄罗斯文化的精神，坚持俄罗斯东正教信仰和基督教哲学思想，蕴含着对俄罗斯的热爱，又沟通俄罗斯文化与国外文化的联系，其目的是让大家注意俄罗斯侨民文化这种现象，并产生对这一现象的探讨和研究的兴趣。

注 释

1. 转引自《俄罗斯侨民政论文汇集》，莫斯科大学新闻系，1999年，第165页。

2. 同上书，第73页。

3. 同上书，第133页。

4. 俄罗斯侨民1920年在巴黎成立了俄罗斯文学家记者协会，1921年在君士坦丁堡成立了俄罗斯侨民作家协会，1922年在布拉格成立了俄罗斯作家记者协会，1925—1941年在巴黎成立了青年作家诗人协会，等等。

5. 1928年9月26日，在贝尔格莱德举行了第一届国外俄罗斯作家记者代表大会。

6. М．阿尔达诺夫：《论侨民文学现状》，《现代纪事》1936年总第61期，第402页。

7. 高莽：《俄罗斯美术随笔》，北京：人民文学出版社，2005年，第238页。

8. Д．利哈乔夫：《沉思俄罗斯》，圣彼得堡：逻各斯出版社，1999年，第49页。

9. В．阿格诺索夫：《俄罗斯侨民文学史》（刘文飞、陈方译），北京：人民文学出版社，2004年，第202页。

10.转引自《俄罗斯侨民政论文汇集》，莫斯科大学新闻系，1999年，第118页。

11.В．阿格诺索夫：《俄罗斯侨民文学史》（刘文飞、陈方译），北京：人民文学出版社，2004年，第641页（译文有所改动）。

12.《俄罗斯侨民政论文汇集》，莫斯科大学新闻系，1999年，第104页。

13.同上书，第71页。

14.同上书，第105页。

15.В．科列伊德、О．巴基奇编：《中国的俄罗斯侨民诗歌》，莫斯科：时代出版书屋，2001年，第1页。

16.《俄罗斯侨民政论文汇集》，莫斯科大学新闻系，1999年，第123页。

17.В．阿格诺索夫：《俄罗斯侨民文学史》（刘文飞、陈方译），北京：人民文学出版社，2004年，第18页。

18.Г．斯特卢威：《被放逐的俄罗斯文学》第3版，巴黎－莫斯科，1996年，第34页。

19.В．阿格诺索夫：《俄罗斯侨民文学史》（刘文飞、陈方译），北京：人民文学出版社，2004年，第722页。

20.Г．斯特卢威：《被放逐的俄罗斯文学》，纽约，1956年，第19页。

21.В．阿格诺索夫：《俄罗斯侨民文学史》（刘文飞、陈方译），北京：人民文学出版社，2004年，第10页（译文有所改动）。

22.《俄罗斯侨民政论文汇集》，莫斯科大学新闻系，1999年，第223页。

23.В．阿格诺索夫：《俄罗斯侨民文学史》（刘文飞、陈方译），北京：人民文学出版社，2004年，第6页。

24.转引自Ю．雷斯主编：《20世纪俄罗斯文学史》，莫斯科：谟涅摩辛涅出版社，1998年，第31页。

25.Т．特鲁宾娜：《20世纪俄罗斯文学》，莫斯科：弗林达出版社和科学出版社，1998年，第152页。

26.转引自赫克：《俄国革命前后的宗教》（高骅、杨缤译），上海：学林出版社，1999年，第150—151页。

27.同上书，第154页。

28.同上书，第155页。

29.《布宁文集》（九卷集）第9卷，莫斯科，1967年，第24页。

30.《布宁文集》（九卷集）第8卷，莫斯科，1965—1967年，第18页。

31.这个标题就是取自《圣经·诗篇》。

32.近年来，俄罗斯学者已经做了这方面的研究，如克杰里尼科夫的《布宁的旧约性》一文，《基督教与俄罗斯文学》第2辑，圣彼得堡：科学出版社，1996年，第343—350页；Г．卡尔宾柯的《布宁创作中的〈被创造世界〉形象和旧约传统》，见《论布宁的创作》，沃罗涅什，1995年，第35—42页。

33.转引自М．杜纳耶夫：《东正教与俄罗斯文学》第5卷，莫斯科：基督教文学出版社，1999年，第477页。

34."净身星期一"按照东正教日历的意义是"大斋的第一个礼拜"。大斋是东正教的斋日之一，是春季里最大的斋戒日，在复活节前的六个星期，共42天。这个斋日的设立，是为了记念耶稣在约旦河受洗后在旷野的苦难经历。东正教规定在斋期内，教徒要穿上整洁的衣服，戒除一切欲念（不喝酒、不吃肉、不同房等），以表示对耶稣的虔敬。

35.B．阿格诺索夫：《俄罗斯侨民文学史》（刘文飞、陈方译），北京：人民文学出版社，2004年，第175页。

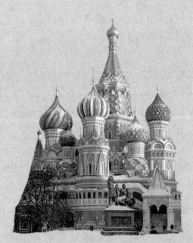

苏维埃文化诞生

　　1917年十月革命胜利后建立了世界
上的第一个工农政权——苏维埃国家。
随着这个国家的建立，在俄罗斯出现了
一种新型的文化现象——苏维埃文化。
1991年苏联解体,苏维埃文化也就结束
了自己的生存和发展历程。

　　苏维埃文化仅有70多年的历史,但
其发展却复杂坎坷,经历了几个阶段。
当代俄罗斯文化史学家O.米哈伊洛夫
根据苏维埃文化的多元到一元再到多元
的发展状况,把苏维埃文化分为三个发

展阶段[1]：第一个阶段（1917—1934）从十月革命起到苏联作家第一次代表大会结束。他认为这个阶段是苏维埃文化多元化的强行终止，形成文化发展的一元格局。第二个阶段（1934—1956）是苏维埃文化的一元化发展时期。在这个时期里，社会主义现实主义成为苏维埃文化的唯一原则、审美体系和创作方法。苏维埃官方干预文化发展，禁止任何偏离和越出社会主义现实主义的文化现象存在和发展，造成这个时期文化的单一化发展。第三个阶段（1956—1985）是苏维埃文化发展的一个复杂时期。这个时期苏维埃文化经历了意识形态的"解冻"和"封冻"，最后到80年代中期走向文化的多元化发展。米哈伊洛夫对70多年苏维埃文化发展的这种分期有一定的代表性，但也有的文化史学家对苏维埃时代文化发展的多元和一元有不同的看法。如，文化史学家 И．康达科夫就认为，多元化是俄罗斯文化发展的一种不可抑制的现象，俄罗斯文化的发展历来就是多元的，在苏维埃时代也是如此。他认为苏维埃政权的极权政治和文化政策，苏维埃时期文化的政治化和意识形态化，对知识分子在思想上、精神上的禁锢都没有把苏维埃文化变成单一意义的"政治附庸"，没有把苏维埃时期的文化变成党和国家的一个简单的工具。苏维埃政权只是把文化的多元化赶到了文化的潜在语境，赶到时代的政治"潜意识"中去而已，但是无法消灭苏维埃时期潜在的文化多元化。因此，康达科夫认为，苏维埃文化依然找到一些表现文化多元的特殊形式。[2] 在这里，康达科夫提出了苏维埃文化发展的潜在多元化观念，他指出在苏维埃时期文化虽然一度停止了公开的多元化，但其潜在的多元化从来就没有停止过，他在自己的书中还用一些事例来佐证自己的论点。康达科夫的观点也有其道理。因为在整个苏维埃文化的发展过程中，除了苏维埃认可的文化发展的社会主义现实主义原则之外，一直存在着一些潜在的文化现象。以文学为例，从20世纪20年代起，除了有被官方肯定和赞赏的文学之外，还有被审查的文学、被否定的文学，更不要说在70—80年代十分流行的、处在"地下"的"异样文学"了，只不过这些文学现象处于"潜在的"状态罢了。我们认为，苏维埃文化在70多年的发展中，从公开和外在的形势来看，确实经历了从多元到一元，从一元再到多元的过程，因此，我们依据俄罗斯文化史学家米哈伊洛夫对苏维埃文化的发展分期，分三讲来讲述苏维埃时代的文化现象。

一　苏维埃文化是一种新的文化现象和类型

这一讲先介绍苏维埃文化发展的第一阶段，即1917—1934年间的苏维埃文化。之前，有必要对19世纪和20世纪之交的白银时代俄罗斯文化作简短的回顾。

19世纪末20世纪初，白银时代俄罗斯文化的发展构成整个俄罗斯文化史上一个辉煌的篇章。白银时代俄罗斯文化的一个显著特征是文化的多元性，这个时期俄罗斯文化呈现出一派绚丽多彩、争奇斗艳的发展景象。白银时代俄罗斯文化的这种多元化在各种艺术领域里表现得尤为突出和明显。不同的艺术流派、艺术思潮、艺术创作团体、艺术风格相比较而存在，相竞争而发展；许多艺术家冲破现实主义艺术传统，寻求艺术思想、艺术风格和形象的多样化，试图扩大艺术的题材、表现方法和手段，进行着多种艺术探索。白银时代文化艺术家们的这些探索本身就是俄罗斯文化史上的一次革命，并对20世纪整个俄罗斯文化发展产生极大的影响。

但是，白银时代俄罗斯文化的繁荣发展和多元化进程遇到了1917年的十月革命，十月革命的胜利和苏维埃政权的建立，制约了白银时代俄罗斯文化的多元发展。因为苏维埃政权和新建成的苏维埃社会需要的不是白银时代俄罗斯文化的内容及其多元的发展，而是一种全新的文化内容和形式。这样一来，苏维埃文化就产生了。

苏维埃文化是在十月革命后产生的一种新的文化现象和类型，是一种为广大民众服务、并且要求广大民众参与创建的大众文化。苏维埃文化的建设和发展标志着俄罗斯文化发展的一个新时代。一方面，苏维埃文化继承全人类文化的和俄罗斯文化的优良传统，具有俄罗斯传统文化的许多特征，是俄罗斯传统文化在20世纪的一种新发展。在苏维埃时期，涌现出大批的俄罗斯文化精英知识分子，他们创造出许许多多的文化珍品载入俄罗斯文化的宝库。另一方面，苏维埃文化也带有苏维埃社会政治的、历史的，尤其是意识形态的特征，因此有些俄罗斯文化史家[3]说苏

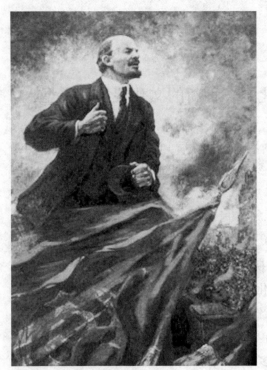

格拉西莫夫：《列宁在讲坛上》，1930

维埃文化是一种凸现其意识形态的文化现象。苏维埃文化的意识形态特征主要表现在：一、政治凌驾于文化之上，文化被视为意识形态的工具和教育人民的手段，变成无产阶级专政和政治斗争的工具。鉴于此，苏维埃政权要求苏维埃文化及其创造者服从布尔什维克政党的领导，符合苏维埃国家和革命事业的需要，因此苏维埃文化在思想内容上具有强烈的政治性质和色彩。二、苏维埃政权和布尔什维克政党在文化领域实行一种非此即彼的政策，即不是苏维埃文化就是反苏维埃文化，不是无产阶级文化就是资产阶级文化，不是革命文化就是反革命文化，第三种文化是不存在的。基于这种政策，苏维埃官方不允许不同意识形态的文化现象存在，还要与一切非苏维埃文化和反苏维埃文化进行斗争，苏维埃文化具有一种强烈的意识形态排他性。苏维埃文化的意识形态特征是渐渐形成的，这一特征随着苏维埃意识形态的强化变得愈来愈明显，并且成为苏维埃文化的重要属性之一。三、苏维埃政权一方面对文化界知识分子实行改造和利用的政策，采取一系列措施发展科学技术和文化艺术事业。比如，苏维埃政权建立后不久，1921年颁布《关于为巴甫洛夫院士创造有利工作条件的决定》，对这位诺贝尔奖金获得者的科研工作予以支持。此外，还颁布了诸如《关于改善科学家生活的决定》（1921）、《关于改善科学工作者住宅条件的措施》（1921）等法令。在苏维埃政权对科学技术发展的重视和支持下，20世纪20年代苏维埃俄罗斯在数学、数学物理学、晶体物理学、原子光谱学、化学物理学、无线电物理学、生物学、飞机设计、热电站和水电站等领域取得了惊人的成就，И．巴甫洛夫、Н．瓦维洛夫和К．乔奥尔科夫斯基等俄罗斯科学家蜚声世界。此外，苏维埃政权允许俄罗斯科学家参加国际学术会议和到国外进行科学考察，在自己国家举办国际学术会议，等等。另一方面，苏维埃官方的文化政策以行政命令手段为支撑。苏维埃官方用法令、命令和决议等手段干预文化发展的进程和文化的各个领域（教育、科研、文化社团、出版、新闻、广播）[4]的活动，以强制、高压甚至暴力手段对待与苏维埃官方意识形态对立的文化界知识分子（其中包括科学家、哲学家、学者、艺术家、作家、教授等），这对文化艺术创作和文化发展起到负面作用，并且带来了极大的损失。

苏维埃文化的产生并非是空穴来风一蹴而就的，而是有其历史的原因和背景。苏维埃文化的产生与 19 世纪后半叶马克思主义在俄罗斯的传播有一定的关系，马克思列宁主义和无神论是苏维埃文化的思想基础。19 世纪末 20 世纪初，俄罗斯早期的马克思主义者 Г．普列汉诺夫、А．鲍格丹诺夫等人基于他们自己对马克思主

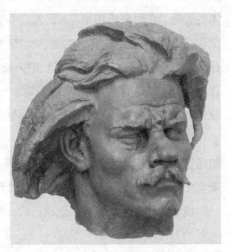

夏德尔：《海燕》（高尔基雕像），1934

义的认识和理解，在俄罗斯最先提出了无产阶级文化、无产阶级艺术的理论观念。1905 年，列宁也撰写《党的组织和党的文学》一文，强调文学的党性原则，表明了布尔什维克对待文化和文化知识分子的态度。此外，А．卢那察尔斯基、В．沃洛夫斯基等人的文学批评，В．佩列韦尔泽夫、В．弗里契、П．科甘等人研究文学艺术和文化现象的社会学方法，都为苏维埃文化提供了思想依据和方法论范例，并为苏维埃文化的产生做了铺垫和准备。在文化实践活动上以文学创作为例，高尔基在十月革命前创作的长篇小说《母亲》（1905）和剧作《小市民》（1902）、

《在底层》（1903）、《仇敌》（1906）等文学作品已经描写了俄罗斯无产阶级的觉醒和最初的俄罗斯工人运动，作家 A．绥拉菲莫维奇在1905—1917年间专门研究和表现俄罗斯下层人民的日常生活，他的长篇小说《草原城市》（1912）描写了俄罗斯工人大众的觉醒和工人的暴动。诗人Д．别德内依在19世纪末20世纪初创作的一系列诗作描写俄罗斯农民的艰难生活和悲惨的人生处境，他在十月革命前又创作了一些充满政治内容并具有宣传鼓动作用的寓言。像高尔基、绥拉菲莫维奇和别德内依这些作家和诗人的文学创作具有新的思想和新的内容，并且为苏维埃文化的重要形式——苏维埃文学在俄罗斯大地上诞生做好了准备。

十月革命胜利后，布尔什维克领导人深知文化在社会发展和人民生活中的重要地位，因此十分重视新文化的创建工作并且加强对文化和艺术的管理。在国家机构里，人民教育委员部领导国家的文化工作，主管文化识字、学校教育、文学、剧院、造型艺术、音乐等等领域。在布尔什维克党内，组建了俄共（布）中央鼓动宣传部（1920），实行党对文化的领导。从苏维埃政权初期颁布的一系列法令[5]、苏维埃政权的文化政策、布尔什维克领导人针对文化问题的文章和演说可以看出，苏维埃政权和布尔什维克领导人虽然要建立一种新型的苏维埃文化，但并不想割断这种文化与俄罗斯文化传统的联系。他们主张继承人类文化和俄罗斯文化的优秀遗产，但要排除和消除俄罗斯文化遗产中的非无产阶级文化的成分，并在这种基础上创建新的、具有明显的意识形态特征和政治色彩的苏维埃文化。

二 苏维埃政权初期的"文化革命"

建设一种新型文化——苏维埃文化的强烈愿望构成这个时期苏维埃政权和布尔什维克政党在文化事业上的全部思想和激情。在这样的思想指导下，苏维埃政权和布尔什维克政党掀起了一场基于马克思列宁主义和无神论思想、旨在对社会的精神生活和人们的社会意识进行变革的"文化革命"。这是一场全新形式和意义的革命，涉及到文化领域中许多部

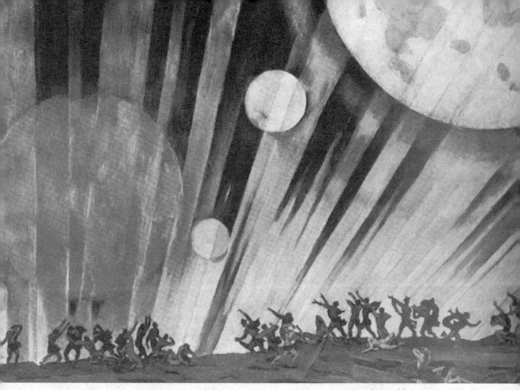

门的实践活动；这场革命具有明显的革命性质，与此前的白银时代和历代的俄罗斯文化实践活动有着本质的差别。

　　苏维埃政权掀起的"文化革命"中一项首要的文化任务，就是扫除文盲。

　　苏维埃文化是一种大众文化，这种文化的一个重要特征是它不仅为广大民众服务，而且要求广大民众参与文化的建设和发展进程。人民群众参与这一进程，就需要有文化知识，首要的是必须扫除人民群众的文盲现象。然而在苏维政权建立初期，俄罗斯的文盲现象十分严重。在十月革命前的俄罗斯，9—49岁年龄段居民中有73%是文盲，全国4/5的儿童和少年没有受教育的机会。20世纪20年代初，列宁实施的新经济政策开始时，在俄罗斯城市里有将近半数的居民是文盲，文盲在农村居民中的比例更大。因此，列宁在1921年10月的一次政治教育机关代表大会上说，如果扫盲任务得不到圆满的解决，那么去谈新经济政策是可笑的。苏维埃政权希望尽快扫除遍及俄罗斯的文盲现象，1919年12月26日颁布了《关于在俄罗斯联邦居民中扫除文盲》的法令，提出了"打倒文盲！"的口号，并在全国上下掀起了一场大规模的扫盲运动，重点对青年人（18—35岁）进行扫盲。为此，苏维埃国家拟定了具体的扫盲措施，1920年在人民教育委员部下设全俄扫盲特别委员会，负责教师培训、建立扫盲学校和出版扫盲识字课本，共青团甚至组织文化队下农村进行扫盲。这场大规模的扫盲运动取得了很大的成果。我们仅举几个数字来说明，1926年，全国文盲人口已经降到居民总数的48.5%；1939年，居民点大规模文盲现象基本消除，在9—49岁人群中间，文盲人数仅占10.3%。这些数字说明了苏维埃政权扫盲运动取得的显著成果。

苏维埃政权的"文化革命"的另一项任务，是发展大、中、小学校教育以及其他形式的教育。

十月革命胜利后不久，苏维埃政权立即颁布教会与国家、学校与教会分离的法令。同时，苏维埃政权还把学校教育收为国家管理，关闭昔日的私立学校和沙皇时代的各类学校，改革原有的国民教育体制，确立新的、男女合校的教育体制，把学校办成一种全民的和免费的文化机构。在中学教育领域，苏维埃政府一方面规定学校的教学活动要按照人民教育委员部拟订的教育计划和教育大纲进行(取消古希腊语和拉丁文以及神学等课程)，组织人员编写并出版了苏维埃政权建立后的第一批中学教科书；另一方面增加教育的经费投入，使全国中学数量和在校学习的学生人数大大增加[6]。在大学教育方面，布尔什维克领导人把培养工农子弟定为苏维埃国家的一项国策，苏维埃政权重视培养新型的无产阶级知识分子，创造有利条件让工农出身的青年上大学。有的大学专门开办招收共产党员和共青团员的系所，让这些人免试入学，并免收他们的学费。此外，苏维埃政权为培养自己的"无产阶级知识分子"，还创办了一些具有意识形态性质的高等学校，如社会主义(共产主义)学院、斯维尔德洛夫共产主义大学、马克思恩格斯学院、红色教师学院和东方劳动者共产主义大学，等等。为了加强对大学生的政治思想教育，在高等学校里开设了政治课、历史唯物主义、无产阶级革命史、无产阶级专政的经济政策、共产党历史和列宁主义基本原理等课程。此外，还在高校里恢复了研究生制度（1925），实行奖学金制度（从1922年起）[7]，等等。除学校教育外，苏维埃国家还搞了一些非学校教育形式，如组织各种技术培训班、文化补习班等。此外，俱乐部、图书馆、阅览室、文化宫、文化之家等文化单位也变成普及文化、教育广大民众的场所。总之，20世纪20年代，苏维埃政权在教育方面的大规模改革和一系列举措使得苏维埃国家获得了管理文化的"资格"，奠定了苏维埃文化意识形态化的基础，为苏维埃国家培养了自己的知识分子队伍。

苏维埃政权的"文化革命"的第三方面内容，是确立和宣传无神论意识形态，削弱俄罗斯东正教的社会作用和人们的宗教意识。

苏维埃政权是布尔什维克政党领导的无神论国家，这个政权认为"宗教是人民的鸦片"（马克思语），是"劣质酒"（列宁语），要帮助人民摆脱宗教，视俄罗斯东正教教会为意识形态上最大的异己。列宁早在《社会主义与宗教》（1905）一文里就阐述了宗教与国家完全分离的原则，让俄罗斯东正教教会远离国家事务。1927年9月，斯大林在接见美国工人代表团时也明确表明布尔什维克政党对宗教界人士的态度。他说："党在对待持有宗教偏见的人、对待反动的僧侣界人士不可能是中立的态度。"[8]苏维埃政权和布尔什维克政党领导人列宁和斯大林的这些思想成为苏维埃政权的宗教政策的基石。因此，十月革命后，苏维埃政权并没有与刚刚恢复牧首制的俄罗斯东正教教会"和平共处"，而是采取一系列措施限制和取缔俄罗斯东正教教会的活动。

20世纪20年代初期，苏维埃政权号召与"神甫的黑暗"斗争，在全国展开了一场消除宗教意识和宗教僧侣的战役。苏维埃政权对宗教界人士施加压力，强迫大批宗教僧侣还俗；此外，还有的神职人员被捕、流放、坐牢和服苦役。就连俄罗斯东正教教会牧首吉洪也于1925年4月死于羁押期间。代理牧首——都主教谢尔吉从牧首吉洪的命运中吸取了教训，他在1927年7月29日的声明中宣布俄罗斯东正教教会无条件地忠于苏维埃政府："我们希望是东正教徒，同时也希望意识到苏联是我们的祖国，苏联的欢乐和成就——就是我们的欢乐和成就，苏联的挫折——就是我们的挫折。"[9]

1917年12月4日，苏维埃政权发布命令把教堂和修道院占有的所有土地收归国有。几天后，又下令把宗教教区学校、神学校和神学院归于人民教育委员部管辖。同年12月31日，苏维埃政府颁布了《关于良心自由法令》[10]。这个法令让教会远离国家事务，剥夺其一切财产和法人权力。此后，俄罗斯全国掀起一场没收教会财产的运动。大批教堂建筑被关闭和拆除[11]，教堂里的大批珍贵文物被拿走，许多教堂变成仓库、摄影棚和宣传无神论的博物馆。除了容许教民在教堂祈祷外，教会的许多其他活动，如教育儿童、帮助穷人和病人、办教会学校、进行宗教的行善活动等均被禁止。1918年2月2日，布尔什维克政府颁布了《关于教会同国家分离和学校同教会分离》的法令，禁止在学校开设宗教神学课，开始对学生进行无神论教育。与此同时，苏维埃政权加大无神论宣传的力度，创办了《无神论者》（1922年底开始）报纸，并且印数很大。1925年，又成立了《无神论者协会》，等等。

苏维埃政权对待俄罗斯东正教教会和宗教界人士的政策和措施引起了包括俄罗斯东正教牧首在内的宗教界人士和一批教民的不满，不少教民和信徒在莫斯科和彼得格勒举行了一些游行保卫教会。有些教堂和修道院反对苏维埃政权没收他们的财产。但是这一切行动都无济于事，只能导致苏维埃政权与宗教和宗教僧侣的进一步斗争。苏维埃政权的宗教政策和对待宗教界人士的错误做法造成了极为不良的后果，并且损害了苏维埃政权的形象。

在苏维埃政权掀起的"文化革命"运动中，有一个文化组织起着相当重要而又特殊的作用。这个组织就是无产阶级文化协会(Пролеткульт，1917—1932)。无产阶级文化协会是这场文化革命的一支"生力军"，它是在1917年2—10月形成的一个非官方的、自愿参加的无产阶级文学艺术和文化教育组织。无产阶级文化派的文化组织和派别活动的影响十分巨大。从1918年起，这个派别的组织在全俄罗斯得到广泛的发展，下属组织达到了147个，成员达40多万。无产阶级文化协会创办的杂志有20多种，其机关理论杂志是《无产阶级文化》。1918年9月召开了第一届全俄无产阶级文化协会大会，制定了协会章程并选举出中央委员会，下设组织部、文学部、出版部、戏剧部、学校部、图书馆部、图书部、音乐部，等等。无产阶级文化协会的活动甚至扩展到国外，在英国、德国和捷克等国也有自己的组织。A．鲍格丹诺夫、B．普列特尼约夫等人是无产阶级文化派协会的理论家和领导人。

鲍格丹诺夫是无产阶级文化派的一位最主要的理论家，他在自己的

《无产阶级文化在工人阶级发展中的成分》和《关于社会意识的科学》等著作里提出了"无产阶级文化派"概念。鲍格丹诺夫认为，任何一种文化艺术仅仅反映一个阶级的经验和世界观，而对于其他阶级是不适用的。"无产阶级现在就应当立即为自己创造思想、情感和生活的社会主义形式……"[12] 因此，一切非无产阶级创造的文化艺术都是无产阶级所不需要的，无产阶级需要有自己的文化，因为无产阶级离开自己创建的文化就不可能获得彻底的解放。鲍格丹诺夫还指出，无产阶级在争取自己解放的斗争中，要创建三种组织形式，即无产阶级政党、职业联合会和无产阶级文化派协会。政党是为了政治斗争，各种职业联合会是为了经济斗争，无产阶级文化派协会是为了创建自己的文化。因此，新型的苏维埃政权就要尽快创建一种新型的、适合无产阶级的文化。

在无产阶级文化众多流派当中，一个强有力的文学团体是"拉普"（РАПП，Российская ассоциация пролетарских писателей，1925—1932)[13] 和《在岗位上》(《На посту》) 杂志。"拉普"[14] 的主要领导人是Л. 阿韦尔巴赫。拉普派分子在文学艺术领域采取极左的政策，并且推出一些十分错误的甚至荒诞的口号，如号召作家们组成生产队进行集体创作，以消灭作家的创作个性；要求作家掌握生产技术，到生产建筑工地去，认为只有这样才能在自己的作品中反映社会主义工业化。拉普派还提出"文学的杰米扬化"口号，即要求所有作家和诗人按照无产阶级诗人杰米扬·别德内依那样，专门创作一些简单易懂的宣传鼓动性诗作，以便让初识字的人都能够读懂。此外，拉普派分子认为自己是无产阶级和工人阶级的文化代表，视所有非拉普派文学组织（如"山隘派"、"谢拉皮翁兄弟"小组等）和非拉普派作家（甚至包括高尔基、马雅可夫斯基、叶赛宁、普利什文、А. 托尔斯泰、费定、列昂诺夫等人）为同路人，挥舞着极左的大棒，打击和迫害一大批文学界的创作人士。

拉普派分子还割断无产阶级文化与俄罗斯文化传统的联系，否定文化的继承性，要把普希金、托尔斯泰、格林卡、柴科夫斯基、列宾等人从历史的轮船上抛下去。诗人В. 基利洛夫就是一位彻底否定文化遗产和传统的无产阶级文化派分子。他写出了"为了我们的明天，要烧毁拉斐尔，毁掉博物馆，把艺术品和鲜花都踩在脚下"的诗句。还有的"拉普"分子虽然不否定昔日的俄罗斯文化遗产,肯定像格林卡、柴可夫斯基、列宾、巡回展流派画家的艺术创作成就,但是将之提到一个可望而不可即的程度,这依然是对文化遗产的一种虚无主义态度。以鲍格丹诺夫为代表的无产阶级文化派的这种理论与列宁的文化观点相左。列宁虽在第一次世界大战中间就提出在每个民族文化中都有两种文化的理论,但并不否认人类创造的文化遗产,他还号召共产党人用人类创造出来的全部知识武装自己的头脑,希望苏维埃文化继承俄罗斯文化遗产。但遗憾的是,列宁的这一号召被许多人的革命斗争和批判激情所淹没。

"山隘派"是无产阶级文化派的对立面。"山隘派"(1923—1932)是当时最大的一个与拉普派的《在岗位上》杂志持相反立场的文学团体。"山隘派"成立于1923年底—1924年初,该派成员团结在 A . 沃隆斯基(1884—1943)任主编的《红色处女地》杂志周围。"山隘派"成员坚持现实主义和经典传统,认为文学作品的审美标准高于政治标准,主张文化和文学传统的继承性,反对理性主义和"苏维埃西方化"的结构主义。沃隆斯基认为所有的文学流派和团体都应当享有平等的存在权利,因此无产阶级文化派应与其他流派平等,不应当享有任何特权。《红色处女地》杂志上发表的作品重其思想水平和艺术价值,而不以其作者的政治观点和社会出身为依据。应当说,"山隘派"的文学理论和实践对发展和繁荣20世纪20年代苏维埃文化起着相当积极的作用。但是由于20年代无产阶级文化派中拉普派的力量和影响十分强大,沃隆斯基在1927年被迫辞去《红色处女地》杂志主编职务,1930年,"山隘派"被指责为"文学艺术里的资产阶级自由主义"的代表而遭到了毁灭性的批判,之后该派的活动日渐衰退。

无产阶级文化派和"山隘派"是20世纪20年代苏维埃文化的两极,这两个文学团体的存在和对立构成了20年代苏维埃时期文化艺术斗争的一个缩影。

无产阶级文化协会的理论和实践引起以列宁为首的布尔什维克政党的不满,从1920年起布尔什维克领导人开始对无产阶级文化派施加压力,作出让无产阶级文化协会与人民教育委员部合并的决定,并且在人民教育委员部内下设无产阶级文化处,以限制无产阶级文化派的活动。

1920年12月，俄共（布）中央在《真理报》上发表一封《关于无产阶级文化派》的信，对无产阶级文化派的错误的甚至有害的文化活动进行批评，要求他们今后要按照人民教育委员部的指示活动。但是这之后不少无产阶级文化派分子依然我行我素，其极左思想渗透到"全俄无产阶级作家协会"（ВАПП，1920）、《铁匠炉》（1920）以及在1922—1923年成立的许多文化创作团体的纲领和活动中，并且影响到许多年轻人。无产阶级文化派的极左思想在一定程度上是文化专制的一种表现，是文化的"一言堂"。文化的"一言堂"就是文化的排他性，这对苏维埃文化的初期发展产生了不良的影响。1925年6月18日，俄共（布）中央作出《关于党在文学艺术领域的政策》决议，该决议加强了布尔什维克政党对文化艺术创作的领导，主张文学艺术流派的自由竞争，批判了拉普分子的极左思想，号召文化界人士要爱护"同路人"作家。应当说，这个决议对维持20世纪20年代俄罗斯文化的多元格局起到一定的作用。

三　苏维埃政权初期的知识分子

苏维埃政权初期的"文化革命"既然是文化领域的革命，那就必然要触动文化的创造者和载体——知识分子。布尔什维克领导人深知，创造和发展新型的苏维埃文化必须有自己的知识分子队伍，培养自己的知识分子是一个至关重要的问题。众所周知，苏维埃政权初期还来不及培养自己的新型知识分子，只有十月革命前沙俄时代遗留下来的俄罗斯旧知识分子。如何对待和使用革命前遗留下来的旧知识分子，当时有着不同的观点。一种观点认为，俄罗斯旧知识分子是沙皇俄罗斯社会培养出来的并且被这个社会所腐蚀的知识分子，是"资本的奴仆"，因此坚决不能使用；另一种观点认为，俄罗斯旧知识分子虽然与资产阶级有着血缘联系，但旧知识分子是俄罗斯文化的载体和创造者，在新的、工农出身的、"劳动的"知识分子尚未形成之前，可以暂时使用他们，但必须"用马克思主义世界观"对之加以改造。后一种观点被苏维埃政权所采纳，但在使用俄罗斯旧知识分子的实践中，苏维埃官方一直遵循着阶级斗争的原则，因此许多俄罗斯旧知识分子成为阶级斗争的牺牲品。比如，1921年夏，苏维埃当局制造的一个"塔甘采夫案件"，就是一个旨在消灭俄罗斯旧知识分子的莫须有案件[15]。

"塔甘采夫案件"只是苏维埃官方向俄罗斯旧知识分子开战的一个信号。在坚持"阶级斗争"的口号下，苏维埃官方视任何思想对立面为阶级斗争新动向，并且与各种公开的和隐蔽的异己思想进行坚决的斗争。

苏维埃官方还使用驱逐出境的办法对待一些在思想和意识形态上与苏维埃政权持不同意见的俄罗斯旧知识分子。1922年6月8日，俄共（布）中央政治局成立了一个由И．温什里赫特[16]、Д．库尔斯基[17]和Л．加米涅夫组成的特别委员会，逮捕和流放反苏维埃政权的旧知识分子。1922年9月，由列宁亲自签署，在托洛茨基、斯大林、捷尔任斯基以及布尔什维克政权的其他领导人的积极参与下，用两艘轮船从苏联强行驱逐了一大批革命前的俄罗斯文化界人士（即"哲学船"事件），造成这些俄罗斯旧知识分子的流亡。

20年代，留在国内的许多旧知识分子也是命运多舛。在这些旧俄罗斯知识分子中间，有的人愿意与苏维埃政权合作，争取创建新的苏维埃文化；还有的人对创建"苏维埃文化"没有精神准备，采取观望的态度；另一种人不满意苏维埃政权初期的文化政策和对待旧知识分子的错误政策和做法，对苏维埃政权产生了抵制甚至敌对情绪。苏维埃官方对待持这种态度的旧俄罗斯知识分子是毫不留情的，并且派"契卡"[18]分子渗透到所有的文化组织中，监视这些组织的活动。此外，还不断清理各种文化组织和团体的队伍，不少旧知识分子被视为阶级异己分子遭到清洗，还有的被扣上反革命的帽子受到迫害或镇压。

在文学界，不仅那些所谓的"阶级异己"旧知识分子受到迫害，就连"革命海燕"高尔基、把十月革命视为"我的革命"的诗人马雅可夫斯基、无产阶级诗人Д．别德内依以及巴贝尔、普拉东诺夫等人也避免不了受迫害的厄运。高尔基批评苏维埃政权的一些错误和失误的《不合时宜的思想》一书不能发表，马雅可夫斯基揭露苏维埃官僚主义的剧作《臭虫》和《澡堂》受到冷遇，巴贝尔写历史真实的《骑兵军》受到批判，被树立为所有无产阶级诗人和作家榜样的别德内依在20年代末也受到批判。至于那些逃避革命的作家扎米亚金、帕斯捷尔纳克、布尔加科夫和左琴科等更是经历了一场严峻的考验：扎米亚金被迫流亡，布尔加科夫的《不祥的蛋》、《狗心》、《逃亡》等作品被禁，帕斯捷尔纳克受到批判，左琴科的作品不能发表……

在文化的其他领域里，不少知识分子也遭到迫害。如苏联著名的科学家、现代选种生物原理学说和栽培植物发源中心学说的奠基人 H．瓦维洛夫（1887—1943）遭到了无端的批判。此外，许多教授、建筑师、画家、剧作家、导演、演员、音乐家等等也受到不同程度的迫害。我们在此就不一一列举了。

苏维埃政权在意识形态上对知识分子的高压政策，造成了俄罗斯知识分子的"双重思想"现象。"双重思想"是苏维埃时期俄罗斯知识分子的一个特有的现象。所谓知识分子的"双重思想"，就是一方面知识分子对苏维埃政权的某些文化法令、政策和措施有不同的看法，在思想上产生不满情绪，在行动上有抗议的表现，并且在自己创作的作品里表现出来。另一方面，知识分子又畏惧苏维埃官方的政治高压和迫害，他们的不满是有克制的，抗议是有局限的。因此，在知识分子身上产生一种双重思想，甚至产生了政治的归顺心理，导致了他们个性的分裂和创作的矛盾。比如，布尔加科夫这位作家一方面对苏维埃现实不满，看到苏维埃社会的一些弊端，写出了《大师与玛格丽特》这部对苏维埃社会现象进行辛辣讽刺的作品；但另一方面又惧怕苏维埃官方和斯大林，创作了歌颂斯大林的剧作《巴图姆》。再如作家肖洛霍夫，他一方面创作出《静静的顿河》这部鸿篇巨制，描写顿河哥萨克1912—1922年的生活和命运，对布尔什维克的一些过火行为作了真实的描述；另一方面也写出长篇小说《被开垦的处女地》，歌颂斯大林农业集体化的一些错误行为。另外，阿赫玛托娃、曼德里什塔姆等诗人对苏维埃政权极为不满，但他们迫于高压，也写过一些歌颂极权社会和赞扬斯大林的诗作。这些现象是"双重思想"在苏维埃时期作家创作中的表现，是一种思想矛盾的现象。

在上述作家和诗人创作中的矛盾现象也发生在作曲家肖斯塔科维奇身上。肖斯塔科维奇是20世纪最伟大的俄罗斯作曲家，他创作的不少

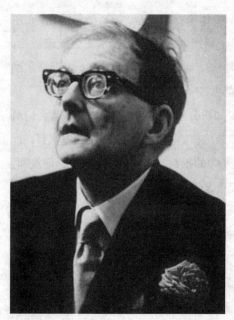

肖斯塔科维奇

音乐作品不但成为俄罗斯传世的音乐精品，而且丰富了世界音乐的宝库。但就是这位伟大的作曲家在苏维埃时代也具有"双重思想"。一方面，他创作出几部传世的交响乐；另一方面，他也违心地写出一些诸如《森林之歌》、芭蕾舞音乐《清澈的小溪》、康塔塔《太阳照耀在我们祖国上空》等作品。尤其是他在1932年为有声电影《迎展计划》创作的插曲《迎接》，回避了20世纪30年代苏维埃社会生活的矛盾和悲剧，是一首典型的粉饰太平的应景之作。对肖斯塔科维奇的创作矛盾现象，俄罗斯音乐评论家Д．日托米尔斯基曾经写道：在肖斯塔科维奇身上"一种是官方-公开的生活；另一种是内在的生活。后一种生活不仅仅是一种个人的生活，而且是一种未被歪曲的全人类的生活。只不过这种是本性所固有的、有道德的生活，并且与第一种生活所隶属的那些力量相对立"[19]。

在布尔加科夫、肖洛霍夫、阿赫玛托娃、曼德里什塔姆、肖斯塔科维奇以及其他许多艺术家身上出现的这种双重思想和创作矛盾是苏维埃政权对知识分子政治高压引起的现象，是苏维埃知识分子的一个特有的现象，也是那个时代的一种文化现象。这种现象反映出那个时期苏维埃社会的复杂性和矛盾性。

四　苏维埃政权初期的文化发展

20世纪20年代前半期，尽管苏维埃官方对文化进行干预和控制，但苏维埃文化依然呈现出一种多元发展状态。这里的原因有多种，其中最主要的有两个：一个是白银时代俄罗斯文化的余波冲力；另一个是新经济政策实施的结果。众所周知，白银时代俄罗斯文化构成了19世纪末20世纪初俄罗斯文化的繁荣和多元化格局，其发展虽然因十月革命和苏维埃政权的建立受到了遏制，但这个时代的文化具有一种巨大的张力和冲击力，不可能因俄罗斯国内的政局变换立刻就停止自己的发展，其结束要有一个"缓冲"过程，因此20世纪20年代苏维埃文化承接了白银时代俄罗斯文化的冲击力量，延续着文化多元发展的特征。此外，新生的苏维埃政权实行的新经济政策造成一种相对宽松的社会环境，不但迎来了经济高涨，而且促进了文化的发展。新经济政策在文化领域里提供了自由竞争氛围，容许各种文学艺术团体和小组存在和活动，促使了文化领域的思想、风格和审美的多样化。这样一来，以马雅可夫斯基为核心的未来派"形式主义"诗歌可以与以杰米扬·别德内依为代表的无产阶级诗歌争奇斗妍；"拉普派"与"山隘派"以及"谢拉皮翁兄弟"等文学团体互相斗争而存在；以С.叶赛宁等人为代表的新农民文化与革命前的传统文化共存，等等。除了无产阶级文化派的一些文化团体之外，还可以容许以И.谢利文斯基和В.英贝尔为首的"构成主义文学中心"，以А.维登斯基、Н.扎鲍洛斯基为代表的现代派团体"现实艺术协会"，即"奥贝利乌"（ОБЭРИУ）等文化艺术团体存在，这些文化团体在20世纪20年代保持着俄罗斯文化的多元格局并且构成当时的文化景象。尤其应当提出的是，在新经济政策条件下，苏维埃政权为了在非无产阶级群众里扩大自己的社会支柱，容许在国内出版一系列不同倾向的刊物，其中就包括路标转换派的一些杂志，等等。

20世纪20年代，苏维埃时期的文化发展虽然不能与白银时代俄罗斯文化发展的多元规模和势头同日而语，但依然还保持着白银时代俄罗斯文化发展的多元余波，呈现为一种文化发展的多元态势。上已述及，因为那时的文化环境相对宽松，因此在文学领域里不但存在着不同文学流派和团体的相对自由的竞争，而且在文学创作里涌现出一些像马雅可夫斯基的长诗《关于这个》（1923）和剧作《臭虫》（1928）、А.托尔斯泰的长篇小说《两姐妹》（1922）和《1918年》（1928）、叶赛宁的长诗《安娜·斯涅金娜》（1925）、高尔基的小说《我的大学》（1923）和《阿尔达诺莫夫一家的事业》（1925）、绥拉菲莫维奇的小说《铁流》（1924）、富尔曼诺夫的《恰巴耶夫》（1923）、肖洛霍夫的《静静的顿河》（第一部，1928）、费定的《城与年》（1924）等在思想内容、题材和体裁形式上各不相同的作品。此外，还容许像巴贝尔的《骑兵军》（1926）、布尔加科夫的《不祥的蛋》（1925）和《白卫军》（1927）等一些批判苏维埃现实的作品问世。

　　20世纪20年代，在造型艺术领域里也是一种多元的发展格局。画家们在继承俄罗斯现实主义绘画以及白银时代的"艺术世界"和"红方块"团体画家的传统基础上，不断地分化组合，组合成为各种不同的团体和组织，到20年代形成了"革命俄罗斯美术家协会"（1922—1932），"架上作品美术家协会"（1925—1931），"四艺社"（1924—1931）和"莫斯科美术家协会"（1927—1931）等不同的艺术团体。"革命俄罗斯美术家协会"是一个现实主义艺术家的团体。该协会的画家们公开宣布自己是19世纪下半叶现实主义传统的继承人。他们反对艺术中的各种左倾的思想，创作现代生活的各种题材画作是这派画家的宗旨。"莫斯科美术家协会"的美学主张是以新的现实主义的绘画和造型形式艺术地反映苏维埃现实的生活和思想。而"架上作品美术家协会"画家则主张

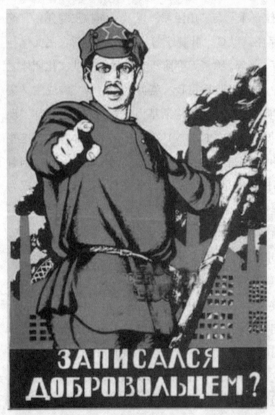

莫尔：《你报名参加志愿军了吗？》，1920

现实主义绘画的革新形式，与无客体艺术和结构主义相对照。该派画家们创造了架上画的一种新形式。其创作探索与构成主义画家的追求接近，并与建筑形式结合起来。"四艺社"艺术家追求艺术内容与艺术形式的完美，主张绘画、雕塑和建筑等几种主要艺术形式的综合。在建筑上，也有以韦斯宁三兄弟为代表的构成主义流派和以К.梅尔尼科夫为代表的合理主义建筑派别的存在和竞争。此外，雕塑、电影、音乐和戏剧表演艺术等方面的艺术家们也在进行着不同流派和风格的探索。

但是，20年代苏维埃时期文化的这种多元发展格局并没有持续多久。20年代末30年代初，苏维埃政权度过了巩固政权的最初时期，布尔什维克政党击溃了党内的左右派对立分子，随着强制实行工业化和农业集体化，对文化的进一步控制乃至专制，苏维埃文化发展的多元格局也发生了变化。

苏维埃政权和布尔什维克领导人认为20世纪20年代在俄罗斯存在的零散型文学艺术组织具有小团体的本位性、独立性和闭塞性，并且往往脱离苏维埃政权的政治任务和文化政策轨道，不符合苏维埃政权对文化发展的总体需要，因此1932年4月23日，俄共（布）中央颁布《关于改革文学艺术组织的决议》，决定解散艺术的各种流派和团体，建立各种统一协会，如苏联作家协会、苏联音乐家协会、苏联戏剧家协会、苏联画家协会、苏联雕塑家协会、苏联电影家协会，等等。这样一来，更便于苏维埃政权对文化活动的领导和管理，便于对文化界知识分子在政治和意识形态上的控制。这个决议以及随之而来的创作组织的划一、对创作活动的意识形态控制宣告了20世纪20年代苏维埃文化发展的多元格局结束，代之的是苏维埃文化的一元发展时期的开始。

1934年，在莫斯科召开苏联第一次作家代表大会，宣布社会主义现实主义为文化艺术创作的唯一原则和方法，随后整个苏维埃文化的发展都被归到社会主义现实主义这个唯一的审美体系框框内，因此这次作家代表大会标志着苏维埃文化一元化发展的开始。20世纪30年代在全国范围内展开了关于语言的辩论和关于形式主义的辩论，彻底否定了文化艺术创作的其他方法和形式，使不少艺术家放弃了自己的多样化艺术探索，俄罗斯文化开始了文化所有种类的一元发展时期，并且这种一元发展确定了随后几十年苏维埃文化发展的总体特征和走向。

纵观 1917—1934 年苏维埃时代文化的发展历程，我们可以看到，一方面，苏维埃政权初期掀起的"文化革命"及其一系列举措对发展苏维埃政权初期的文化起到过积极的作用。此外，由于白银时代俄罗斯文化的影响和新经济政策的实施造成的相对宽松的社会环境，苏维埃政权初期的文化在20世纪20年代依然是不同文化流派和不同艺术风格的阵地，不同文化思想、各种艺术形式共存和交融，呈现出一种多元的发展态势。另一方面，苏维埃政权从建立之日起就把文化政治化和意识形态化了，苏维埃政权的文化政策和对文化的领导管理在很大程度上是对文化的控制，有时甚至是对文化的专制，对文化的发展产生了负面作用。到了30年代初，由于苏维埃官方强行干预苏维埃文化的发展和建设，结束了20年代苏维埃政权初期文化流派纷呈、艺术方法多样的局面，苏维埃文化被强行纳入一种单一的模式和发展轨道。

注 释

1. 《20世纪俄罗斯文学》第 1 卷，莫斯科，1991 年，《观察世界的艺术及其二者必择其一。20—50年代文学批评过程的界限》一文。

2. И. 康达科夫：《俄罗斯文化史导论》，莫斯科：阿斯佩克特出版社，1997年，第 538—547 页。

3. 如И. 康达科夫、Т. 格奥尔基耶娃等人。

4. 20世纪20年代中期，苏维埃政权几乎关闭了所有的私人出版社、报刊和杂志，同时开启了自己的大众传媒手段，在全国各地建立起出版网络。从1921年《劳动报》问世后，《工人报》(1922)、《农民报》(1923)、《红星报》(1924)、《教师报》(1925)、《共青团真理报》(1925)等报纸和《无产阶级革命》(1921)、《在马克思主义旗帜下》(1922)、《布尔什维克》(1924) 等杂志相继发行。到1928年，国内出版的书籍达2亿2千6百万册，全国报纸的一次印数达9百万份。1939年，苏联报纸的数量是1914年的10倍。此外，从1924年10月12日起苏维埃政权办起了第一家电台，每日播送的各类节目成为城乡人民获得新闻、了解国家政治生活和文化生活的主要渠道。据不完全统计，

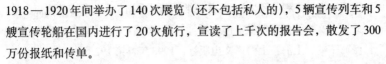

1918—1920 年间举办了 140 次展览（还不包括私人的），5 辆宣传列车和 5 艘宣传轮船在国内进行了 20 次航行，宣读了上千次的报告会，散发了 300 万份报纸和传单。

5. 苏维埃政权建立不久，颁布了一系列针对文化领域的法令和决定，制定措施保护昔日的俄罗斯艺术文化文物。如 1918 年 6 月 3 日颁布的"关于特列季亚科夫画廊国有化的决定"，1918 年 6 月 17 日颁布的"关于保护图书馆和书库的决定"，1918 年 10 月 5 日颁布的"关于注册、登记和保护艺术文物和古迹的决定"，1918 年 11 月 26 日颁布的"关于承认科学、文学、音乐和艺术作品为国家财产的决定"、"关于共和国的文物法"，等等。此外，苏维埃政府采取了一系列措施保护城市的文物和艺术古迹，把冬宫、克里姆林宫国有化，把私人画廊收为国有，等等。

6. 在新经济政策时期和国内战争时期，由于资金的匮乏、燃料不足和教员的流失，学校数量逐年减少。1921 年为 11 万 4 千所，1922 年为 9 万 9 千 4 百所，1923 年为 8 万 7 千 3 百所。内战后，国家加大对教育的拨款，起到了显著的效果，1927—1928 年，全国的中学数量增加到 12 万 1 千所，学生人数为 1 千 1 百万 6 千人，有 55 万 1 千名教师。

7. 到 20 世纪 20 年代末，有近 75% 大学生享受到奖学金。

8. 转引自巴尔辛科夫、А．弗多文：《俄罗斯历史》（1917—2004），莫斯科，阿斯佩克特出版社，2005 年，第 179 页。

9. 同上。

10. 1918 年 1 月 23 日，苏维埃政权又对《关于良心自由法令》作了修改，以《关于国家与教会和学校与教会分离的法令》下发全国。

11. 全国的 2/3 修道院（共计有 1200 个）被关闭，仅莫斯科就关闭了 1/4 教堂。在莫斯科最早被拆除的宗教建筑是马涅什广场上的亚历山大·涅夫斯基钟楼。

12. 翟厚隆编：《十月革命前后苏联文学流派》上编，上海：上海译文出版社，1998 年，第 376 页。

13. 拉普（1925 年成立）是 20 世纪 20 年代一个比较广泛的文学联合体，其活动具有公开的阶级性质。拉普的前身是瓦普（1920 年成立），而瓦普的前身是无产阶级文化派（1917）。

14. "1920 年成立了全苏无产阶级作家协会（瓦普），受'锻冶场'社领导。1923 年，拉普的领导转入与《在岗位上》杂志有联系的'十月'社之手。就是在那时成立了莫普——莫斯科无产阶级作家协会（参加该会的有十月、青年近卫军、工人之春等团体)。莫普的纲领与《在岗位上》杂志的观点一致,因此这个文学流派就叫做'岗位派'。"(张捷编:《十月革命前后苏联文学流派》下编,上海:上海译文出版社,1998年,第192页)

15.在这个案件中,教授 B.塔甘采夫、M.齐赫文斯基、H.拉扎列夫斯基,诗人古米廖夫,雕塑家 C.乌赫托姆斯基以及近200多名学者、教师、大学生和医务工作者被捕,其中有61人于1921年8月24日被枪决。"革命海燕"高尔基虽然为"塔甘采夫案件"专门去莫斯科找列宁为那些被捕的知识分子求情,可他的求情不但未果,而且由于他为那些知识分子的周旋而导致了他离开俄罗斯去到意大利的卡普里岛,开始了在国外的长期侨居生活。

16.И.温什里赫特(1879—1938),苏联国务和党的活动家。

17.Д.库尔斯基(1874—1932),苏联国务和党的活动家。

18."全俄肃清反革命和消除怠工特别委员会"的简称。

19.И.康达科夫:《俄罗斯文化史导论》,莫斯科:阿斯佩克特出版社,1997年,第544页。

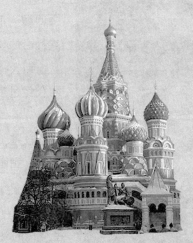

斯大林时代苏维埃文化

20世纪20年代末到50年代初，是斯大林执政的鼎盛时期，被称为苏维埃社会的斯大林时代。斯大林时代苏维埃文化进入一个特殊的发展时期。一方面，这个时期的苏维埃文化继续发展，在各个领域取得一些有目共睹的成就；另一方面，对斯大林的个人崇拜压制了文化知识分子的创造思想，社会主义现实主义"一花独放"束缚了他们的创作思维，造成了这个时期文化发展的单一化乃至危机。

一 斯大林时代的社会背景

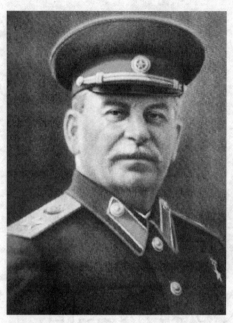

斯大林

在介绍斯大林时代苏维埃文化发展状况之前，有必要回顾一下斯大林时代苏维埃社会的政治背景。

斯大林在20世纪20—30年代经过了几个回合的政治斗争，在与自己的政敌——托洛茨基、季诺维也夫、加米涅夫、布哈林等人的权力较量中取得了彻底的胜利，牢固地确立了自己在布尔什维克党内的领袖地位，同时进一步巩固了苏维埃国家的政治体制。之后，斯大林在苏联农村推行了农业集体化，并且苏维埃国家在30年代开始从农业国向工业国过渡。到30年代末，苏联已经建立起一个消灭了私有制、生产社会化的"国家社会主义"的社会体系。尤其值得一说的是，在斯大林的领导下，苏联军民战胜了德国法西斯，取得了卫国战争的伟大胜利，捍卫了苏维埃国家的独立，改变了世界的格局。斯大林去世前，苏联已经成为一个世界强国。

但是从30年代开始，斯大林渐渐地搞起了个人崇拜。他自认为是共产主义和社会主义、马克思列宁主义唯一正确的阐释者，是真理的代表和化身，对他的任何一句话和一个指示的怀疑都会遭到迫害甚至灭顶之灾。在苏联国内，一些苏维埃人从对共产主义和马克思主义的信仰变成对斯大林主义的信仰和对斯大林的个人崇拜。

在个人崇拜思潮的泛滥下，斯大林唯我独尊，独断专行，作出许多错误的决策，给苏维埃国家和人民带来了极大的损失。据不完全统计[1]，农业集体化毁坏了近100万个农民家庭，1930—1933年的剥夺富农财产运动使214万所谓的富农被流放到边缘地区。强行的农业集体化和剥夺富农财产运动不但大大破坏了农业经济,而且使国家处于新的内战边缘。农业集体化不久,斯大林在联共(布)第18次代表大会上发出号召:"我们要像消灭疯狗一样消灭敌人和变节者"。当时最流行的口号是:"敌人不投降,就叫他灭亡!""谁不与我们站在一起,谁就是我们的敌人。"1933年1月12日俄共(布)中央作出进行党内清洗的决定,不久就有1/6的党员被清除出党,一大批党政军的干部被撤职、坐牢或被处死,苏联第一批的5位元帅中就有3人被枪决。大清洗使得人人自危,不少党政部门的干部队伍陷于瘫痪。1936年1月又开始了新一轮的清洗,不但大批党员,就连许多党外人士也遭到被捕和被处死的厄运,白色恐怖遍及全国。共青团中央也配合这次在全国范围内掀起的大清洗运动,宣布要对广大的青年团员进行政治清洗,许多青年人蒙受了不明之冤。30年代的政治大清洗后来甚至搞到了荒诞的地步,例如,有一位名叫本肯多夫的男子在1937年纪念普希金逝世100周年纪念日那天突然被抓起来了,他本来没有任何反党反苏的罪行,但因为他是19世纪沙皇俄国的国务活动家、宪兵头子和第三厅厅长A．本肯多夫(1783—1844)的后裔,这就构成他被捕和服12年苦役的原因。这件事情如今听起来有些滑稽可笑,可它确实发生在苏维埃国家那个政治生活不正常的年代里,况且类似本肯多夫厄运的事件在30年代大清洗期间绝对不是唯一。总之,大清洗不但使千千万万的人蒙受不白之冤,而且夺走了许多无辜者的生命[2],这次大清洗运动是斯大林的一个严重错误,给苏维埃国家和人民造成了巨大的损失。此外,斯大林时代是无产阶级专政和以"阶级斗争"为纲的时期。这个时期开展的一系列政治斗争改变了苏维埃社会的整体氛围和人们的思维方式,造成了社会各阶层的不安心态和恐惧心理。1941—1945年的卫国战争、战后恢复家园的艰难岁月、50年代初对斯大林个人崇拜的巅峰化,这一切都直接影响到斯大林时代的文化发展并且在文化中留下了印记。

二 斯大林时代的文化发展

从20世纪30年代起直到50年代初，是斯大林时代的苏维埃文化发展时期。在苏维埃文化发展的这个历史时期里，我们不可否认苏维埃政权为苏维埃文化的发展做了不少有益的工作，苏联在科技等领域取得了一些让世人瞩目的成就，苏维埃文化在某些门类和领域里有所发展和创新，取得的成就也有目共睹。

20世纪30年代，基于20年代扫盲运动所取得的战果和成就，苏维埃政权继续在国内与文盲现象做斗争。1936年，联共（布）中央作出一项要彻底消灭50岁以下的文盲和半文盲的决议，据统计，有近4千万人接受了扫盲，结果是识字人数达到全国居民总数的81%。与此同时，国家增加对学校教育的拨款，改革中学的学制和扩大义务教育的年限，加大办各种形式教育的力度，这样一来在校学生人数急剧增加，教育事业有了长足的发展。此外，苏维埃国家还对高等教育加大人力和物力的投入，改革教学大纲和课程的设置，并且健全学位和职称制度，1934年决

莫斯科大学

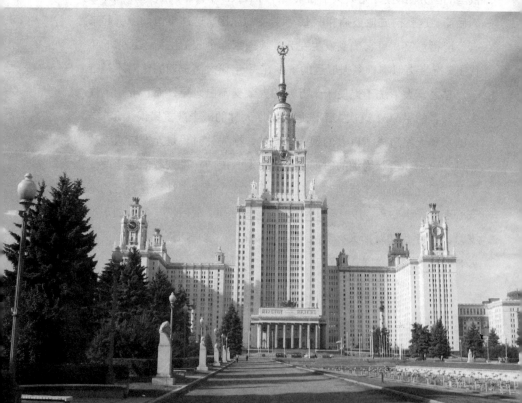

定在高等院校里建立副博士和博士学位的学位制度，还设立了助教、副教授和教授的职称制度。学位制度和职称制度的设立对高等教育的发展起到了促进作用。1941—1945年卫国战争期间，由于全国的人力和物力全都投入卫国战争，一切为了反德国法西斯的胜利，因此，这几年的学校教育规模没有什么显著的发展。战后，国家马上恢复对教育的投资，从国家预算中拨出一大批资金办各种形式的学校，尤其是扩大师范院校招生，大量培养师资，从1952年起在全国范围内普及7年制义务中等教育。此外，还在全国开办各种函授学校和夜校，并且利用广播和电视等手段扩大对居民的文化教育，这些措施对提高全民的文化水平和受教育层次取得了明显的效果。50年代初，苏联从居民受教育者的人数和在校的大中学生数量上看，已经占据世界各国的前茅，成为教育大国之一。

20世纪30年代，苏维埃国家还十分重视科学技术的发展，增加科学研究的投资，苏联科学院及其下设的研究所集中了当时苏联的科学技术精英。到1937年，已有867个科研所遍及全国各地，有科研人员37600人。30年代开始，苏维埃国家设立了科学奖金制度，有列宁奖金、门捷列夫奖金、巴甫洛夫奖金、季米利亚杰夫奖金等，奖励在科技上做出重大贡献的科技人员。30年代，苏联科学家取得了一些惊人的科学成就，如诺贝尔奖获得者物理学家И．塔姆和И．弗兰克、П．切连柯夫的辐射理论、Д．伊瓦年科和Л．朗道的原子物理研究、И．库尔恰托夫的原子核自发裂变发现、П．卡皮察的低温物理研究、С．卡普雷金的流体力学研究、Н．瓦维洛夫的现代选种生物原理学说和栽培植物发源中心学说，等等。这些科学家的理论和实际研究都居于世界的领先地位，成为20世纪俄罗斯科学发展的骄傲，并且载入世界科学发展的史册。

在斯大林时代，俄罗斯文化艺术家们创作出一大批文化艺术珍品。如，作家高尔基完成了长篇小说《克里姆·萨姆金的一生》，А．托尔斯泰完成了三部曲《苦难的历程》（第三部《阴暗的早晨》）和历史小说《彼得大帝》，肖洛霍夫完成了《静静的顿河》（第四部），诗人А．特瓦尔多夫斯基创作了长诗《春草国》等作品。此外，作家列昂诺夫、布尔加科夫、普拉东诺夫、左琴科、巴贝尔等人也辛勤地耕耘，创作出诸如《索契河》、《大师与玛格丽特》、《幸福的莫斯科》、《蓝书》、《奥德萨故事》等文学珍品。在音乐界，作曲大师们也没有停笔，涌现出如Д. 肖斯塔科维奇的歌剧《姆岑斯克县的麦克白夫人》和芭蕾舞音乐《金色世纪》、А. 哈恰图良的几部钢琴协奏曲等大型音乐作品，还有如А. 亚历山大罗夫、И. 杜纳耶夫斯基、М. 布朗杰尔、Т. 赫连尼科夫等作曲家写出一大批脍炙人口的歌曲。在电影界，30年代瓦西里耶夫兄弟导演的《恰巴耶夫》、С. 尤特凯维奇导演的《带枪的人》，Н. 艾克导演的《生活之路》、С. 格拉西莫夫导演的《七个勇敢的人》、М. 卡拉托佐夫导演的《瓦列里·契卡罗夫》等影片塑造出新型的俄罗斯人形象，为俄罗斯电影的发展做出了极大的贡献。画家М. 格列科夫、Б. 约甘松、М. 涅斯捷罗夫、П. 科林、И. 格拉巴利、А. 德涅伊卡、А. 普拉斯托夫、К. 彼特罗夫—沃特金、П. 康恰罗夫斯基、Ю. 皮缅诺夫等人，雕塑家В. 穆希娜、Н. 托姆斯基、М. 马尼泽尔、Н. 安德列耶夫、И. 夏德尔等人，建筑师韦斯宁兄弟、К. 梅里尼科夫、А. 休谢夫、Б. 约凡、Л. 鲁德涅夫等人在1930—1940年代创作出大批绘画、雕塑和建筑的杰作，为20世纪俄罗斯文化艺术发展做出了自己的贡献。以上提及的一些文化艺术珍品是在苏维埃官方推行的社会主义现实主义时期出现的，因此有的作品或多或少带有社会主义现实主义的印记。

在讲到这个时期的文化艺术生活时，也不能忘记苏联国家交响乐团、贝多芬四重奏等音乐团体的音乐活动以及著名的歌唱家С. 列缅舍夫、И. 科兹洛夫斯基、М. 米哈伊洛夫，钢琴家М. 尤金娜、Я. 弗里埃尔和指挥家А. 豪克、К. 伊凡诺夫、С. 萨莫苏德、Н. 拉赫林等人的艺术成就。

尤其值得一提的是卫国战争期间苏维埃的文化状况。"大炮在轰鸣，缪斯没有沉默"，卫国战争期间，文化界知识分子与全民一起投入了保家卫国的战争。卫国战争成为文学、绘画、雕塑、音乐和电影等方面艺术家创作的一个重要的题材。此期间，苏维埃文化艺术表现苏维埃人民在战争中的可歌可泣的英雄和事件，激发起人民的爱国主义，鼓舞了人民反法西斯的斗志。在诗歌创作方面，各种诗歌体裁（政论诗、抒情诗、长诗）创作都十分活跃。女诗人Ｂ．英贝尔的《普利科沃子午线》（1943）、Ｏ．别尔戈丽茨（1910—1975）的《列宁格勒长诗》（1942）和Ａ．特瓦尔多夫斯基的《瓦西里·焦尔金》都是卫国战争期间创作的优秀长诗，并成为20世纪俄罗斯诗歌的名篇。在小说创作上，Ａ．托尔斯泰、Ｍ．肖洛霍夫、И．爱伦堡、Л．列昂诺夫、Н．吉洪诺夫等作家进行"短、平、快"式的文学创作，推出一大批表现苏维埃人英勇抗击德国法西斯的短篇小说。中长篇小说也得到发展。Б．戈尔巴托夫的中篇小说《不屈不挠的人们》（1943）描写顿巴斯地区的游击斗争，В．瓦西列芙斯卡娅的长篇小说《虹》（1942）讲述被法西斯占领的乌克兰农村的三位妇女的不同命运，В．涅克拉索夫《在斯大林格勒的战壕里》（1946）展示前线战壕的真实，В．格罗斯曼的中篇小说《不朽的人民》（1942）对苏联人民在战争中表现出来的丰功伟绩作了总结，А．别克的小说《沃罗克拉姆大道》（1943）构成苏军将士在莫斯科郊外战胜法西斯敌人的完整图像，К．西蒙诺夫的《日日夜夜》（1943—1944）描写斯大林格勒战役的悲壮结果，А．法捷耶夫的《青年近卫军》（1947）描写敌占区克拉斯诺顿的青年与德国法西斯的斗争，等等。在战争期间，一些在战前受到批判而长时间沉寂的作家，像女诗人А．阿赫玛托娃，也重新拿起笔，创作出鼓舞人民与德国法西斯斗争的诗篇。总之，卫国战争期间的战争题材文学构成20世纪俄罗斯军事题材文学中的光辉一页。战争期间，政治剧、宣传剧、活报剧等戏剧体裁十分活跃，成为揭露侵略者和鼓动人民的文化食粮。К．西蒙诺夫的《俄罗斯人》（1942）、Л．列昂诺夫的《侵略》（1942）、А．考涅楚克的《前线》（1942）等爱国主义题材的剧作成为鼓舞俄罗斯民族士气的戏剧精品。俄罗斯电影人也不甘落后，创作出一批培养人的爱国主义精神、对战胜法西斯充满必胜信心的影片，像А．斯托尔别尔和Б．伊凡诺夫导演的《等着我》、Л．鲁科夫导演的《两个战士》、Б．巴尔涅特导演的《侦察员的功勋》等。卫国战争伊始，宣传画首当其冲为战争服务，并且十分普及。И．托伊泽的《祖国母亲在召唤》就是一幅深入人心的优秀宣传画，画面上的母亲神情严肃，她一手拿着军人的誓言，另一只手高高扬起，号召俄罗斯儿女为保卫祖国而战。这幅画同国内战争时创作的画作《你报名参加志愿

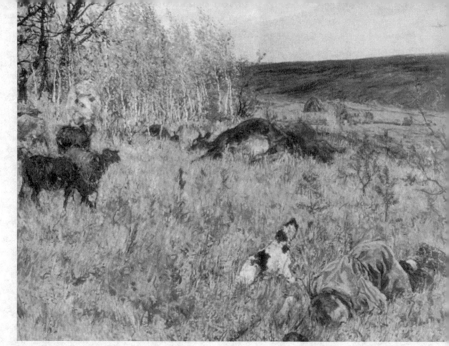

普拉斯托夫:《法西斯飞机飞过之后》, 1942

军了吗？》一样，起到巨大的宣传鼓动作用。战时的绘画作品大都是战争题材的，像普拉斯托夫的《法西斯飞机飞过之后》、A．杰伊涅卡的《保卫塞瓦斯托波尔》、C．格拉西莫夫的《游击队员的母亲》等画作从不同的侧面表现德国法西斯的惨无人道以及苏联军民抗击德国法西斯的英雄气概和爱国主义精神。在音乐创作上，A．亚历山大罗夫的一曲《神圣的战争》成为"苏联卫国战争的音乐纪念碑"（肖斯塔科维奇语），肖斯塔科维奇创作的第七交响乐[3]（《列宁格勒交响乐》）也是一部表现苏维埃人民与德国法西斯斗争的英雄主义和道德力量的颂歌，表现出和平、理性、创造与战争、疯狂和破坏，人性与兽性，善与恶的一场搏斗。战争年代创作的许多歌曲，像索洛维约夫－谢多伊作曲的《海港之夜》(1941)、《春天来到了我们的战场》(1944)，C．卡茨作曲的《布良斯克森林哗哗响》(1942)，Г．李斯托夫作曲的《在窑洞里》(1942)，布朗杰尔作曲的《等着我》(1942)，博戈斯洛夫斯基作曲的《漆黑的夜》(1943)，佚名作曲家根据诗人伊萨科夫斯基的诗作谱写的歌曲《灯光》(1944)以及诺维科夫作曲的《道路》(1945)等歌曲，叙述卫国战争的斗争和生活的艰苦，描绘前方将士和后方人民英勇抗敌的斗争，歌颂苏联人民的乐观主义精神、对亲人的思念和对爱情的忠贞，起到了鼓舞人民的巨大作用。这些歌曲的旋律优美动人，具有强烈的抒情色彩，反映出人物的内心情感和感受，它们不但在战时被前线和后方的人民传唱，而且在战后流传到世界各地，成为世界各国人民喜爱的歌曲。

以上简要地罗列了斯大林时代俄罗斯文化艺术家创作的部分作品，这些作品说明，尽管斯大林时代苏维埃文化是在社会主义现实主义轨道里发展的，但文化艺术界知识分子还是创作出一大批文化艺术珍品，这些珍品构成那个时期文化发展的重要内容并成为俄罗斯文化的宝贵财产。

三　斯大林时代文化发展的问题

但是，我们不能忘记斯大林时代苏维埃文化发展存在的问题。社会主义现实主义在1934年苏联作家第一次代表大会上被苏维埃官方宣布为文学艺术创作的基本方法，实际上就是官方倡导的唯一方法。党性、人民性和社会主义人道主义是社会主义现实主义的主要思想原则，在这些思想原则指导下，社会主义现实主义要求"艺术家从现实的革命发展中真实地、历史具体地去描写现实，同时艺术描写的真实性和历史具体性必须与用社会主义精神从思想上改造和教育劳动人民的任务结合起来"，这就要求艺术家反映、表现和描绘的现实必须符合"用社会主义精神从思想上改造和教育劳动人民的任务"。在20世纪30年代初—50年代初这个时期，苏维埃文化是按照社会主义现实主义原则发展的，呈现出一元化的发展格局。苏维埃文化的一元发展违背了亘古以来俄罗斯文化发展的规律，是一种不正常的状态。苏维埃官方意识形态干预文化发展，束缚文化界知识分子的创作思维和创作个性，限制他们的创作自由和艺术探索，并在某种程度上打击了他们的创作积极性和创新性，把文化的多元发展变成一元发展。文化发展的一元化造成了文化发展的凋零，引发出一些悖论和错位现象，甚至把苏维埃文化发展引入一种危机的状态。

社会主义现实主义不但是那个时期唯一的创作方法，而且也成为苏维埃时期文化艺术的唯一认识类型、批评方法、审美标准和文化原则，其他的创作方法、认识类型、批评方法、审美标准和文化原则均被视为异端，对之一概采取排斥和批判的态度。这样一来，在苏维埃大地上基本上终止了各种文化艺术流派、思潮和风格的存在，那些没有按照社会主义现实主义这个方法创作的艺术家受到排挤、打击甚至迫害。苏维埃官方用社会主义现实主义取代了文化艺术发展的多样性，限制了文化艺术知识分子的各种创作探索。

社会主义现实主义创作方法和文化原则的某些要求，诸如描写现实生活的光明，表现人的乐观主义和社会主义的人道主义，要求内容对形式的优先权和使用新浪漫主义诗学等本身并没有什么可指责之处，且在社会主义现实主义方法的要求下，文化各个领域的艺术家们在20世纪30—40年代确实创作出一些具有苏维埃时代特征的文化艺术作品，塑造出一些苏维埃的新人形象，像Н.奥斯特洛夫斯基的小说《钢铁是怎样炼成的》的主人公保尔·柯察金，А.法捷耶夫的小说《青年近卫军》的主人公奥列格·科歇沃伊以及青年近卫军总部的其他几位成员，画家Б.约干松的画作《审问共产党员》里的共产党员，А.普拉斯托夫的画作《割草》里的集体农庄庄员，С.格拉西莫夫的画作《西伯利亚游击队员的宣誓》里的游击队员（1933）、画家П.康恰罗夫斯基、И.格拉巴里、М.涅斯捷罗夫、П.科林等人创作的工农兵肖像画，雕塑

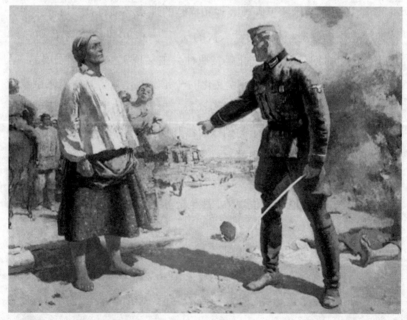

格拉西莫夫：《游击队员的母亲》，1943

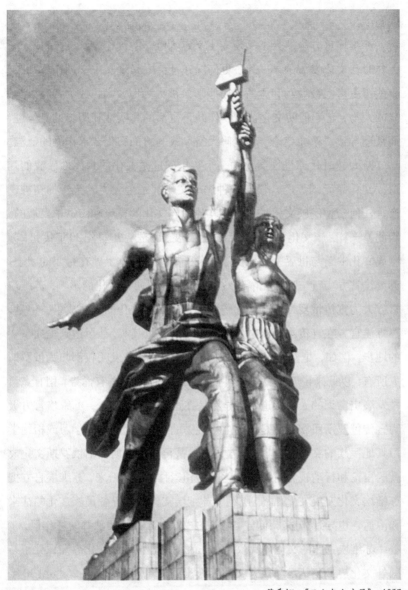

穆希娜：《工人与女庄员》，1937

家 B. 穆希娜的大型雕塑作品《工人与女庄员》、H. 托姆斯基的《基洛夫纪念碑》，作曲家哈恰图良的芭蕾舞音乐《加扬涅》中的女主人公加扬涅和她的弟弟阿尔门，等等。共产党人、工人、农民、新知识分子成为文学、绘画、雕塑乃至音乐作品的主人公并没有错，歌颂和赞美他们的生活和事业也没有错，但把他们视为文化艺术创作的唯一对象就有问题了。

苏维埃官方把社会主义现实主义定为唯一的创作方法，这造成了斯大林时代文化发展的单一化。更何况在社会主义现实主义创作原则下，有些历史事实被改写和歪曲，一些形象被人为地拔高，成为"高大全"式的人物，这不但使文化艺术创作缺乏生活的真实性和历史的具体性，而且还导致"无冲突论"和"假大空"式的粉饰文化艺术作品的泛滥。

斯大林时代苏维埃文化的一个突出问题是文化的封闭性。我们知道，文化是无国界的，任何一种民族文化都是全人类的宝贵的精神遗产，任何一种民族文化都是在与其他民族文化的交流和渗透中发展的。因此，一个民族文化要避免封闭式的发展。可是从20世纪30年代起，苏维埃文化缺乏与世界上其他民族文化的交流，基本上处在封闭的状态，苏维埃官方实行一种文化隔离政策。为了克服西方文化的影响，苏维埃官方大力宣传俄罗斯民族文化传统并否定西方文化的一些成果。但是，苏维埃官方在宣传本民族文化传统时有时言过其实，甚至达到歪曲事实的地步。例如，把蒸汽机、电灯等许多重大的科技发明权都归为俄罗斯人所有，以此来说明俄罗斯在科技领域自古以来就占有优势，稍有点科技发展史常识的人都知道，这显然是在歪曲历史。此外，苏维埃官方极力宣传俄罗斯民族文化是世界上最优秀的文化，因此无需学习或拒绝学习其他民族的文化(尤其是西方文化)，甚至还把任何低估俄罗斯文化成就的言论和行动视为对西方文化的变相崇拜。这样一来，苏维埃官方把苏维埃文化变成文化孤岛，隔绝了苏维埃文化与世界各民族文化的往来和沟通，也导致一些苏维埃文化人的夜郎自大、唯我独尊的坏作风。

苏维埃官方的文化隔离政策首先表现在禁止苏联文化界知识分子与国外文化界、尤其是与西方文化界人士的交流。如果说在20世纪30年代苏联文化界知识分子还能与西方进行少量交流的话，那么随着二次世界大战结束后东西方"冷战"的开始，这种交流彻底被禁止了。我们在此仅举一例。1947年，在苏维埃科学界发生了轰动一时的"Н.克留耶娃和Г.罗斯金案件"。苏联医学科学院通讯院士Н.克留耶娃和她的丈夫Г.罗斯金仅仅因为想在苏联和美国同时出版自己的论著《恶性肿瘤的生物治疗法》一书而遭到严厉的批判。克留耶娃和罗斯金的作为惊动了布尔什维克党的最高领导，1947年6月17日，联共（布）在致党的基层组织的一封公开信《关于Н.克留耶娃和Г.罗斯金教授案件》中，认为Н.克留耶娃和Г.罗斯金的反爱国主义和反国家的行为是出于虚荣、沽名钓誉和对西方的崇拜，指出这是文化界知识分子在政治道德上的严重问题，认为这是资本主义对苏维埃知识分子的影响。[4]联共（布）的这封公开信还号召在科研、教育机构，在国家机关和各部委、各种创作协会里建立"人格法庭"，对所有类似的行为进行审判。于是，苏联卫生部对Н.克留耶娃和Г.罗斯金进行"人格法庭"审判，并且拍摄了影片《人格法庭》（1949年1月上映）。这件事情还殃及到В.帕林院士，因为他利用出差美国的机会把Н.克留耶娃和Г.罗斯金的书稿带到美国，因而以"间谍罪"被判处25年徒刑。苏联卫生部长Г.米捷廖夫也因此被撤职。苏维埃官方对"Н.克留耶娃和Г.罗斯金案件"的处理起到了杀鸡给猴看的作用，这个事件以后，苏维埃文化界科技界知识分子与西方的文化交流和往来大大减少，甚至变得不可能了。

在斯大林时代，苏维埃官方贬低和否定国外的科技发明和发现，甚至把外国科学家在物理、化学、量子力学和控制论[5]等领域的重大发现视为"伪科学"，说成是反唯物主义的或资产阶级的臆断，并在国内掀起对所谓的"伪科学"理论的斗争。1948年8月，遗传学在苏联被宣布为伪科学，从事遗传学的学者被宣布为唯心主义者，此后，近3千生物学家被解除工作，遗传学领域的研究基本上被禁止了。1948年，在苏联物理学界又开始把矛头对准20世纪最伟大的物理学家爱因斯坦，爱因斯坦的相对论遭到批判，由众多著名的物理学家撰稿的论文集《反对现代物理学中的唯心主义》，把爱因斯坦的相对论和量子力学归为唯心主义科学而加以否定。与此同时，苏维埃官方宣传自己的科学家，把他们的发现视为唯一正确的。比如，1950年，在莫斯科举行了苏联科学院和医学科学院的联席会议，专门讨论生物学问题，之后，在党的中央政治局会议上又讨论了生物学发展问题，宣布巴甫洛夫学说是唯一正确的。再如，在Т.李森科所谓击败魏斯曼学说、摩尔根学说、孟德尔学说之后，李森科的伪科学在苏联被奉为圭臬，造成他长期霸占生物学领域的领导地位。真正的伪科学者李森科对苏联农业生物学的垄断导致遗传学、生理学、土壤学、医学和生物形态学等许多学科在苏联发展的滞后。此外，苏维埃官方也对一些持不同意见的科学家进行打击。苏联科学院物理学研究所所长、低温物理学家Π.卡皮察就因他的研究与当时苏联官方认同的研究不合拍，尤其因对苏联的核物理研究颇有微词而被迫中断长达7年的低温物理研究。

在斯大林时代，苏维埃官方把西方文化艺术统统视为资产阶级的而加以否定和批判，禁止翻译出版西方当代作家的作品，关闭了在莫斯科的西方新艺术博物馆，把西方的印象主义绘画与形式主义相提并论并且加以否定，禁止演奏西方现代作曲家、尤其是美国现代作曲家的作品，包括流亡美国的俄罗斯作曲家И.斯特拉文斯基的作品也在被禁之列。

苏维埃官方的文化隔离政策和在文化领域推行的种种措施最终导致了20世纪40年代末一场旨在抵制西方文化影响的反"世界主义者"的斗争，因为苏维埃官方认为，苏联国内的"世界主义者"是资产阶级意识形态和西方文化的代言人，必须与之进行坚决的斗争。

这场运动是从1949年初正式开始的。1949年1月28日，联共（布）中央机关报《真理报》发表了题为《关于一个反爱国主义的剧院评论家小组》的编辑部文章，指责几位著名的评论家缺少爱国主义情感，崇拜西方文化，由此在苏联国内揭开了与世界主义斗争的序幕。其实，在此之前，苏联理论界已经给世界主义定了性质。1945年初，О.库乌西宁在《新时代》发表了《论爱国主义》一文（1945年第1期）。他在文中认为"世界主义——是一种与劳动人民格格不入的意识形态"。此外，有的学者，如Г.亚历山大罗夫认为世界主义是帝国主义资产阶级的意识形态。总之，在卫国战争尚未结束的时候，一些学者已经对世界主义现象作了理论的思考，尽管这些思考仅仅具有一种抽象的理论性质。在反世界主义运动正式开始前的1947年5月，文学理论家И.努西诺夫就因在自己的专著《普希金与世界文学》里论述了普希金创作与西方文学的联系而遭到批判，他的专著被当时的苏联作家协会领导人А.法捷耶夫定性为"十分有害的"书，这件事可以视为文艺学领域反对世界主义的一次实践。可见，1949年初掀起的反对世界主义的运动具有思想的和实践的基础。

最初，反世界主义运动是以增强苏维埃人的爱国主义和克服崇拜西方文化为指向的，但自从1948年12月犹太反法西斯委员会被解散，其主要成员被捕，尤其是莫斯科犹太剧院艺术指导、苏联人民演员Ｃ．米霍埃尔斯（1890—1948）被杀害之后，反世界主义运动就获得了明显的反犹太主义色彩。苏维埃官方认为苏联犹太人[6]与苏联官方意识形态的敌人——美国和以色列有着千丝万缕的联系，是崇拜西方文化的公开和潜在的世界主义者，在文化科技界的犹太人甚至被视为苏维埃政权的敌人。因此，苏联国内犹太人办的一些文化机构——剧院、报纸、学校被关闭，戏剧、音乐、电影、文学、哲学、历史、建筑等意识形态领域的许多犹太人被定为世界主义者。他们不仅遭到批判，许多人还被撤职、调离原岗位，甚至被捕。其中最有名的一个例子是，1953年1月13日，有一位妇女告密说克里姆林宫医院有9位医生（其中多数为犹太人）毒死了党内主管意识形态工作的日丹诺夫和Ａ．谢尔巴科夫，还说他们曾经试图谋杀科涅夫、瓦西列夫斯基等元帅。于是，克里姆林宫医院的这些医生因被指控蓄意谋杀党和国家的领导人而被捕。这就是著名的"克里姆林宫医院医生案件"。应当指出，在这场反世界主义运动中受害者不仅仅是犹太人，还有不少非犹太的俄罗斯人，像1949年3月的"列宁格勒案件"中被处死的政治局委员、国家计委主任Ｈ．沃兹涅辛斯基，中央委员会书记Ａ．库兹涅佐夫，俄罗斯联邦部长会议主席Ｍ．拉吉昂诺夫，列宁格勒州委书记兼市委书记 Π．波普科夫等人就是地道的俄罗斯人。这场与"世界主义者"斗争的运动在文化界和科学界燃起了沙文主义和反犹太主义的烈火，增强了苏维埃人对西方和西方文化的恐惧，造成苏维埃文化与西方文化的进一步隔绝。

四　斯大林时代的文化政策

在讲斯大林时代苏维埃文化发展的时候，不应当忘记这个时期联共（布）中央对文化问题颁布的各项决议，以及斯大林亲自参与有关文化工作的辩论，这些决议和辩论让苏维埃文化界的许多知识分子惟命是从，按照官方指定的文化方向行事，给苏维埃文化的发展带来了损失。

从20世纪30年代初开始，苏维埃政权在文化领域里确立了严厉的规章和政策，以加强对文化的意识形态控制。1932年4月23日的《关于改革文学艺术组织的决议》是一个具有划时代意义的决议。这个决议一下子结束了20年代苏维埃文化发展的宽松环境，把文化的多元发展压制下去，开始了文化的一元化发展时期。但是，在这个时期，文化艺术界的许多知识分子还是利用机会争取创作的自由，这点在卫国战争期间就有所表现。

1941—1945年卫国战争期间，苏维埃国家忙于与德国法西斯作战，"一切为了前线，一切为了胜利"成为苏维埃国家和全体人民的口号，国家和人民的全部力量和精力都用在消灭德国法西斯上，对文化领域和文化界知识分子的意识形态控制有所减弱，即便在文化艺术领域出现某些偏离官方意识形态的现象，苏维埃官方也无暇顾及，因此文化艺术创作自由相对增大了。还有一点是，苏维埃人民反法西斯的卫国战争的胜利，不但捍卫了苏维埃国家的独立和自由，而且使苏维埃人的思想发生了较大的变化。战争年代里，许多苏维埃知识分子和苏军战士有机会走出国门，在欧洲一些国家的所见所闻与他们在战前从苏联国内大众媒体上获得的信息有很大的差距，开阔了他们的眼界，使他们认识到西方文化和文明并非像苏维埃官方宣传的那样可怕，这引起了许多人对西方文化的重新认识和评价，并且以一种新的思维看待苏维埃文化和文明，苏维埃知识分子甚至对战后社会生活的自由化产生了极大的幻想，他们希望战后会扩大苏联与西方国家的文化交流和接触。此外，卫国战争胜利后，在苏联国内不少青年人开始信教，他们还去教堂做礼拜；在大学生中间出现了一些秘密的自我教育小组，抵制高校的人文社会科学课程的教条主义教学[7]和对斯大林的个人崇拜。苏联社会生活中的这些"自由"之风也吹到文化艺术界。1946年春，联共（布）中央书记处撤销了"关于对文学艺术杂志的控制"决议，苏联作家协会书记Ⅱ．波里卡尔波夫由于专制作风被解除职务，因此文化界知识分子似乎觉得官方要减弱对文化的意识形态控制，并且期望有更大的创作自由和活动空间。

但是，苏维埃官方对战后社会思想的自由化倾向予以高度的重视，根本不容许出现意识形态的失控现象。于是，联共（布）中央开始大抓意识形态工作，从办杂志的方向到高校的文科教学，从剧院的上演剧目到对影片的评价都颁发了一系列决议，加强对文化领域的意识形态控制。

1946年一连公布了3个决议，即"关于《星》和《列宁格勒》两杂志的决议"（1946年8月14日）、"关于剧场上演节目及其改进办法的决议"（1946年8月26日）和"关于影片《大家庭》的决议"（1946年9月4日）。1948年又发布了"关于穆拉杰里的歌剧《伟大的友谊》的决议"（1948年2月10日）和"关于苏联音乐中颓废现象的决议"（1948年2月10日）。这几个决议全部是针对文学艺术界人士的：《星》杂志上因刊登M.左琴科、A.阿赫玛托娃等作家、诗人的作品受到批评。《列宁格勒》杂志因刊登崇拜外国资产阶级文化的作品而受批判。"关于剧院上演剧目及其改进措施的决议"明确禁止剧院排演资产阶级作家的剧目，认为资产阶级作家会利用苏联舞台宣传反动的资产阶级意识形态和道德。

在这几项决议中，有的决议完全是在党的最高领导人斯大林的直接授意下出笼的，如"关于穆拉杰里的歌剧《伟大的友谊》的决议"就是如此。1947年11月7日，作曲家穆拉杰里的歌剧《伟大的友谊》在莫斯科大剧院举行首演式。斯大林参加了这部歌剧的首演式，但他听后很不满意，认为歌剧情节歪曲了历史的真实，并且说音乐是不悦耳的噪音，这就宣判了这部歌剧的死刑。此后，B.穆拉杰里以及C.普拉科菲耶夫、Д.肖斯塔科维奇、B.谢巴林等作曲家被指责脱离人民，说他们是主观主义、构成主义、极端个人主义和腐朽的保守主义的支持者，指责他们迷恋来自欧洲和美国的当代资产阶级现代派音乐的形式和创作手法，崇拜西方文化，是资产阶级意识形态的代言人等等。同时，几位著名的电影导演也未能避免受批判的命运：著名电影导演爱森斯坦导演的影片《伊凡雷帝》第二部被指责为对历史的无知；导演Л.鲁科夫、C.尤特凯维奇、A.杜甫仁柯、C.格拉西莫夫等人导演的影片也被扣上缺乏思想性、歪曲苏维埃现实生活、缺乏爱国主义、对西方奉承等"帽子"。许多文化艺术家不但受到公开的批判，有的人还被开除出苏联的各种创作协会。苏维埃官方这样做是杀鸡给猴看，让创作知识分子俯首帖耳，按照党性和社会主义现实主义的原则，在官方容许的创作框框里进行创作，这是斯大林加强对文化的意识形态控制的一个时期，后来被称为苏维埃文化生活中的日丹诺夫专制时期。

讲到这里，我们要简单介绍一下日丹诺夫。安德烈·亚历山大罗维奇·日丹诺夫（1896—1948）从1922年开始从事党政工作，列宁去世后因支持斯大林而步步高升。卫国战争后，斯大林让他主管意识形态工作，日丹诺夫于是成为文化专制的一个代表人物。日丹诺夫的文化专制虽然对文化界知识分子起到一定的恫吓作用，但是也激起许多人的不满和反对，就连苏维埃政权的某些官方人士也颇有微词。比如，当时在苏共中央工作的著名党政活动家Ⅱ．谢皮洛夫[8]在回忆这几个决议时也说，这些决议太极端化了，是对苏维埃文化杰出的活动家的无端诽谤。以日丹诺夫为代表的苏维埃官方对艺术家们的创作从艺术评价转到政治评价上去了，有时甚至给他们扣上就连他们自己都想不到的意识形态错误的帽子[9]；日丹诺夫甚至对创作知识分子进行人身攻击，他说阿赫玛托娃"不知是修女还是荡妇，确切些说，既是修女又是荡妇，在她身上淫荡和祈祷混合在一起"[10]。这大大地伤害了女诗人本人，也在文化艺术界造成极为恶劣的影响。

苏维埃政权在颁布和实施上述决议的同时，在文学界、哲学界、经济学界、语言学界对创作知识分子挥舞起批判的大棒，封杀一些作者和作品，以保证苏维埃官方倡导的社会主义现实主义，维护苏维埃文化的一元化发展。

在文学界，除了诗人阿赫玛托娃外，作家左琴科、诗人Н．吉洪诺夫等人也遭到无端的点名批判。1947年，文学界的官方代言人指出А．特瓦尔多夫斯基的《祖国和异邦》是一本"有思想缺陷的"书，是"政治的局限性和落后性"的产物。与此同时，А．特瓦尔多夫斯基的长诗《瓦西里·焦尔金》也被否定，说长诗主人公焦尔金在自己的小小世界里孤芳自赏，缺乏真正的国际主义。文学评论界有人指责特瓦尔多夫斯基的另一部长诗《路旁人家》对党的"关于改善红军将军和军官的住房条件的决议"作了不正确的理解。作家 И．谢里文斯基甚至写信给当时党和国家的主要领导人马林柯夫，说特瓦尔多夫斯基的创作"在诗歌方面是保守的，在思想上是反动的"。就连苏联作家协会的领导 А．法捷耶夫也受到批评，《真理报》（1947 年 12 月 3 日）社论《小说里和舞台上的〈青年近卫军〉》批评法捷耶夫的《青年近卫军》这部小说没有写好党和党组织的教育作用。1950 年，党的机关报《真理报》发表了《反对文学评论的庸俗化》（见《新世界》杂志 1950 年第 2 期）一文，指责 А．别里克的文章《关于文艺理论中的某些错误》庸俗地阐释了党性概念，是复活了 20 世纪 20 年代拉普派理论的新拉普派分子，等等。

在哲学界也不平静。1947 年，就 Г．亚历山大罗夫的《西欧哲学史》（1946）这本教科书掀起了一次大辩论，官方认为他的《西欧哲学史》宣扬资产阶级的客观主义，对唯心主义和颓废主义缺乏批判的激情，结果他被撤销联共中央宣传鼓动处处长的职务。另一位著名学者 Е．瓦尔吉院士也遭到同样的命运。瓦尔吉院士只因在自己的《二次世界大战结束后资本主义经济的变化》（1946）一书里对资本主义生产力作出客观的评价而被指犯有严重的政治错误和科学错误而遭致解职，他从 1927 年起领导的世界经济和世界政治研究所也被关闭。

在语言学界，语言学家 А．契科巴符在官方授意下，在《真理报》（1950 年 5 月 9 日）撰文《以讨论的方式》，提出要对马尔[11]的语言学理论重新审视和认识，从而揭开了一场语言学辩论的序幕。马尔语言学派的支持者在报纸上撰文反驳契科巴符，而语言学家 В．维诺格拉多夫、А．列弗尔玛茨基等人支持契科巴符。斯大林亲自参加了这场关于语言学的辩论，在《真理报》上发表了《关于语言学中的马克思主义》一文（1950 年 6 月 20），认为马尔的语言学理论不是马克思主义的。斯大林一锤定音，马尔的支持者顿时失语，这场语言学辩论到此结束。此后，马尔这位从 20 世纪 20 年代起一直被视为"唯一正确的"语言学理论家变成了一位把马克思主义简单化和庸俗化的学者。

在经济学界，1951 年 11 月，因政治经济学教科书的编写而引起的另一场意识形态大辩论。早在战前，斯大林就下指示，让经济学家 Л．列昂季耶夫主持编写一本政治经济学教科书。但是由于战争爆发，编写教科书的工作被迫中断。战后，斯大林不满意Л.列昂季耶夫等人的工作，改由К.奥斯特罗维季扬诺夫、П.尤金、Л.帕什科夫、Д.谢皮洛夫组成的经济学家小组集体编写。教科书完稿后，送给中央和分发给250名社会科学专家、党务工作者，并就教科书的内容开始了全苏的经济学大辩论。1951年11月10日至12月8日，共进行了21次会议，有来自24个城市的240位专家参加了辩论。绝大多数专家赞同业已编好的教科书，但对个别内容和结构提出一些修改建议。最后把修改后的教科书以及有争议的问题送交斯大林。1952年2月1日，斯大林写出《与1951年12月大辩论有关的经济问题的几点意见》，作为对那场大辩论和寄来的教科书样本的回复，他认为"这本教科书比现有的教科书高出整整一头"。又是斯大林一锤定音，结束了这场有关经济学的辩论。

由苏维埃官方下达的各项决议和发起的一场接一场的意识形态运动，大大地影响、干扰和阻碍了苏维埃时期的文化发展进程，文化艺术界变成社会主义现实主义的"一枝独秀"，成为官方意识形态的"一言堂"，不少文化艺术家受到批判，许多文化艺术珍品被批判和打入冷宫，而按照官方旨意的"遵命"文化艺术作品盛行，这引起斯大林时代文化艺术发展的危机。在文学创作上，表现为20世纪40年代末的"无冲突论"的盛行，"粉饰文学"和"个人崇拜文学"、艺术平庸和华而不实的作品的泛滥，出现了诸如巴巴耶夫斯基的《金星英雄》和《阳光普照大地》、А.托尔斯泰的小说《粮食》等文学垃圾。在造型艺术领域，出现了许多突出斯大林和对斯大林的个人崇拜的绘画和雕塑作品。在电影界，拍出了一些歪曲历史真实和美化粉饰现实的影片，如М.罗姆拍摄的影片《列宁在十月》（1937）和《列宁在1918》（1939）[12]；还有一些影片像А.杜甫仁科的《事业与人们》（1932）、А.艾尔姆列尔和С.尤特凯维奇的《迎展计划》（1932）、Г.亚力山大罗夫的《快乐的人们》（1934）、С.格拉西莫夫的《伏尔加—伏尔加》（1938）、Ф.艾尔姆列尔的《伟大的公民》（1938—1939），Б.莱兹曼的《金星英雄》、А.斯托尔堡的《远离莫斯科的地方》、鲁科夫的《顿巴斯矿工》等极力回避斯大林时代苏维埃生活中的种种悲剧，把那个充满矛盾的时代描绘得莺歌燕舞，歌舞升平。那时候的戏剧舞台也成为大搞个人崇拜的场所。

总之,苏维埃官方对文化的意识形态控制和颁布的一系列决议扼杀了多元化的文化生态,使之失去了活力的源泉。斯大林时代的文化生活变得单调、贫瘠,苏维埃文化发展出现了危机。

斯大林时代苏维埃文化发展的危机是斯大林时代苏维埃社会危机的一种表现。斯大林本人后来发现了文化领域里的这个问题,并且试图加以解决。《真理报》上发表《克服戏剧的落后状况》一文(1952年4月),开始谴责无冲突论,批评文学艺术管理的官僚主义体制和某些领导的行政方法。党的另一位高级领导人 Г. 马林科夫在第19次党代会(1952年10月召开)上也曾经大声疾呼"苏维埃文学和艺术应当大胆地展示生活矛盾和冲突"。但是,这都于事无补,因为斯大林时代苏维埃文化危机的根源来自苏维埃官方文化政策,要想解决这一危机,需要对苏维埃国家的社会生活进行革新,还文化发展以历史的规律,而这已经是斯大林去世后的事情了。

注　释

1. Н. 伊夫尼茨基:《集体化和没收富农财产》(30年代初),莫斯科,1996年,第224、278页。

2. 苏联国内对20世纪30年代大清洗受害者人数有多种统计数据,我们在此只列出两个比较常见的统计数字。据1954年2月由苏联总检察长 Р. 鲁登科、苏联内务部长 С. 科鲁洛夫和苏联司法部长 К. 戈尔舍宁签发的一份文件统计,从1921年到1953年末,因反革命罪被审判的人数为3777380人。其中有642980人被处以极刑,在监狱和集中营被判处25年监禁的有2369220人,被流放和驱逐出境的有765180人。1990年2月,苏联国家安全委员会提交了一份正式报告书,文中称"在对档案文件的细致分析"基础上统计的结果是,在1930到1953这24年间,因所谓的反革命罪被判刑的人数为3778234人,其中被处决的有786098人。

3. 《第七交响乐》是作曲家肖斯塔科维奇的交响乐作品中最为重要的一部。在总谱上,肖斯塔科维奇留下了自己的题词"此作献给列宁格勒城"。作家 А.

托尔斯泰对肖斯塔科维奇的《第七交响乐》的评价是："他把耳朵靠近他的国家的心脏，听到它那强有力的歌声。"

4. 为了抵制资本主义和资产阶级对苏联公民的公开的和潜在的影响，1947年2月15日，颁布了"禁止苏联公民与外国人登记结婚"的命令（1953年9月撤消）。

5. 控制论甚至被称为伪科学，是帝国主义发动第三次世界大战所需要的。

6. 战后，犹太人虽然只占苏联居民的1.3%，但犹太人在苏联文化科技界所占的人数比例很大。1947年，苏联科学院经济和法律部的领导有58.4%是犹太人，化学部有33%是犹太人，物理数学部有27.5%是犹太人，技术科学部有25%是犹太人。1949年初，高校里哲学、马克思列宁主义和政治经济学教师中有26.3%是犹太人。1934年，莫斯科作家协会有35.3%的会员是犹太人，到1953年，莫斯科作家协会的犹太人会员为29.8%。

7. 雕塑家Э.涅依兹韦斯内伊后来调侃地回忆说："我们从斯大林那里知道有列宁，从列宁和斯大林那里知道有马克思，从《反杜林论》知道有杜林。"

8. Д.谢皮洛夫（1905—1995），自1926年成为苏共党员，卫国战争的参加者，少将军衔，1952—1956年任《真理报》总编辑，1956—1957年任苏联外交部长，后因被打成莫洛托夫等人的反党集团成员而从苏联的政治舞台上消失。

9. T.托尔恰诺娃、M.罗日尼科夫编：《谢皮洛夫》，莫斯科，1998年，第271页。

10. 蓝英年：《被现实撞碎的生命之舟》，广州：花城出版社，1999年，第183页。

11. H.马尔（1864/1865—1934），苏联著名的语言学家、苏联科学院院士。他提出的"雅弗语学理论"（亦称"语言新学说"）因无科学根据而受到批判。

12. 这两部影片的电影脚本作者是犹太血统作家卡普列尔。他曾经因爱上斯大林的爱女斯韦特兰娜而被捕，在集中营里度过10年的时光。斯大林去世后他才返回莫斯科，后来成为一位著名的电视节目主持人。

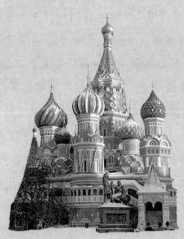

赫鲁晓夫时代的文化
"解冻"和"封冻"
——20世纪50年代中叶至70年代末苏维埃文化

1953年3月5日斯大林去世，标志着苏维埃历史的斯大林时代结束。斯大林去世后，H．C．赫鲁晓夫经过了近五年的政治斗争，先后把贝利亚、马林科夫、莫洛托夫、朱可夫、布尔加宁等一批党政军内的政敌撵下政治舞台，成为独揽苏维埃国家党政大权的新领导人。

赫鲁晓夫上台后，他宣布要实行苏维埃社会的民主化，开始对苏维埃社会进行革新。赫鲁晓夫的革新始于对斯大林个人迷信的批判。斯大林尸骨未寒，"个人迷信"这个术语就出现在苏联的大众媒体之中。但起初人们并没有把"个人迷信"与斯大林的名字联系在一起，后来反对个人迷信转向了对斯大林专权的批判，尤其是在苏共第20次代表大会（1956）上，赫鲁晓夫的"秘密报告"点名批评斯大林并且号召全党清除斯大林个人迷信造成的严重后果。此后，在全党和全国展开了非斯大林化运动，这标志着苏维埃社会生活中一场重大变革的开始，这个变革引起了社会意识和人们思维的变化，也影响到苏维埃文化的发展。

赫鲁晓夫执政初期推出一系列文化革新措施以改变斯大林时代文化发展的危机状况。一方面，他实行了一些有利于苏维埃文化发展的措施：改组了包括高等教育部、对外文化交流委员会、广播电视委员会、电影委员会和文化部等文化管理机构，以便于党和国家对文化事业的领导和管理；下令修改和解除了斯大林时期对文化的一些禁令，如1958年，苏共中央作出"关于修正对歌剧《伟大的友谊》、《鲍格丹·赫梅利尼茨基》和《诚心诚意》的错误决定"的决议，同时对20世纪40年代末颁布的其他决议也作了修正；为一大批在30—40年代蒙受不白之冤的文化界知识分子平反，把在斯大林时期参与迫害知识分子的一些官员清除出各种创作协会；相对放松对文化的意识形态控制，给创作知识分子一些自由；恢复一些俄罗斯侨民作家的名誉，让其作品在苏联出版，如1955年10月21日，在莫斯科为已故的俄罗斯侨民作家布宁诞生85周年举行纪念会，权威的苏联国家文学出版社还出版了布宁作品五卷集（1956），苏联最高苏维埃会议（1955年2月）通过宣言，希望贯彻"日内瓦精神"，扩大和加强苏维埃文化与国际文化界的交流。著名作家M.肖洛霍夫在《外国文学》杂志上发表致杂志编辑部的信（1955年8月），建议世界各国作家进行对话，等等。赫鲁晓夫当政后在文化领域的这些政策和措施给当时的文化发展注入一定的活力，引起了文化各个领域里的变化，迎来了苏维埃文化的"解冻"时期，也有人称赫鲁晓夫开始了苏维埃文化的民主化进程。另一方面，赫鲁晓夫毕竟是苏联共产党和苏维埃国家的首脑，他的文化革新措施是有限度的和有条件的。因此赫鲁晓夫的文化革新没有改变苏共的总体文化政策，没有让苏维埃官方放弃

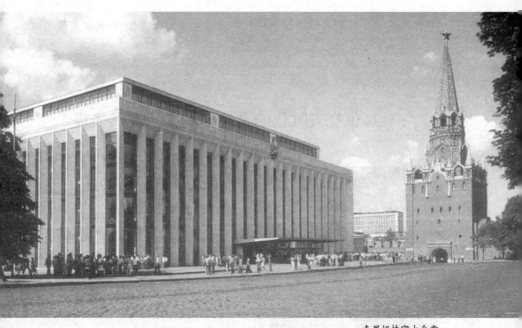

对苏维埃文化的意识形态控制。在赫鲁晓夫时期,官方虽然对昔日个别错误的文化决议作了纠正,但社会主义现实主义依然是苏维埃文化艺术唯一的创作方法、批评原则、审美标准和文化原则,苏维埃官方依然要求文化艺术创作必须坚持无产阶级的"党性"和"人民性",等等。这些因素就决定着赫鲁晓夫时期的苏维埃文化的"解冻"是有局限的和有条件的,这个时期文化的"解冻"不能超越上述的限度。当苏维埃文化的"解冻"越过上述的限度,赫鲁晓夫和苏维埃官方就要对文化重新"封冻",重新加强对文化的意识形态控制,重新束缚知识分子的创作自由,于是出现了一个作家因自己的小说获得诺贝尔文学奖而遭来一场灾难,一个诗人因为写一首诗就被称为"二流子"而被判刑劳改,一个雕塑家因为创作现代派作品而被赫鲁晓夫骂为同性恋,一帮诗歌爱好者在马雅可夫斯基广场的聚会就遭致被捕等现象。

因此,赫鲁晓夫时期(乃至勃列日涅夫时期)的苏维埃文化依然是苏维埃官方控制的一种意识形态化的和政治化的文化现象。但与斯大林时代的苏维埃文化发展进程相比,这个时期的苏维埃文化发展出现了一些新现象和新特征,文化的"解冻"和"封冻"交替出现甚至并存,不但反映出这个时期苏维埃国家的社会政治生活的矛盾性,而且也表现出这个时期文化生活的复杂性和多变性。

一 赫鲁晓夫时代的文化"解冻"及其表现

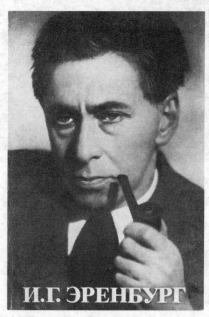

爱伦堡

"解冻"("оттепель")这个术语来自俄罗斯作家И.爱伦堡的中篇小说《解冻》(1954年,刊登在《旗》杂志第5期上)的书名。爱伦堡在小说里以冰河"解冻"隐喻斯大林时代的结束,小说具有反对斯大林个人迷信及其后果的批判倾向。此后,"解冻"就成为一个流行术语,用以概括文化发展的一些现象,并且成为赫鲁晓夫时期整个社会政治生活的代名词。

在苏维埃时代的文化发展中,非严格意义上的"解冻"现象实际上早在斯大林去世前就露出端倪。因为无论苏维埃官方还是文化界都对20世纪40年代末的文化艺术发展状况感到不满,出现一些要求文化"解冻"的思想言论。1952年,党的一位主要领导人马林科夫在联共(布)第十九次代表大会上提出要大胆地表现生活的矛盾和冲突,苏联作家协会领导人法捷耶夫也批评了"无冲突论"以及其他一些危害文学发展的现象。1952年4月7日,党的机关报《真理报》发表《克服戏剧创作的落后现象》专论,指出"戏剧创作应该表现生活中的冲突,否则也就不成为戏剧创作了",这篇专论还写道:"主张戏剧创作不写冲突的错误理论,必然导致对现实做出反现实主义的、歪曲的和片面的描写。"文化艺术界的一些其他人士也发出类似的呼声,这都为苏维埃文化的"解冻"做了舆论上的准备。

斯大林去世后，苏维埃社会的政治气候开始变暖，文化领域里出现了意识形态的松动，作为社会生活"晴雨表"和"通气孔"的苏维埃文学首先作出回应。1953年4月，著名的苏维埃女诗人О．别尔戈丽茨率先在《文学报》发表《谈谈抒情诗》一文，抨击斯大林时代的诗歌创作。她认为斯大林时代的抒情诗缺乏"抒情主人公"，缺乏诗人的"自我表现"意识，等等。这篇文章一石激起千层浪，在苏联文学界引起激烈的争论。紧接着在1953年秋，特瓦尔多夫斯基任主编的《新世界》杂志上刊登文学评论家В．波缅兰采夫的文章《论文学的真诚性》，作者认为作家必须"真诚地写作"，不要考虑上层人物和下层读者的意见，同时这篇文章提出要有不同的文学流派，实际上就是不满意苏维埃文学中社会主义现实主义流派"一花独放"，要求各种文学流派和各种创作方法共存和竞争。同年，作家В．奥维奇金发表了《区里的日常生活》（1953），为苏维埃农村的一些党内官僚主义者画像，对他们的保守、自私和冷酷进行了揭露。尽管奥维奇金对党内官僚主义者的揭露仅仅局限在区委一级，但这个作品依然像一只春燕，开了苏维埃文学中"揭露性文学"先河，随后一大批暴露苏维埃农村生活落后现象的特写文学作品应运而生，成为苏维埃文化解冻现象的"端倪"。在这之后，作家И．爱伦堡的中篇小说《解冻》才问世。因此，中篇小说《解冻》问世之前，苏联国内已经有过一段社会政治气候变暖和官方意识形态松动的背景。

1954年12月15—26日，在莫斯科召开苏联作家第二次代表大会，这是苏维埃时代文化"解冻"的一支强有力的催化剂。苏维埃官方十分重视这次会议的召开，会前赫鲁晓夫接见作家代表，开幕式上宣读苏共中央的贺词，大会开幕当天和闭幕当天党报《真理报》均发表社论，要求作家积极干预生活，大胆发现生活中的矛盾和冲突，并号召作家与粉饰现实和歪曲现实的两种倾向作斗争。这次大会上作家们的言论空前自由，"解冻"文学的拥护者与反对者之间进行了激烈的辩论和针锋相对的斗争，并且"解冻"文学的拥护者取得了一定的胜利。这个胜利的标志是：一、在大会通过的苏联作家协会的新章程里，社会主义现实主义定义中删掉了"用社会主义精神从思想上改造和教育劳动人民的任务"

和"历史地和具体地"的词句[1]，这表明社会主义现实主义的创作原则并非"金科玉律"；二、作家赢得了创作的相对自由，允许进行不同艺术风格的探索，可以在文学创作中表现自己独立的个性。因此，苏联作家第二次代表大会表明苏维埃文学界出现了一股强劲的"解冻"思潮，官方放松了社会主义现实主义原则的一些限制，容许作家进行相对自由的文学创作，标志着苏维埃文学进入"解冻"时期。

苏联作家第二次代表大会之后，大会的"解冻"精神传到整个苏维埃文化界。一批过去受到不正确批判和迫害的文化界人士得到平反。如1955年11月26日为已经去世的著名导演В．梅耶霍德恢复名誉；包括著名作家皮里尼亚克、特尼扬诺夫、巴贝尔、恰达耶夫，著名作曲家肖斯塔科维奇、普拉科菲耶夫、哈恰图良在内的一大批人也恢复了名誉；一些长期消失的作家诗人重返文坛，叶赛宁、阿赫玛托娃、茨维塔耶娃和左琴科等人的作品开禁并得以重新出版；一些抨击党内官僚主义和揭露苏维埃社会阴暗面的作品得以放行，如А．雅申抨击党内的官僚主义分子的小说《杠杆》，Ю．纳吉宾揭露苏维埃官僚阶层人士特权的小说《窗里的灯光》等均公开发行。此外，1955年9月11日在莫斯科举行了第一个诗歌日，许多诗人朗诵自己的诗作，表达解除斯大林个人崇拜后的感觉。莫斯科诗歌日此后成为苏维埃文化艺术界人士表达自己思想解放和释放自己情感的日子。上述一切现象虽然仅仅是苏维埃文化"解冻"的开始，但人们已经感觉到这是文化中的新现象和新气息。

冰河一旦消融，就难以再彻底封冻，20世纪50年代中期苏维埃文化的"解冻"也是如此。更何况苏联共产党的第20次代表大会为苏维埃文化的"解冻"增添了新的催化剂。1956年2月14—25日，在莫斯科召开的苏联共产党第20次代表大会是该党历史上一次具有转折意义的大会。这次代表大会的"重磅炸弹"，是赫鲁晓夫作的《关于个人迷信及其后果》的秘密报告。赫鲁晓夫的报告是在代表大会的日程已经结束，新一届中央委员会成员选举业已结束的25日凌晨才作完的。对绝大多数代表来说，赫鲁晓夫的这个报告是突如其来的，他们凝神屏气地听完报告，报告结束后大厅里依然鸦雀无声，甚至没有响起一点掌声。因为报告让所有代表受到极大的震撼，他们呆若木鸡地坐在那里，不知该做什么。赫鲁晓夫在《关于个人迷信及其后果》的报告里虽然称斯大林是同志,也没有涉及斯大林时代苏维埃政权的种种问题,但是他罗列了斯大林当政期间的一系列严重错误甚至罪行,他代表苏维埃官方第一次公开承认,20世纪30年代大清洗运动是错误的,大多数受清洗的“人民敌人”是苏维埃国家的诚实公民。赫鲁晓夫还揭露斯大林的个人迷信以及大清洗造成的恶果,他号召全党与个人崇拜作彻底的斗争,并且清除个人迷信在苏维埃社会生活各个领域的恶劣影响和严重后果。总之,赫鲁晓夫的这个报告是对斯大林个人迷信的一次清算,把斯大林从神坛上拉了下来。在这次代表大会总结报告里,赫鲁晓夫还谈到苏维埃文化。他不满意苏维埃文化艺术的发展现状,指出苏维埃文化艺术落后于现实生活,批评了文化发展中的种种不良现象,并认为这是斯大林的个人迷信和文化政策造成的,因此他号召苏维埃文化艺术界与斯大林的个人迷信作斗争。苏联共产党第20次代表大会是一次“非斯大林化”的会议,赫鲁晓夫对斯大林个人迷信的公开揭露引起了苏维埃社会思想和人们意识的巨大变化,为苏维埃文化的“解冻”增添了新的动力。

苏共20次代表大会之后,赫鲁晓夫把过去文化发展中的许多问题和责任都推到斯大林和日丹诺夫头上,此外官方放松了党对文化的意识形态控制,解除了文化领域的一些禁忌,容忍文学艺术的不同形式、种类和现象存在,同时恢复苏维埃文化界人士与西方文化界的交流,这为苏维埃文化发展的进一步“解冻”创造了有利条件。

苏共20次代表大会后,各种创作协会,如作家协会、画家协会、音乐家协会、戏剧家协会、电影家协会等纷纷召开会议贯彻苏共20次代表大会精神,彻底清算斯大林的个人迷信后果,同时文化界知识分子要求社会生活的民主化,呼吁给知识分子更多的创作自由,放松对文化艺术作品的审查,等等。文化艺术家的这种呼声得到了以赫鲁晓夫为代表的党内革新派人士的理解和支持。1957年2月,苏共中央机关杂志《共产党人》发表《党和苏联文学艺术发展问题》的专论,认为联共(布)在20世纪40年代作出的几项决议是斯大林时代文化政策的错误,因此建议将之撤消。1958年5月,苏共中央通过了“关于修正对歌剧《伟大的友谊》、《鲍格丹·赫梅尔尼茨基》和《诚心诚意》的错误决定”的决议，并且对联共（布）中央1948年有关上述歌剧的决议作了修正。这是一个信号，表明文化的"解冻"不但要清除斯大林个人迷信对文化艺术发展的影响，而且也要重新审视斯大林时代苏维埃官方的文化政策。

文化"解冻"还表现在文化艺术创作的内容、形式和风格上的变化和多样化。20世纪60年代，在戏剧界，莫斯科现代人剧院和塔甘卡剧院是戏剧革新的阵地，导演Ю.留比莫夫、О.叶甫列莫夫、Г.托甫斯托诺戈夫、Е.西蒙诺夫和А.艾弗罗斯排演出一些具有艺术创新的剧目。在电影界，电影人对过去的文化遗产进行大胆的思考和反思，把俄罗斯作家的许多作品搬上银幕。如，导演Г.科尔图诺夫把作家Б.拉夫列尼约夫的小说《第四十一》改编成同名电影，这部影片一改斯大林时期影片正面主人公性格的单调性和程式化，影片中红军女战士马柳特卡爱上白匪军官，真实地展现出男女主人公在国内战争中复杂而矛盾的内心世界。像这样的影片还有《苦难的历程》、《共产党人》等。文化"解冻"后，一批描写普通的俄罗斯人、展示他们人性和人道主义的影片回到观众中，如《雁南飞》、《士兵之歌》、《一个人的遭遇》、《生者和死者》、《晴朗的天空》等，这些影片让人们看到了"解冻"后苏维埃电影变革的新貌。此外，电影导演Т.阿布拉泽、Р.贝科夫、Л.盖达伊、С.邦达尔丘克、Г.达涅利亚、Э.克里莫夫、А.米塔、Э.梁赞诺夫、И.塔兰京、М.胡茨耶夫、В.舒克申等人还导演了一批偏离社会主义现实主义原则的影片，赢得了广大观众的喜爱并且引起强烈的社会反响。

文化"解冻"以来，造型艺术界的变化则更为明显。许多画家反对粉饰现实，从多种角度去表现生活，活跃了绘画的题材和体裁，并使之变得多样化。如В.科斯捷茨基的画作《归来》）、Б.涅缅斯基的画作《我们的姊妹》等从另外的角度表现战争，在他们的画布上战争不仅仅是流血和牺牲，不仅仅是胜利者的节日，他们更强调描绘战争给人们带来的苦难和心灵的创伤，因此更具有艺术的感染力和内涵。还有的画家和雕塑家如П.尼康诺夫、Э.涅依兹韦斯内伊和Н.安德罗诺夫等人则一反社会主义现实主义绘画传统，确立新的绘画语言，开始了抽象派艺术的探索。1961年初，他们在莫斯科举办"9人展览会"，展出与整个社会主义现实主义绘画艺术对立的抽象派绘画作品,给观众耳目一新的感觉。此外,在苏联国内还举办了一些非抽象派、也非社会主义现实主义的画展,有些画家还举办"公寓画展",等等。"解冻"时期的一个引人瞩目的现象是,苏维埃官方为西方印象派绘画开绿灯,举办了美国、法国、波兰等国画家的画展,尤其是西班牙画家毕加索画展在莫斯科举办,这成为苏维埃文化生活的一个革命性事件。与此同时,苏联画家加强与国外绘画界人士的往来和交流。绘画界的这些活动是"解冻"以来苏维埃造型艺术领域的新现象,对青年画家和雕塑家的创作产生了相当大的影响。

"解冻"在苏维埃音乐界也引起了不少的变化:西方摇滚音乐传入苏联,20世纪60年代苏联国内出现了不少摇滚乐队,其中最著名的是"鱼缸"、"星期天"、"时代机器"等乐队。许多青年人开始模仿西方摇滚乐,这成为苏维埃音乐界的一种新景观。但是,苏联的摇滚乐与西方摇滚乐有所不同,西方摇滚乐偏向于音乐的节奏,而苏联摇滚乐偏重于摇滚乐的歌词,这符合俄罗斯民族音乐重视歌词、重视内容的传统。苏维埃官方对摇滚乐的传入是不感冒的,但是没有办法阻止,就开始对之加以控制,要求摇滚乐队注册登记,并确定其演唱节目,规定80%的歌曲应当是苏联作曲家协会会员的作品,等等。与此同时,在大众媒体上掀起对无思想性和艺术品位的音乐形式的批判,实际上就是对西方摇滚乐的批判。但这一切都无济于事了。60年代在苏联还流行一种由作者自编自唱的歌曲——"弹唱歌曲",那时涌现出的弹唱歌手三杰奥库扎瓦、维索茨基和加利奇在整个苏联风靡一时,赢得了广大听众的认可和喜爱。"解冻"以后,苏维埃国家的"铁幕"微启,

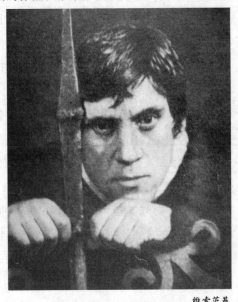

维索茨基

苏维埃文化加强了与外部世界的文化界交流,苏联演奏家与西方演奏家的交流增加,苏联不但在自己国内举办了诸如柴科夫斯基音乐比赛、世界青年联欢节等大型的文化活动,而且还积极参加在世界各国举行的音乐比赛,一大批表演艺术家,像小提琴家Д．奥伊斯特拉赫、Л．科甘,钢琴家С．里赫特、Э．吉列利斯,芭蕾舞演员Г．乌兰诺娃、М．普列谢茨卡娅,歌唱家Г．维什涅夫斯卡娅、Т．西尼亚夫斯卡娅、З．索特基拉瓦、В．阿特兰托夫、Е．涅斯捷连科等人活跃于国际艺术舞台上,传播了苏维埃音乐文化,也增强了西方世界对苏联音乐文化的认识和了解。

"解冻"给苏维埃文学界和文学发展带来的变化尤为显著和巨大。苏共20次代表大会以后,大量被迫害的作家、诗人、剧作家、文艺理论家获得平反,几万部被束之高阁的禁书开禁,长期被打入冷宫的作品重新印刷出版。另外,国家组织编纂出版了世界文学丛书,大量的世界文学经典名著被印刷,使广大读者有机会和可能了解世界文学的宝贵财产。从1958年起,莫斯科的马雅可夫斯基广场成为诗歌爱好者们经常聚集的场所。在那里,有的诗人朗诵自己的诗歌新作或经典的诗歌佳句,有的人还朗诵一些被禁诗人和被迫害诗人的诗歌,这成为被禁诗歌走进读者大众中间的一个新渠道,在某种意义上也促进了诗歌创作的普及。20世纪50—60年代,在苏维埃诗坛上涌现出一批富有才华的年轻诗人,根据其诗歌风格不同形成了以А．沃兹涅辛斯基、Е．叶甫图申科等人为代表的"响派诗人"和以И．布罗茨基、А．库什涅尔、О．丘洪采夫、Т．别克、М．雅斯诺夫为代表的"静派诗人",他们把诗歌创作推向了一个新的阶段,并且成为这个时期文学迅速发展的一个先兆。同时,小说创作也取得可喜的进步。战争题材小说既展示全景战争又描绘战壕真实,60—70年代涌现出像К．西蒙诺夫的《生者与死者》、《最后一个夏天》和《军人不是天生的》,А．恰科夫斯基的《围困》、Ю．邦达列夫的《热的雪》、Б．瓦西里耶夫的《这里的黎明静悄悄》和К．沃罗比约夫的《战死在莫斯科城下》等名作。此外,农村题材小说也经历了从50年代兴起到60—70年代的勃发过程,在В．索洛乌欣的《弗拉基米尔村道》(1958)和舒克申的《农村居民》(1962)等"农村散文"

的先驱之作问世之后，20世纪60年代中叶，一大批农村题材作家的作品走进了文学之中，像В．拉斯普京的《活着，可要记住》和《告别马焦拉》、В．阿斯塔菲耶夫的《鱼王》、Ф．阿勃拉莫夫的《家园》和《普拉斯林一家人》、В．别洛夫的《木匠的故事》、Б．莫扎耶夫的《庄稼汉和农妇》等。农村题材小说成为20世纪俄罗斯文学的一个重大发现，之后城市题材小说和集中营题材小说也异军突起，像城市题材小说领军人物Ю．特里丰诺夫的《交换》、《另一种生活》和《老人》，А．索尔仁尼琴的集中营题材小说《伊凡·杰尼索维奇的一天》、《癌病房》和《古拉格群岛》等与战争题材小说和农村题材小说交映成辉，一起构成了这个时期的四大文学题材。

在谈"解冻"给这个时期文学带来的变化时，不能不介绍大型文学杂志《新世界》及其主编特瓦尔多夫斯基所起的重要作用。因为《新世界》杂志是吸引自由派知识分子的中心，成为解冻时期苏维埃社会民主革新的一个阵地。正是《新世界》杂志刊登了一大批具有划时代意义的文学作品，推出了包括索尔仁尼琴、杜金采夫、叶甫图申科等几十位著名的作家、诗人，并促成了20世纪50—70年代苏维埃文学中战争题材、农村题材、集中营题材、城市题材小说的形成和发展。我们在此只举两个例子来说明《新世界》杂志在"解冻"时期的作用。一个是1956年《新世界》发表了В.杜金采夫的小说《不是单靠面包的》（第8—10期）。这篇小说的矛头直指斯大林时代，揭露那个时期社会生活的阴暗，在文学界乃至社会上引起轩然大波。《不是单靠面包的》这部小说被称为苏维埃社会民主阵营的一部宣言书。另一个是1962年《新世界》杂志上刊登了А.索尔仁尼琴的短篇小说《伊凡·杰尼索维奇的一天》（第12期）[2]，这篇小说是清除斯大林个人迷信的力作，就连苏维埃官方也认为小说是"真实地从党的立场来阐明那些年代苏联真实情况的作品"。《伊凡·杰尼索维奇的一天》的发表变成一个引起国内外轰动的大型文化事件，它不仅让苏联和整个世界的读者知道了斯大林时期遍及苏联各地的集中营的内幕，而且开创了苏维埃文学中的"集中营题材"的先河，被文学评论界视为"苏维埃文学发展中意义重大的一座里程碑"。

《新世界》杂志主编В．特瓦尔多夫斯基不但是位出色的苏维埃诗

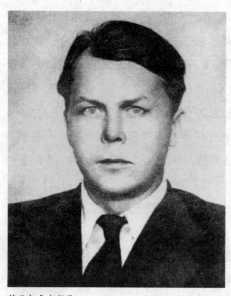

特瓦尔多夫斯基

人，而且是苏维埃社会民主革新的斗士。"解冻"时期，他为知识分子的创作自由大声疾呼，试图把艺术创作自由与苏维埃官方意识形态融合起来，做了许多有益的事情，成为自由派知识分子的一面旗帜。《新世界》杂志的办刊方向及其主编特瓦尔多夫斯基的自由派立场引起了反对"解冻"的保守派的极度仇恨。保守派想方设法要把特瓦尔多夫斯基干掉，但是未果。勃列日涅夫时期，特瓦尔多夫斯基反对苏联出兵捷克斯洛伐克，《新世界》杂志成为当时苏维埃社会抗议当局的一个思想阵地，这引起以勃列日涅夫为首的苏维埃官方的不满。那时候，苏联作家协会有一位书记甚至说："在把坦克开进捷克斯洛伐克之前，应当先把它们开进《新世界》编辑部。"因此，《新世界》编委会被强行改编，特瓦尔多夫斯基在1970年被撤除了主编职务，不久后离开了人世。但是，特瓦尔多夫斯基以及他领导的《新世界》杂志为苏维埃文化的"解冻"所做的贡献永远铭记在人们的心中。

也许有人会问，苏维埃时代的文化"解冻"的规模和影响很大，为什么没有导致苏维埃文化的繁荣发展，为什么没有引起苏维埃文化的本质变化呢？这里主要有两方面原因。其一是，赫鲁晓夫时期的文化"解冻"并没有彻底触动苏维埃官方的总体文化政策，意识形态依然是官方控制文化发展的"法宝"和"紧箍咒"，社会主义现实主义依然是官方倡导的唯一原则，因此，尽管苏维埃文化开始"解冻"，但并没有形成文化发展的多元化。因为苏维埃官方为这个时期苏维埃文化发展规定的社会主义现实主义原则和方向没有变，即使在赫鲁晓夫的文化"解冻"时期，在苏联也不容许其他文化流派的存在。1957年11月14日，赫鲁晓夫在接见美国记者亨利·夏皮罗时的一段话就表明了苏维埃官方的文化立场。当美国记者亨利·夏皮罗问在苏联是否可以扩大文学艺术方面的各种流派时，赫鲁晓夫的回答是："在我国的艺术中，除了苏维埃派以外，没有也不可能有人会其他派别。"这里的"苏维埃派"应当解释为"社会主义现实主义"派。其二是，前已提及，在文化"解冻"的年代里，文化"封冻"也在进行。文化"封冻"的原因一方面来自官方上层，因为赫鲁晓夫虽然希望对苏维埃社会进行一次民主的变革，苏共20次代表大会以后的一系列文件、决议和措施表明官方的非斯大林化思想，但是这个变革只是要铲除斯大林个人崇拜造成的后果和不良现象，而没有触动苏联共产党的领导，没有危及苏维埃国家政权和社会主义制度。"解冻"思潮让许多人开始重新审视苏联共产党和社会主义，这引起赫鲁晓夫以及苏维埃官方的警觉，也迫使赫鲁晓夫在推行自己的社会变革时有所退却，同时不得不采取一些"封冻"措施，这是造成20世纪50—60年代"封冻"苏维埃文化发展的一个原因。文化"封冻"的另一方面原因，是斯大林及斯大林主义在苏联有着一定的社会基础，在苏维埃社会中有一批坚定的斯大林主义分子，这些人并没有因斯大林去世而改变观念，而是继续捍卫斯大林主义和斯大林时代的一切。他们是苏维埃社会中的保守势力，对赫鲁晓夫的社会变革、对"解冻"持怀疑甚至反对的态度，认为非斯大林化会给社会主义制度带来威胁；在文学艺术上他们继承斯大林时代的苏维埃文化发展方向和传统，不容忍苏维埃文化离开社会主义现实主义的原则，并认为任何背离这一原则的、尤其是亲西方的文化倾向都会导致苏维埃文化的毁灭。A．索弗隆诺夫领导的《星火》杂志（1953—1986）、俄罗斯作家协会的机关报《文学与生活》和杂志《我们同时代人》、B．柯切托夫[3]领导的《十月》（1961—1973）杂志是文学艺术界保守派知识分子的几个主要阵地。他们主张对苏维埃文化的"解冻"进行"封冻"，与以《新世界》杂志、《青春》杂志和《文学报》等为代表的赞成社会革新的自由派进行论战和斗争。其三是，苏共20次代表大会以后，国际共产主义运动出现了分歧和分裂。波兰、匈牙利等国内出现的民主运动引起了赫鲁晓夫的警惕，以赫鲁晓夫为首的苏维埃官方放慢非斯大林化的脚步，并下决心采取了一系列文化"封冻"措施。于是在 1956 年夏，苏共中央颁布了《关于克服个人迷信及其后果》（1956 年 6 月 30 日）的决议，一方面肯定了三年来苏共在反对斯大林的个人迷信、克服个人迷信的后果中所取得的成绩，另一方面又规定了批判斯大林个人迷信的框框和范围，把斯大林的问题与社会主义制度区别开来，并且把任何偏离或越出这个决议的行动视为反党和反国家的行动。因此，1956—1958 年间，莫斯科和列宁格勒等地的一些大学生、教师和具有自由民主思想的知识分子因从事所谓的反苏活动、散发争取民主自由的传单、印发对赫鲁晓夫的"秘密报告"的注释、表示对执政的苏联共产党领导不满和主张在苏维埃社会实行私有制而遭到逮捕和判刑的厄运。就连莫斯科市党委委员 Π. 格里格连科少将这样的高层官员也不能幸免，他因在莫斯科市党委讨论党纲草案的会议（1961 年 9 月）上，对党内存在的新的个人崇拜和腐败等一系列现象提出尖锐的批评而被开除出党并送入疯人院。这一些都表明赫鲁晓夫的文化"解冻"是有限度的，"解冻"必须在苏维埃官方所容许的范围内，对那些"越轨"的人和"越轨"的行动是绝不手软的。

二 赫鲁晓夫时代的文化"封冻"及其表现

赫鲁晓夫时期，文化的"解冻"刚刚开始，就出现了对文化"解冻"现象的"封冻"；也可以说，文化的"封冻"一直伴随着文化的"解冻"，因为在赫鲁晓夫时期，文化的"解冻"是不彻底的，是有限度的。以文学界为例，就在"解冻"刚刚开始的时候，1954 年 5 月官方就认为作家帕斯捷尔纳克、爱伦堡、阿勃拉莫夫等人的文学作品丑化甚至诽谤苏维埃生活，因此对他们的作品进行批判。此后，其他一些作家，如 A. 苏洛夫、H. 维尔塔、Л. 佐林、И. 戈罗杰茨基、Ю. 扬诺夫斯基等人也因同样的原因受到点名批评。1954 年 7 月，赫鲁晓夫主持中央书记处会议，批判刊登一些"解冻文学"作品的《新世界》杂志的办刊方向，主编特瓦尔多夫斯基被解除职务。在 1954 年 12 月召开的第二次苏联作家代表大会上，最初的几部解冻文学作品被指责为文学发展的"自发"

现象，女诗人Ｏ．别尔戈丽茨、爱伦堡等作家受到批评，这是苏维埃官方"封冻"苏维埃文学的最初措施。

　　1957 年以后，苏联作家协会理事会和苏联作家协会书记处召开会议，认为苏共20大以来文化"解冻"出现了文化混乱，提出要捍卫"党性"、"人民性"和社会主义现实主义。苏联戏剧家协会、苏联电影家协会等其他各种创作协会也纷纷召开会议，强调党的领导和党领导文化艺术的基本原则。苏维埃官方文化政策中的保守主义倾向加强，官方强化了文化审查制度，坚决回击削弱社会主义现实主义的思想，不容许偏离社会主义现实主义的作品发表和流传。此后，大众媒体上频频出现代表官方思想的文章，提出要与文化艺术界知识分子中的不健康倾向斗争，要批判所谓"攻击党的领导"的言行，要整治文化领域里的混乱现象。

　　于是，大型文学杂志《新世界》由于团结了一批具有革新思想的知识分子，坚持社会革新思想和民主主义立场而成为官方高层的保守人士和文化界保守派势力的眼中钉。苏联共产主义青年团中央第一书记Ｃ．帕夫洛夫严厉批判《新世界》杂志，点名指出爱伦堡、Ａ．雅申、Ｂ．涅克拉索夫、Ｂ．阿克肖诺夫、索尔仁尼琴等人的作品充满悲观主义情绪和绝望感。保守派的《十月》杂志批判《新世界》刊登索尔仁尼琴的《伊凡·杰尼索维奇的一天》，还认为影片《雁南飞》、《晴朗的天空》等有严重的思想缺陷。此外，《十月》杂志还批判了自由派作家Ｂ．阿克肖诺夫和И．爱伦堡、诗人Ｅ．叶夫图申科、剧作家Ｂ．罗佐夫等人的创作。一些曾经被视为文化"解冻"的代表性作品受到批判，其中就有杜金采夫的小说《不是单靠面包的》和Ａ．雅申的《杠杆》。作家Д．格拉宁和Ｃ．基尔山诺夫、诗人Ａ．沃兹涅辛斯基、画家Ｐ．法利克、雕塑家Э．涅依兹韦斯内伊、电影导演Ｍ．胡奇耶夫等人也因创作偏离社会主义现实主义主航道或所谓的"形式主义"而受到批判。此外，莫斯科大学学生Ａ．金兹堡主编的《句法学》杂志，因刊登Ｂ．萨拉莫夫的"集中营小说"以及Ｅ．金兹堡、Ｂ．涅克拉索夫、Ｂ．阿赫马杜琳娜、Ｂ．奥库扎瓦等人的一些官方审查通不过的作品在20世纪50年代末被迫停刊，主编金兹堡被捕；50年代后半期开始活动的"Ａ．费季索夫小组"（"体系理论研究协会"）因对马克思主义进行与官方不同的解释而被迫停止活动，费季索夫被送到精神病院；从1961年开始，官方驱散聚集在的莫斯科马雅可夫斯基广场上朗诵诗歌的人群,参加活动的积极分子被捕。这些现象和事件表明赫鲁晓夫时期的文化"封冻"进一步加强。

赫鲁晓夫时期，帕斯捷尔纳克事件是最大的、最严重的文化"封冻"

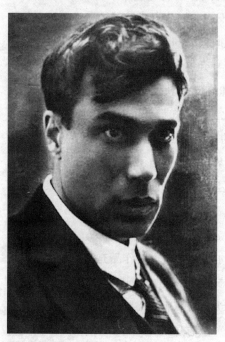

帕斯捷尔纳克

事件。帕斯捷尔纳克的长篇小说《日瓦戈医生》(1955)在苏联国内遭到封杀。后来，作家只好把书稿送到国外出版。1958年10月，该小说因"在现代抒情诗和伟大俄罗斯叙事文学传统领域取得的重大成就"获得诺贝尔文学奖，这本来是苏联和苏维埃文学界的一件喜事，但这件事在苏联文化界乃至整个社会上引起一场轩然大波，帕斯捷尔纳克本人因此大祸临头，险些被开除苏联国籍。先是苏联作家协会主席费定秉承官方旨意，登门让他拒绝诺贝尔文学奖金,并且强迫他发表声明对瑞典皇家科学院授予他诺贝尔奖一事表示抗议。紧接着在官方的授意下，苏联各种报刊对他的批判和谩骂铺天盖地而来，认为他的小说《日瓦戈医生》是"向人民吐的一口痰"，谴责他为"资产阶级的宣传工具"、"个人主义者"，并无中生有说他"有过叛徒的经历"，"背叛了苏联文学和苏联人民"，还说他是狗改不了吃屎，让他赶快从苏联滚出去，等等。国内声讨帕斯捷尔纳克"叛徒行径"的声浪一浪高于一浪，苏联作家协会机关报《文学报》编辑部刊登来自全国各地各界人士的来信，甚至还发表了一份集体签名的谴责书批判帕斯捷尔纳克；在莫斯科高尔基文学院校方组织学生举行了抗议帕斯捷尔纳克获奖的游行，扬言要把帕斯捷尔纳克这位犹太人作家从苏联驱逐出去……总之,在苏联掀起了一场全民的批判帕斯捷尔纳克的运动。10月,俄罗斯作家协会莫斯科作家分会鉴于帕斯捷尔纳克的小说获诺贝尔奖作出开除他苏联作家协会会员的决议。随后,帕斯捷尔纳克又受到被驱逐出境的威胁。只是在帕斯捷尔纳克写信给赫鲁晓夫[4],表示"自愿放弃接受诺贝尔奖",并且恳求不要对他采取驱逐国境这个极端的措施之后,他才算获许留在苏联国内,过着充满咒骂和侮辱的生活。两年后,帕斯捷尔纳克便与世长辞。批判帕斯捷尔纳克是一场举国上下的文化"封冻"运动,这场文化"封冻"是典型的"杀鸡给猴看",给文化界知识分子留下了深刻而难忘的记忆,让他们谈帕斯捷尔纳克色变,不敢再逾越苏维埃官方规定的文化创作雷池一步。

赫鲁晓夫干涉文化创作的活动愈演愈烈。他批评诗人叶甫图申科的长诗《娘子谷》[5],指责这是叶甫图申科政治不成熟的表现。在他的积极参与下,召开了几次会议专门批判Ａ．沃兹涅辛斯基、Ｅ．叶夫图申科的诗歌和Э．涅依兹韦斯内伊的雕塑作品。赫鲁晓夫尤其不喜欢抽象派作品,说抽象派绘画是"病态的矫揉造作",公开谩骂抽象派画家,并且对个别艺术家进行人身攻击。这里我们举出他1962年12月参观莫斯科马涅什展厅举办的现代派画展一事。

那次画展是为庆祝莫斯科美术家协会成立30周年而举办的。展品中有以Э．涅依兹韦斯内伊、法里克和什捷林贝格为代表的雕塑家的现代派作品。那些艺术家试图越出"社会主义现实主义"的框框,表现雕塑家的创作个性和自由。12月1日开展那天,赫鲁晓夫率其他党政领导人参观这次画展。当赫鲁晓夫看到青年雕塑家涅依兹韦斯内伊的作品后破口大骂,说"驴尾巴甩的玩艺儿也比这些'图画'强!"他还骂涅依兹韦斯内伊花的是人民的血汗钱,拉的却是臭狗屎,还毫无根据地说涅依兹韦斯内伊是同性恋者。这是赫鲁晓夫粗暴干涉艺术创作、蛮横无理的一个典型的例子。赫鲁晓夫下台后,对自己对待涅依兹韦斯内伊的做法有所悔悟,后悔自己当年对知识分子说了许多错话。在他死前不久与一位抽象派画家会见时,他说:"我干吗钻进这一切事情。这完全不是我管的事嘛……"赫鲁晓夫死后,他的儿子遵照他的遗愿去找涅依兹韦斯内伊,请求后者为赫鲁晓夫制作墓碑。涅依兹韦斯内伊答应了。如今

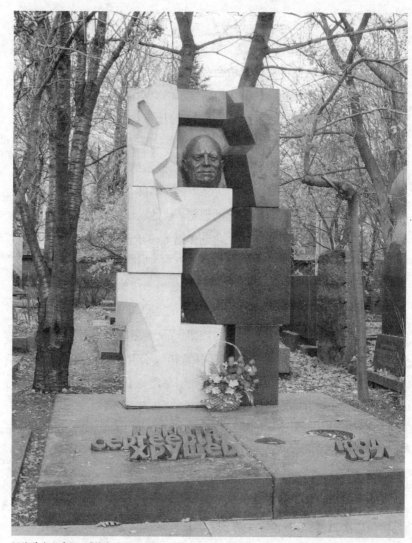

涅依兹韦斯内伊:《赫鲁晓夫墓碑》, 1971

赫鲁晓夫的墓碑屹立在莫斯科新圣母公墓里,赫鲁晓夫的头像夹在黑白相间的大理石几何托座上,十分别致和醒目,使不少游人驻足。

参观这次展览之后,赫鲁晓夫意识到文化发展存在着严重问题,他与知识分子进行了一系列会见并发表演说。赫鲁晓夫的这些谈话总的精神是,一方面强调文化知识分子要基于党性、人民性和社会主义现实主义原则,让文学艺术接近生活真实,为党和人民服务,党要加强对文艺的管理和控制,反对个人迷信不能削弱党的领导;另一方面批评文学、绘画、音乐、电影界对西方文化的模仿，尤其谴责抽象派艺术，号召弘扬俄罗斯文化的优秀传统，肯定像小说《伊凡·杰尼索维奇的一天》、影片《晴朗的天空》等文学艺术作品。这之后，苏维埃官方禁止在苏联举办抽象派画展，1963年4月苏联画家第二次代表大会又号召与国内创作组织的资产阶级意识形态的斗争，认为任何形式主义、抽象主义艺术都与社会主义现实主义艺术格格不入。这样一来，在苏联刚刚出现的抽象派艺术又重新遭到"封杀"。

"布罗茨基案件"是赫鲁晓夫当政期间封杀文化艺术创作的又一重大事件。1963年11月29日，《列宁格勒晚报》上发表了题为《文学寄生虫》的文章，点名批评青年诗人布罗茨基，说他是"文学寄生虫"。1964年2月，И.布罗茨基被捕，并因"二流子"被判刑5年，流放到苏联北部边疆阿尔汉格尔斯克州科诺沙区诺林斯科耶村强制劳动。这就是引起苏联国内外普遍关注和轰动一时的"布罗茨基案件"。其实，布罗茨基被捕和被判刑的真正原因是他的诗歌创作偏离了社会主义现实主义原则，回到诗歌本身的审美价值上去了。他被封杀的"导火线"是《犹太人墓地》一诗，这首诗在题材、形象和语言上离开了苏维埃官方的审美标准，违背了社会主义现实主义诗歌原则。布罗茨基被流放后，国内掀起了一股抗议热潮。诗人阿赫马托娃和马尔夏克、作家帕乌斯托夫斯基、作曲家肖斯塔科维奇等人都曾出面为营救布罗茨基而奔走。在国内外社会舆论的压力下，苏联当局不得不做出让步，布罗茨基只服了一年半刑，就回到了列宁格勒。但布罗茨基依然为苏维埃官方所不容，1972年，他去国外开始了流亡西方的生活。

1964年10月赫鲁晓夫被撵下了台。他的继任者Л.勃列日涅夫继续对文化的"封冻"政策，让党内的铁杆保守派分子М.苏斯洛夫（1902—1982）[6]主管意识形态工作。苏斯洛夫在东西方"冷战"的思想指导下，加强了对文化的意识形态控制和封杀。

首先，官方拿作家А.西尼亚夫斯基和Ю.丹尼埃尔"开刀"。1965年10月，克格勃组织查获西尼亚夫斯基和丹尼埃尔在国外发表自己的小说后将他俩逮捕。次年初，西尼亚夫斯基和丹尼埃尔因"从事旨在破坏苏维埃政权的鼓动和宣传活动"而分别被判处7年和5年徒刑。此后，在苏联国内报刊杂志上（《文学报》、《十月》杂志等）掀起批判这两位作家的浪潮，最终迫使他俩流亡。随后，勃列日涅夫下令整顿国内文化界的"混乱"，尤其是文学界的自由派和保守派两派对立的状况。1967年，《真理报》刊登编辑部文章《落后与时代》，批评自由派《新世界》和保守派《十月》两家杂志各立山头、排斥他人的宗派性的论争，指出《新世界》杂志在"写真实"、"非英雄化"的口号下，无视对"理想人物"和"正面人物"描写和塑造，又批评《十月》杂志不能客观地评价文学发展的进程，在强调塑造"理想人物"和"正面人物"的时候忽视了文学艺术的技巧问题，等等。1967年3月，苏联作家协会理事会书记处专门开会，批评《新世界》杂志在工作中有重大的思想艺术失误。4月，俄罗斯联邦作家协会理事会书记处开会，批评《十月》杂志刊登的一些思想不成熟的作品以及对美学问题的简单化和评论观点的偏激。这些措施说明官方对文化界的自由派和保守派各打五十大板，以此来加强对文化的意识形态控制。但是，这以后自由派的《新世界》杂志与保守派的《十月》杂志继续对立并进行斗争，阻碍"文学界正常气氛的创立"，于是官方再次出面干预。1970年2月，在苏联作家协会书记处会议上，《新世界》杂志编辑部再次受到批判，特瓦尔多夫斯基被迫离开主编职务。1971年11月，俄罗斯联邦作家协会书记处会议批评了《十月》杂志编辑部，之后改组编辑部，主编柯切托夫被解职，《十月》杂志转到自由派立场。《新世界》杂志和《十月》杂志的一场长久的斗争宣告结束。

1968年初，勃列日涅夫在莫斯科市第19次党代会上指责文化艺术界在思想上艺术上存在的薄弱环节，强调注意意识形态的斗争，要求加强党对文艺的领导。1969年，苏共中央颁布了《关于提高出版、广播、电视、电影文化艺术机关领导人对发表的材料和上演剧目的思想政治水平的责任》的决议，加强了审查机制，把许多文学作品、影片打入冷宫，不少戏剧、艺术展览因通不过审查而无法与读者和观众见面。在谈及苏维埃官方审查制度时，A.特瓦尔多夫斯基曾经说："在苏联文学、总的说在俄罗斯文学历史上没有过这样的一个数量如此众多的优秀作品被禁止和不能出版的时期。最令人奇怪的是，这些作品不但不是出于某些敌对的立场写成的，而是由苏维埃作家（绝大多数是共产党员）站在绝对是苏维埃立场创作的。难道你们不感到这种现象的可怕吗？这里只能有两种解释：要么是文学本身中，要么是在领导机构和出版审查里产生了什么不正常的现象。"[7]特瓦尔多夫斯基的这段话虽然是就文学的审查情况而言，实际上整个文化艺术创作的审查都是如此，苏维埃官方对文化的控制和文化审查制度的确造成了文化发展的许多不正常现象，阻碍了文化按照自己的规律发展。

三　持不同政见运动和地下文化现象

勃列日涅夫时期，对文化的"封冻"遭到了来自文化界知识分子的抵制和反对，苏维埃知识分子与官方的文化政策和意识形态控制产生了激烈的冲突。因此，这个时期的文化发展处在控制与反控制的斗争中，这种斗争愈演愈烈，表现在文化界持不同政见的知识分子的活动加剧和地下文化的盛行。

在斯捷潘诺夫主编的《俄罗斯文化辞典》里，对"持不同政见"一词是这样解释的："持不同政见"一词来自拉丁文"dissidere"（动词，意思是"分开坐"）。在16世纪中欧和西欧掀起的宗教改革运动时代，"持不同政见者"一词表示在信仰问题上有分歧的人们。20世纪初，这个术语在德国表示宗教信仰的少数派，即指不属于国家承认的三大宗教（天主教、新教和犹太教）信仰的人。在苏联，十月革命后有不少知识分子与苏维埃政权和官方意识形态有原则分歧，但是他们还没有被称为持不同政见者；"持不同政见者"一词确立在20世纪70年代中叶，该词同义词是"被社会抛弃者"（отщепенцы）。"持不同政见者"这个词在俄罗斯知识分子的语言里没有什么耻辱的色彩，但是在苏维埃官方文本里，变成"思想不一致的人"（инакомыслящий）和"人权捍卫者"（правозащитник）。

20世纪60—70年代，苏联当局加强了意识形态的控制，对精神独立、思想自主的俄罗斯知识分子进行高压、迫害和镇压，这引起不少知识分子的公开抵制和反抗，并且形成一次影响巨大的社会运动。俄罗斯文化史家IO．斯捷潘诺夫认为，在某个历史时期，由于某些客观原因（国家的一定状况）在一定的社会集团内部还能推出知识分子的一个更为狭窄的"分组"，它也是社会自我意识的载体。从20世纪60年代起在苏联的现实生活里就发生了这样的现象：从俄罗斯知识分子内部推出一帮在道德思想更为激进的、具有"批判思想的"人——持不同政见者。持不同政见运动的出现是俄罗斯知识分子继承老一辈俄罗斯知识分子的精神独立性传统的结果，诚如利哈乔夫所说："如果没有老的知识分子，也就不会有较为年轻的持不同政见者。"[8]

在俄罗斯，持不同思想和政见者早已有之。十月革命后，那些与列宁为首的布尔什维克政权在意识形态上有分歧的知识分子就是最初的持不同政见者。但那时候并没有"持不同政见者"这个称谓。"持不同政见者"这一术语从20世纪70年代中期起开始在苏联国内流行，专门指公开与苏联社会生活某一些领域的官方观点进行争论并且与苏维埃政权发生明显冲突的人士。持不同政见作为一种运动，其萌芽可以追溯到1953年斯大林去世后社会思想自由化的"解冻"时期。但在苏维埃俄罗斯，持不同政见运动的第一次大规模活动是从60年代中期开始的。1965年12月5日，在莫斯科普希金广场上持不同政见者在捍卫人权、尊重人权口号下举行示威游行，要求对作家A．西尼亚夫斯基和IO．丹尼埃尔公开审判，这一天被史学界视为苏联人权运动的开始，并且争取人权成为70年代苏联持不同政见者运动的主要内容之一。持不同政见者与苏维埃官方意识形态相对抗，批判官方的各项政策，因此遭到了苏维埃官方的迫害和镇压。1968年苏联出兵捷克斯洛伐克，再次暴露了以勃列日涅夫为首的苏共领导人的国际宪兵面目，这一举动彻底打消了国内自由派变革苏维埃社会的幻想，也引起国际舆论的强烈谴责。苏联国内持不同政见者的抗议呼声日益增大，与国际上反对苏联出兵捷克斯洛伐克的浪潮相呼应。

俄罗斯文化史学家A．巴尔辛科夫认为，始于20世纪60年代的持不同政见运动有以下几个阶段：1.确立阶段（1964—1972）；2.危机阶段（1973—1974）；3.国际承认和活动扩大阶段（1974—1979）；4.在官方的迫害和打击下运动缩小阶段（1980—1985）。[9]在持不同政见运动中，持不同政见的知识分子主张国家社会生活公开性和民主化，提倡建立法制社会和政治生活的多党制，要求经济改革和保障人权，等等。在苏联，持不同政见者运动有两个派别：一个是以А.索尔仁尼琴和Р.萨法列维奇、И.奥古尔卓夫、В.奥希波夫和Л.鲍罗丁等人为代表的民族自由主义流派，也有人称作新土壤派；另一个是以历史学家Р.梅德韦杰夫和Ж.梅德韦杰夫兄弟以及物理学家А.萨哈罗夫[10]为代表的社会民主主义流派。此外，通讯院士И.萨法列维奇、И.奥古尔佐夫、В.奥希波夫、Л.鲍罗丁，著名大提琴家М.罗斯特罗波维奇[11]等人也是著名的持不同政见者。俄罗斯文化史学家Т.格奥尔基耶娃指出，20世纪60年代以来的持不同政见运动创造了一种新的社会政治形势和文化形势，与苏维埃官方进行公开对抗；持不同政见运动拒绝把苏维埃文化理想化，而要对文化进行全方位的立体评价；持不同政见运动赋予"地下文化"一种"被驱逐的"文化地位。[12]

从总体上看，20世纪60年代中叶开始的持不同政见运动的宗旨是争取自由和人权，但随着时间的推移，这场运动愈来愈具有一种明显的反苏维埃政权的特征，为后来戈尔巴乔夫的改革铺平了道路。

苏联官方认为，苏联国内的持不同政见者是西方资产阶级自由思想在苏联国内的反映，因此，开始在国内公开迫害和镇压持有不同思想的知识分子——持不同政见者。持不同政见者Ю.加兰斯科夫、А.多博罗沃尔斯基、В.拉什科娃、А.金兹堡、И.加拜、П.格利戈连科、В.布可夫斯基、П.雅吉尔、В.克拉斯内衣、С.科瓦廖夫、Ю.奥尔洛夫、А.夏兰斯基、А.马尔钦科、Е.邦奈尔、А.萨哈罗夫等人遭到被捕、流放、监禁的命运；作家А.索尔仁尼琴、А.西尼亚夫斯基、В.涅克拉索夫、В.马克西莫夫、Г.弗拉基莫夫、В.沃依诺维奇、С.多夫拉托夫、В.阿克肖诺夫、Л.科别列夫，诗人И.布罗茨基，弹唱歌手А.加利奇，指挥К.康德拉申，大提琴家Р.罗斯特罗波维奇，歌唱家Г.维什涅夫斯卡娅，雕塑家Э.涅依兹韦斯内伊、С.格利戈里扬涅茨，记者В.马尔钦科，电影导演А.塔尔可夫斯基、Ю.留比莫夫等人不得不流亡异国他乡。这里列出的仅是一小部分受到迫害的不同政见者，其中一大部分是文化艺术界知识分子，他们或被抓进监狱，或是走上了流亡的道路。

在文化艺术界，持不同政见的创作知识分子离经叛道，与苏维埃官方的文化政策和社会主义现实主义原则大相径庭，他们主张维护艺术创作方法的多样化，呼吁恢复俄罗斯文化传统，并且用文化艺术创作表现和反映苏维埃社会的弊端和阴暗面等。因此，他们创作的文化艺术成果通不过官方的审查。

苏维埃时期，官方一直用"党性"和"社会主义现实主义"这两个标准去衡量和审查艺术家的创作，引起了文化艺术界广大人士的不满，尤其是一批年轻人反对艺术创作的"党性"和"社会主义现实主义"原则，主张艺术创作回到其本身的规律和审美价值上去。于是，在当时出现了一大批具有新的思维和意识的俄罗斯知识分子，他们创作出一些"离经叛道"的作品。他们的作品通不过官方的审查，因此在国内无法公开发表，只好转入"地下"或拿到国外发表。这样就出现了始于20世纪60年代并且很快在苏联普及的"地下出版物"。那些无法在国内发表而通过各种渠道拿到国外发表的作品，就成为"海外出版物"。那时候，作家把作品拿到国外发表这种做法是违反苏联宪法的，因此，1965年出现了轰动一时的 А．西尼亚夫斯基[13]（笔名阿勃拉姆·杰尔茨）和Ю．丹尼埃尔[14]（笔名尼古拉·阿尔热克）事件。此外，还有20世纪60年代 И．布罗茨基案件和70年代的索尔仁尼琴事件。关于布罗茨基案件在前面已经讲过，关于索尔仁尼琴事件将在后面讲到。

20世纪60—70年代，苏联文学界的持不同政见者不仅仅是西尼亚夫斯基、丹尼埃尔、布罗茨基和索尔仁尼琴几个人，他们只是当时成千上万的持不同政见者中比较有名的几位。此外，像电影导演 А．塔尔可夫斯基和Ю．格尔曼的影片长期被束之高阁，许多优秀的剧目被禁演，А．施尼特克、Э．杰尼索夫、С．古拜杜林娜等一批青年作曲家探索艺术创作新路、进行音乐体裁的各种试验也被视为有"不同政见成分"而受到阻挠，就连肖斯塔科维奇在1975年完成的最后两部交响乐《第十四交响乐》和《第十五交响乐》，也由于表现极权主义时代深刻的社会冲突而不被看好。与社会主义现实主义离经叛道的许多文学作品更是难以通过官方审查，因此，这些作品只好转入"地下"，避开官方的审查到达读者手中。于是，在那个时期的苏维埃俄罗斯出现了"地下文化"现象，并且这种现象成为当时文化发展中的一个突出的景观。

"地下文化"是一种非官方文化，在苏联"地下"流行，与官方文化同时存在。"地下文化"与官方文化一起构成那个时期文化发展的总体图像。

地下出版物是"地下文化"的一种主要表现。地下出版物有的是官方审查通不过的作品，有的干脆就是反对官方意识形态的作品，这些作品不会在官方的出版社出版，只能转入"地下"，有的以手抄本形式传播，也有的以打字机打印形式流行，还有的避开官方审查秘密印刷出版。1962年11月27日，著名电影导演М.罗姆在一次会议上作题为《社会主义现实主义艺术中的传统与创新》的报告，公开揭露20世纪40年代末的反世界主义运动，指出那次运动的反犹太性质。罗姆的发言在知识界引起巨大的反响，但官方出版社不予出版，只好以手抄本在莫斯科流行，成为苏维埃时代最早的地下出版物之一。此后，许多文学作品也以手抄本形式在苏联国内流传开来，获得了"地下文学"之名。"异样文学"是指与社会主义现实主义文学不一样的文学，是"离经叛道"的文学。这样的文学作品当然是通不过官方审查的，因此只能以"地下文学"的形式流行。除地下出版物之外，还有海外出版物。地下出版物是指在苏联国内的出版物，是与官方的国家出版物相对应的；而海外出版物是指在苏联境外，在世界各地印刷的出版物。无论地下出版物还是海外出版物，主要是文学艺术作品，也有杂志、报纸、丛刊和论文集等。这些出版物通过不同的渠道从"地下"转到"地上"或从国外流入苏联国内，让苏联国内广大读者了解到那个时期文化的另一个侧面，了解到20世纪俄罗斯文化的全貌。像诗人阿赫玛托娃的《安魂曲》，作家帕斯捷尔纳克的《日瓦戈医生》，诗人特瓦尔多夫斯基的《凭着记忆的权利》和《焦尔金游地府》，诗人布罗茨基的一些诗作，作家布尔加科夫的《大师和玛格丽特》，作家索尔仁尼琴的《古拉格群岛》、《癌病房》、《红轮》等作品以及В.阿克肖诺夫、А.比托夫、Ф.伊斯坎德尔、В.叶罗菲耶夫等人参与的不定期文学杂志《大都会》(1978)[15]，就是通过不同渠道到达读者手中的地下出版物和海外出版物。

苏维埃官方对地下出版物和海外出版物恨之入骨，曾经多次采取大规模行动查抄国内的地下出版社和出版机构，其中最大的一次是1972年在莫斯科和乌克兰进行的寻找地下出版物的大搜捕。此外，当局严格禁止阅读地下出版物和海外出版物，国家工作人员阅读地下出版物和海外出版物"被发现后会开除公职，大学生会被开除学籍，严重者甚至还要坐牢和流放。地下出版物和海外出版物一直到戈尔巴乔夫的改革开始，苏联官方宣布取消审查制度后才慢慢转到"地上"，成为合法出版物。这样一来，地下文化与地上文化合拢，地下文化现象也就不复存在了。

这个时期文化发展中的另一个现象，是知识分子捍卫俄罗斯文化和与反俄罗斯文化现象的斗争。20世纪60年代以来，文化界许多人士愈来愈感觉到，要想彻底清除文化发展中的不良现象，必须弘扬俄罗斯文化传统，寻找俄罗斯文化之根。尤其是针对国内出现了一些损害俄罗斯历史和文化的电影、电视和出版物的情况，1966年成立了全俄保护历史文化古迹协会，后来又在这个协会基础上建立了"俄罗斯俱乐部"。"俄罗斯俱乐部"是一个由文化活动家、作家、画家、考古学家、博物馆学家组成的俄罗斯知识分子组织。俱乐部的宗旨是弘扬俄罗斯文化，肯定斯拉夫派的历史作用及倡导的俄罗斯村社精神，简言之，就是要恢复俄罗斯文化的真正传统。1971年，B．奥希波夫主编的《市民大会》杂志问世。杂志编辑部声称："我们决不想贬低其他民族的尊严。我们只希望一点——巩固俄罗斯民族文化，以斯拉夫派和陀思妥耶夫斯基的精神巩固爱国主义传统，确立俄罗斯的独特性和庄严。至于说到政治问题，它们不是我们杂志的论题。" 但是1974年11月B．奥希波夫被捕，因为苏维埃官方认为他打着巩固俄罗斯民族文化和爱国主义的幌子，宣扬沙文主义的和斯拉夫派观点。此外，以拉斯普京、别洛夫、阿勃拉莫夫为代表的"农村题材"作家在自己的文化主张和小说创作中也强调俄罗斯的民族文化传统和俄罗斯民族精神，主张弘扬俄罗斯民族意识，甚至发出了拯救俄罗斯的呼声。著名作家肖洛霍夫对国内的反俄罗斯文化倾向感到忧虑，他曾经在1978年致信勃列日涅夫，提出要积极捍卫俄罗斯文化的问题，要在出版物、电影和电视上正确阐述俄罗斯文化的历史，揭示其进步的性质以及在创建、巩固和发展俄罗斯国家中所起的历史作用。所有这一切都是与当时那些主张西方文化和西方文明的自由派知识分子所作的斗争。但是，这些捍卫俄罗斯文化的知识分子的呼声被当时的反对俄罗斯民族沙文主义的声浪所淹没，因此没有取得什么实际的效果。

在当时，民主派知识分子是文化界反俄罗斯文化倾向的主力军，他们主张引进和学习西方文化，认为"俄罗斯俱乐部"是一帮俄罗斯民族沙文主义者的据点，说他们是伪爱国主义者，是大俄罗斯民族主义者。苏维埃官方虽然也对西方文化的影响十分警惕，但认为当时文化界主要的错误思想倾向是"复古"，是俄罗斯民族沙文主义的抬头。因此，苏共高层人士IO．安德罗波夫（后来成为苏共总书记）在1981年致苏共中央的信中指出，大俄罗斯主义是一部分知识分子情绪中的危险倾向。苏共中央宣传部和克格勃（国家安全委员会的简称）也认为主要危险在于俄罗斯民族沙文主义倾向，他们认为许多优秀作家打着捍卫俄罗斯民族传统的幌子和口号，奢谈保护俄罗斯文化和历史古迹的必要性，以此掩盖其民族沙文主义的本质。因此，在官方授意下，民主派文学杂志《新世界》、《十月》和《旗》大力抨击俄罗斯沙文主义的种种表现，官方还对大众传媒的"俄罗斯成分"进行了大规模的清洗。许多出版社的主编被撤职，《莫斯科工人报》、《莫斯科真理报》以及《青年近卫军》、《人与法》、《现代人》、《我们同时代人》、《伏尔加》等杂志主编易人。

这场捍卫俄罗斯文化与反俄罗斯文化的斗争，实际上是20世纪60—70年代文化界保守派和自由派斗争的继续，是文化发展中继承俄罗斯民族文化传统的新"斯拉夫主义"与走西方文化之路的新"西方派"的论争。这两派的论争随着时间的推移不但没有停止，而且愈演愈烈，一直延续至今。

总的来看，在赫鲁晓夫和勃列日涅夫时期，苏联虽然在空间科学和军事技术等领域取得了足以与美国乃至整个西方世界抗衡的巨大成就，如1957年苏联发射第一颗地球人造卫星，1961年苏联宇航员加加林在

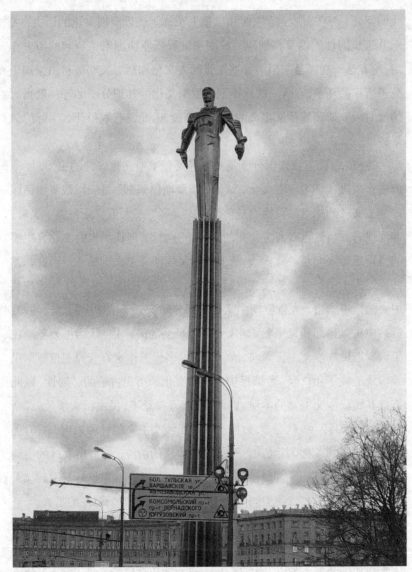

苏联宇航员加加林纪念碑

人类历史上第一次驾驶 "东方号"宇宙飞船遨游太空，以及苏联在天
文学、飞机制造业、核物理、激光技术等领域取得的成就，等等，但这
些成就并不能掩盖苏维埃社会精神生活的危机和文化发展的问题。苏维
埃文化依然是在官方意识形态控制下发展，但是这个时期的文化发展已
经与斯大林时代苏维埃文化发展有着很大的不同，因为社会主义现实主
义不再是"铁板一块"，苏维埃文化发展的"坚冰"已经出现了裂痕，文

化"解冻"以及由此促成了知识分子思想的进一步解放，在文化艺术创作领域出现了多元探索的萌芽。地下出版物在20世纪60—80年代盛行，海外出版物通过各种渠道进入苏联境内，这些现象都与文化"解冻"有这样或那样的关系。针对文化的"解冻"，苏维埃官方采取各种措施和手段对文化进行"封冻"，限制创作知识分子的个性和创作自由，使苏维埃时代文化发展无法彻底"解冻"，未能走向多元化的发展道路。但是文化"解冻"以及由此引发出的文化的各种新现象成为那个时期苏维埃文化发展的印记，并为80年代中期开始的苏维埃文化的多元化发展做了准备。

注　释

1. 但是苏联作家第三次作家代表大会又恢复了"历史地和具体地描写现实"几个字。苏联作家第五次代表大会通过了修改后的《苏联作家协会章程》，增加了社会主义现实主义"以党性和人民性为原则"几个字，并且把"基本方法"改成"久经考验的创作方法"。

2. 见1963年3月10日的《真理报》。

3. 柯切托夫本人是苏共中央监察委员会成员（而特瓦尔多夫斯基是苏共中央候补委员）。B. 柯切托夫主编的《十月》杂志的发行量超出《新世界》。柯切托夫认为自己是党的正确路线的体现者，并且得到党内A. 谢列平和主管意识形态的书记伊里切耶夫、全苏共青团中央第一书记C. 帕夫洛夫及其同僚等人的支持。柯切托夫的小说《叶尔绍夫兄弟》(1958)、《州委书记》(1961) 太政治化、艺术性不强，引起了许多读者的不满。

4. 赫鲁晓夫在自己晚年的回忆录里写道："当重新回忆起《日瓦戈医生》一书的命运时，我不能原谅自己的是，在我国禁止这部书的出版。"

5. 1961年9月，叶甫图申科发表长诗《娘子谷》，作者以犹太人的口吻控诉希特勒杀害犹太人的罪行，后来作曲家肖斯塔科维奇以这部长诗谱写了第十三交响乐。

6. M. 苏斯洛夫 (1902—1982) 在20世纪70年代领导了对自由派《新世界》杂志的围攻。他扼杀文化艺术界的新生事物和现象，长期禁止梁赞诺夫导演的影片《车库》和舒克申导演并主演的影片《红莓》发行；他对维索茨基的弹唱歌曲、对塔甘卡剧院的演出剧目反感;他还干扰朱可夫等人的回忆录出版。

7. 转引自 B．巴耶夫斯基:《20 世纪俄罗斯文学史》,莫斯科:俄罗斯文化语言出版社,1999 年,第 355 — 356 页。

8. Д．利哈乔夫:《沉思俄罗斯》,圣彼得堡:逻各斯出版社,1999 年,第 625 页。

9. A．巴尔辛科夫、A．弗多文:《1917—2004 年的俄罗斯历史》,莫斯科:阿斯佩克特出版社,2005 年,第 550 页。

10. A．萨哈罗夫（1921—1989）,苏联著名的核物理学家,苏联科学院院士,1975 年诺贝尔和平奖金获得者,三次获得苏联社会主义劳动英雄称号,列宁奖金和国家奖金的多次获得者。由于深知原子弹和氢弹对人类生存的威胁,他从 1961 年开始主张禁止核武器试验。1968 年,他因在西方发表了《关于进步、和平共处和智力自由的思考》一文被解除从事保密研究的职务。1971 年,萨哈罗夫向勃列日涅夫致备忘录,指出捍卫和保障自己公民的基本权利是国家最主要的目的,所有的国家机构要基于公民所了解的法律基础之上,人民的幸福是由其在劳动、在个人生活的自由,由信仰和良心的自由所保障的。从 20 世纪 60 年代末至 70 年代初,他是苏联人权运动的领袖之一。苏联领导人对萨哈罗夫的建议置若罔闻。1975 年 10 月 9 日,萨哈罗夫被授予诺贝尔和平奖。这在苏联国内引起新的反对萨哈罗夫的浪潮。他没有被获准去领取诺贝尔奖金（由他的妻子、著名的捍卫人权活动家叶连娜·邦奈尔代领）。1980 年 1 月,萨哈罗夫由于反对苏联出兵阿富汗而被剥夺获得的所有国家奖励并被流放到高尔基市（苏联时期不对外国人开放）。萨哈罗夫在那里继续自己的捍卫人权活动。戈尔巴乔夫时期,1986 年他回到莫斯科。1989 年被选为人民代表。1989 年 12 月 14 日,死于心脏病发作。

11. M．罗斯特罗波维奇（1927—2007）,俄罗斯著名大提琴家,莫斯科音乐学院教授（1960—1974）,多次国际大提琴比赛获奖。1974 年流亡美国,任美国华盛顿交响乐团指挥。

12. 参见 T．格奥尔基耶娃:《俄罗斯文化史》,莫斯科:尤拉伊特出版社,1999 年,第 484 — 485 页。

13. A．西尼亚夫斯基 1971 年获释,1973 年去法国定居。

14. Ю．丹尼埃尔 1970 年出狱。1988 年,他的作品才开始在俄罗斯刊物上发表。他最有代表性的作品是《莫斯科广播电台》。

15. 丛刊《大都会》的一部分作者是被开除出苏联作家协会的作家,另一部分是被剥夺苏联国籍流亡西方的作家。

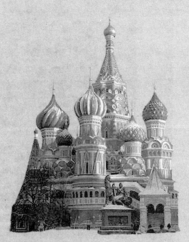

苏维埃文化的最后历程

——戈尔巴乔夫的"新思维"与被禁文化的"回归"

1985 年 3 月，M. 戈尔巴乔夫被苏共中央非常全体会议选举为苏联共产党总书记，苏维埃历史开始了戈尔巴乔夫当政时期。戈尔巴乔夫为了摆脱勃列日涅夫时期苏维埃社会的"停滞"困境，上台伊始提出"改革与新思维"，拉开了对苏维埃社会进行大刀阔斧的"改革"序幕。戈尔巴乔夫的"改革与新思维"改变了苏维埃时代的意识形态、政治思维和政治行为的固定模式，以新的观念、态度和方法处理苏维埃国家的国际和国

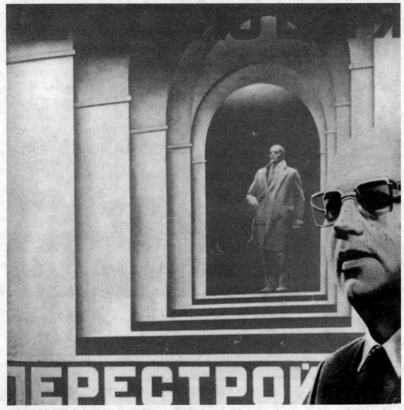

布拉托夫：《革命与改革》，20世纪80年代后半期

内事务，增加了社会政治生活的透明度，使苏维埃国家走上一条前所未有的、在各个领域的"改革"之路。

戈尔巴乔夫改革的两个法宝是"民主化"和"公开性"。他通过社会的民主化让广大民众参与改革的进程，而"公开性"这个社会民主化的重要杠杆，"撬动"了人们的社会意识的觉醒。"新思维"、"民主化"和"公开性"引起了苏维埃国家在外交、政治、经济、文化等领域的巨大变革，也给苏维埃文化发展带来了显著变化，苏维埃文化彻底"解冻"，文化发展呈现出另一种状态。

一　戈尔巴乔夫的"新思维"与苏维埃社会的变革

戈尔巴乔夫提出"新思维"以后，苏维埃官方摆脱昔日的思维定势，对自己的外交政策重新进行审视和思考。在国际事务上，苏联开始以对话替代对抗，以缓和替代"冷战"，以合作替代斗争。苏联新领导人戈尔巴乔夫开始与非社会主义国家，尤其与西方大国领导人频频接触和会晤，就国际争端、裁军问题、从国外撤军、削减核武器（中近程战略性导弹）和常规武器等重大问题进行磋商，通过协商谈判解决国际争端。戈尔巴乔夫的做法与赫鲁晓夫和勃列日涅夫同西方进行军事竞赛和搞"冷战"对立有着极大的区别。1989年11月，东德首都"柏林墙"的拆除，是戈尔巴乔夫在"新思维"思想指导下结束东西方之间"冷战"的一个标志性事件，此后东西方的"冷战"局面迅速瓦解。此外，戈尔巴乔夫的"新思维"开启了苏维埃国家的"铁幕"，苏联采取了灵活外交策略，加强了与世界、尤其是与西方世界在各个领域的交流和往来，渐渐缓和与西方世界的对立状态。戈尔巴乔夫的"新思维"还摒弃苏联长期以来奉行的"无产阶级国际主义"和"革命输出"的思想和政策。1986年6月，苏联开始从阿富汗逐渐撤军[1]，到1989年从阿富汗撤出自己的全部军队，同时苏联还逐渐减少在东欧盟国和亚洲盟国蒙古的驻军，等等。这些举动表明苏联要与所谓的"无产阶级国际主义"告别，不再搞"革命输出"，让世人看到戈尔巴乔夫在处理国际事务中的"新思维"。

在苏联国内，"新思维"给社会带来的更是一种巨大的变革。戈尔巴乔夫提出"新思维"之后不久，苏联理论界就开始重新审视苏联共产党在苏维埃社会中的地位和作用，马克思列宁主义和社会主义思想在苏联受到挑战。在苏共中央二月全会（1988年）上，戈尔巴乔夫在苏维埃政权历史上公开宣布要进行各种思想的自由竞争，要实行社会主义观念的多元化。1988年6月，第19届全苏党务会议作出了包括国家体制改革、法制体制改革等重要决议，成为戈尔巴乔夫改革的一个重要的里程碑。随后，官方公布刑法新草案（1988年12月17日），苏维埃政治体制进一步自由化。这样一来，许多人便在报刊上撰文，公开批判列宁，否定马克思列宁主义，否定十月革命的道路，如政论家特罗斯特尼科夫、科斯季诺夫等人分别在《新世界》和《十月》杂志上撰文，对马克思主义的正确性提出质疑；《新世界》杂志在20世纪80年代末刊登格罗斯曼的小说《一切都是流动的》和索尔仁尼琴的小说《古拉格群岛》，矛头直接指向列宁和十月革命。1990年，苏共中央全会通过了"走向人道的、民主的社会主义"的决议，其实质是否定正统的社会主义思想。到1991年，苏共中央公开宣布用全人类价值观代替社会主义价值观，这表明社会主义在苏维埃大地上已经走到了尽头。

戈尔巴乔夫上任后对党的机构进行了改革，大批更换党内的高层人士，一批正统的老"布尔什维克"离开岗位，具有"新思维"、精力旺盛的青年改革派占了上风。据统计，到1987年初，原苏共政治局委员中有70%被换掉，原州党委书记中有60%被换掉，原苏共中央委员会委员中有40%被换掉。此外，戈尔巴乔夫当政后，对苏联部长会议成员也进行大换班，1985年前的115位苏联部长会议成员到1989年只剩下10人。几年内苏联部长会议成员的大量撤换表明苏维埃社会体制的一次剧变。戈尔巴乔夫的"新思维"逐渐削弱苏联共产党在苏维埃社会中的领导作用，苏共的社会地位和作用日渐下降，因此苏共不得不在第27次代表大会（1986年2月）上修改党章和党纲，后来又从苏联宪法（1990年）第六款中取消苏联共产党在苏维埃社会中的领导地位。这样一来，苏联共产党变成了一个法律意义上的社会组织，从执政党变成一个普通的政党，与随即出现的许多社会民主的、自由民主的和基督教民主的组织以及其他各种政党处于同等的地位。随着苏联共产党失去了领导地位，列宁共产主义青年团和苏维埃工会的地位和作用下降，其政治作用和影响大大减弱。

戈尔巴乔夫的"新思维"否定社会主义公有制和苏维埃政权建立以来推行的计划经济体系，提出在经济领域搞私有化和市场经济，并坚持对苏维埃国家的经济管理体制进行重大改革。戈尔巴乔夫推行的私有化主要是国有财产的私有化和农村经济的局部"非集体化"。国家颁布法律容许从事个体劳动，容许农村自留地和搞副业，苏联部长会议还颁布决议为从事个体生产的人们提供方便和较大的可能性，为之提供贷款，组织销售合作社，帮助销售个体户生产的产品，等等。戈尔巴乔夫开始改革后，在苏联引入市场经济机制，国家总理Н.雷日科夫在1990年5月24日向苏联最高苏维埃提交经济改革计划，提出苏联经济要渐渐向"有控制的市场经济"过渡。此外，在经济领域还容许企业股份制，容许与国外建立合资企业以及推出其他一系列有利于发展市场经济的措施。

戈尔巴乔夫的"新思维"改变了苏共领导人和苏维埃政权对资产阶级社会及其民主观念的看法，他们把资产阶级的民主、人权、法治国家、权力分配和议会制度等视为全人类的观念，并将之引入苏维埃社会之中，这表明苏维埃官方在意识形态领域的重大变化。与此同时，苏维埃官方继续清算过去的错误，为在苏维埃政权不同年代受政治迫害的人士彻底平反，就连蒙冤几十年的布尔什维克党内的高层领导人Г.季诺维也夫、Л.加米涅夫、Н.布哈林、Ю.皮亚达科夫、К.拉杰克、А.雷可夫和Х.拉可夫斯基等人也恢复了政治名誉。戈尔巴乔夫上台不久，1985年12月2日苏维埃官方许可苏联持不同政见运动的领袖萨哈罗夫的妻子Е.邦奈尔去美国治病，这是官方对苏联国内持不同政见运动政策变化的信号。此后，萨哈罗夫从囚禁地高尔基市（如今叫下诺伏哥罗德）返回莫斯科，著名的持不同政见者犹太人А.夏兰斯基获释，苏维埃官方还大批释放关押在监狱里的政治犯，一大批因争取人权、批判苏维埃社会政治体制的持不同政见者获得了自由。这表明苏维埃官方要结束对持不同政见运动的镇压和迫害了。20世纪80年代下半期，一批批新的政治犯从遍及苏联各地的集中营归来，1966—1988年，苏维埃官方又为被取消苏联国籍的所有公民，包括俄罗斯侨民大提琴家罗斯特罗波维奇、歌唱家维什涅夫斯卡娅、作家沃伊诺维奇等文化艺术界名人恢复了国籍。

戈尔巴乔夫的"新思维"在苏维埃社会各个领域里引发了一系列变革，迫使苏维埃官方在1990年6月颁布了《苏联出版与其他大众传媒法》[2]，这个传媒法是苏维埃时代大众传媒历史上的一个划时代文件。该法规定"苏联宪法保障的公民出版自由和言论自由，是指以任何形式（包括印刷和其他大众传媒）发表意见和寻求、收集和传播信息以及思想的权利"。该法还列出"苏联公民有权通过国外渠道（包括电话、无线电电台直播和报刊）获得信息"这一条。这样一来，报纸、杂志、电视、电台、电影以及出版物都不再受到官方的审查，享有自由的权利。此外，该法的一些条款（第一章第4条，第二章第7、15、17条）规定解除官方对大众传媒的垄断和实现大众传媒的自治权利，等等。这部传媒法的问世实际上宣告了苏维埃时代国家领导文化的体制的终止和官方对文化的意识形态审查的结束，它确立和承认社会思想的多元化，为苏维埃政治体制的解体铺平了道路。

从以上种种现象来看，戈尔巴乔夫的"新思维"确实给苏维埃社会各个领域带来了巨大的变化；但戈尔巴乔夫的"新思维"给苏维埃社会带来变革的同时，也引出一系列问题：政局动荡，经济衰退，财政紧缺，通货膨胀，工业发展速度缓慢，自然资源大量流失，农村经济萧条，土地大量荒芜，教育、科技发展滑坡，科技人才严重流失[3]，日常生活用品和食品供应紧张，人民生活水平下降，工人纷纷罢工，民族问题加剧和民族冲突增多，武装冲突升级，波罗的海三个加盟共和国要求独立……这一切使得戈尔巴乔夫的改革和"新思维"受到国内反对改革人士的批评和抨击。比较有代表性的一个例子，是列宁格勒工艺学院女教师H.安德烈耶娃的一封信。她在《苏维埃俄罗斯报》上发表了题为《我不能放弃原则》的信（1988年3月23日），对戈尔巴乔夫的改革提出尖锐的批评。此后，她在《青年近卫军》杂志上又发表公开信《公开性要求这样做》和文章《追求真理的渴望尚未能压制下去》，继续抨击戈尔巴乔夫的改革。"新思维"给苏维埃社会带来了文化的西方化趋向，西方大众文化的涌入，电视上播放的许多内容低俗、艺术质量低下甚至镜头不堪入目的西方电视剧，一些宣扬暴力、色情甚至淫秽的文学作品、影片、剧目的出现，昔日的审美观和道德观被否定，共产主义和社会主义理想被抛弃，许多人（尤其是青年人）的拜金主义世界观和崇尚西方文化的价值取向……这一切引起了文化界许多人士的忧虑和不满，尤其是传统派作家邦达列夫、拉斯普京、普罗斯库林，文学评论家邦达连柯、卡金采夫等人在会议上发言和报刊上发表文章，与改革派进行辩论，并且公开批判戈尔巴乔夫改革以来的一些现象。但是，这些人的批评声音被"新思维"的巨大声浪淹没了。戈尔巴乔夫"新思维"开启了官方意识形态的闸门，史无前例的改革犹如洪水一样袭来；但"新思维"没有使苏维埃国家走上振兴和繁荣，反而导致了苏维埃国家的解体悲剧。

二 苏维埃文化发展的新现象

戈尔巴乔夫的"新思维"指导这个时期的苏维埃文化发展，牵引着苏维埃文化走完了自己最后的里程。在文化领域，"新思维"不再把意识形态视为评价文化艺术创作的唯一标准，承认历史标准、道德标准、审美标准等也是文化艺术作品的批评标准；"新思维"让社会主义现实主义原则遭受质疑并且受到其他创作原则和方法的挑战。"新思维"解放了创作知识分子的思想，让他们摆脱苏维埃意识形态的框框。"新思维"促进了苏维埃文化从一元向多元发展的转化。"新思维"开放了苏维埃文化，增加了其发展的透明度，排除了苏维埃文化与世界文化沟通的许多障碍，引出了苏维埃文化发展的一系列新现象。

第一是放松对广播电视的控制，扩大了人民获得信息的手段。戈尔巴乔夫上台后不久，苏维埃官方就解除了以前对广播电台播音的种种控制，开始恢复电台的直播节目，人们可以听到全苏广播电台、青年广播电台和灯塔广播电台等国内几家主要电台的直播，增加了新闻事件的时效性和透明度。此外，国家电台还开辟一些新的栏目，及时报导国内外政治事件，披露苏维埃社会存在的一些问题。同时，苏维埃官方不再视西方文化为洪水猛兽，从1986年起下令停止对国外电台的干扰，民众可以自由地收听"美国之音"、BBC电台等西方国家电台的播音节目。这样一来，电台增加了民众了解外部世界和西方文化的渠道，西方的政治和文化信息通过电波传入苏联。电视台也像广播电台一样，不断扩大播放栏目，及时报导国内外新闻和政治文化生活。为了加强与外部世界的联系，苏联国家电视台从1986年起创办《电视桥》节目，直播苏联公民与外国公民的对话，让广大观众更多地了解世界其他国家的政治、历史和文化，通过这种渠道比较苏联与西方国家在政治、文化等领域的差异。此外，一些电视台开设的《午夜前后》、《观点》、《第五轮》等电视栏目也以其新闻的公开性和时效性赢得了广大的电视观众。

第二是电影界的改革气象。戈尔巴乔夫上台后不久，1986年5月召开第五次苏联电影家代表大会，第一次公开对苏维埃官方的电影审查制度、对官方意识形态干预电影创作提出严厉的批评。这次代表大会之后，苏维埃官方便取消了对电影脚本和影片制作、生产、发行的管理，这引起苏联电影界的一些新变化。首先，上百部昔日被禁影片回归到观众中间。如М．什维采尔的《死结》、А．格尔曼的《路考》和《我的朋友拉普申》、Э．克里莫夫的《垂死挣扎》、А．斯米尔诺夫的《女政委》、Т．阿布拉泽的《悔悟》等。这些影片是在戈尔巴乔夫改革以前拍成的，但因批判斯大林的个人崇拜和揭露苏维埃社会的某些弊端而被束之高阁。这些影片开禁成为苏维埃电影界的一件大事，尤其是影片《悔悟》（1988年，电影三部曲《祈祷》、《愿望之树》和《忏悔》）获列宁奖金）的上演引起了极大的社会轰动。影片的故事情节虽然荒诞但寓意深刻。影片的名字"悔悟"是指像瓦尔拉姆的儿子阿维里这类人的悔悟，只有这样的人悔悟了，才能彻底清算斯大林的个人迷信给苏联人民带来的痛苦和灾难。其次，是一批暴露苏维埃社会青年道德问题的影片问世，如《小薇拉》、《我叫阿尔列基诺》、《国际女郎》等。这几部影片的主人公是流氓、小偷和妓女，真实大胆地反映和表现了苏维埃社会青年人的精神空虚、追求物质享受和道德堕落等现象。其中《国际女郎》是极有代表性的一部。影片讲述了一位名叫塔尼娅的俄罗斯姑娘的悲剧命运。塔尼娅本是一位聪明美丽的姑娘，她在一家医院当护士，母亲是中学教师，母女俩过着普通俄罗斯人的生活。但是，戈尔巴乔夫的"新思维"引起了许多俄罗斯人、尤其是俄罗斯年轻人的思想变化。不少年轻人的价值观、幸福观和爱情观都变了，他们不再注重人生精神的东西，而是追求物质的享受。为了达到这个目的，有的姑娘甚至不惜出卖自己的肉体，走上妓女的道路。最后，塔尼娅成为追求物质享受、拜金主义的必然牺牲品。《国际女郎》这部影片揭露了苏联社会中的妓女现象，这种内容在戈尔巴乔夫改革前是绝对不容许搬上银幕的。最后，是俄罗斯电影的西方化。戈尔巴乔夫改革以来大量引进西方影片，并且几

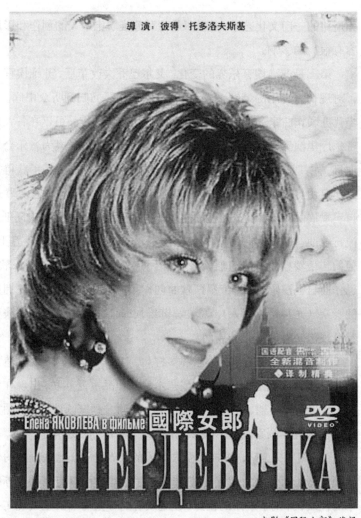

电影《国际女郎》海报

乎没有什么审查和限制，所以西方的各种侦探片、暴力片、色情片充斥苏维埃电影市场，改变了苏联观众传统的欣赏习惯和审美取向，造成俄罗斯电影市场的某种失控和混乱。在西方电影的影响下，有不少苏维埃电影人丢掉俄罗斯电影传统的题材和体裁，接受西方的世界观、道德观和价值观，宣扬暴力、色情、极端的个人主义，仿效西方大拍起俄罗斯的侦探片、恐怖片甚至色情片来。不少苏维埃电影人离开了社会主义现实主义美学原则，颠覆了俄罗斯电影的传统，这是戈尔巴乔夫改革带来的新现象。还要指出一点，苏联电影是苏维埃文化领域中最早走上商业化道路的一门文化艺术,电影商业化对苏维埃电影人的创作和影片的内容有很大的影响。

第三是苏维埃音乐界的变化。戈尔巴乔夫改革后,苏维埃官方解除了对现代派音乐的禁锢,现代派音乐家的作品回归到听众中间。不但如当代苏联作曲家A．施尼特克等人的现代派音乐作品可以在各大城市的音乐厅里演奏,连西方的各种现代派音乐作品也可以成为音乐会的演奏曲目。尤其是摇滚乐这种音乐形式在苏联合法化,摇滚乐手获得完全的创作自由,在莫斯科还举办了摇滚音乐联欢节,使摇滚乐在苏联达到了自己发展的顶峰。此外,在歌曲创作上,传统歌曲的创作走向低迷,而流行歌曲、通俗歌曲的创作大大走红,一大批流行音乐歌手登上舞台,他们与俄罗斯传统的演唱风格迥然不同,而是模仿西方流行乐歌手,自己作曲自己演唱,成为俄罗斯歌曲创作和演唱的一支新军,并拥有大量的听众(尤其是青年人)。总之,苏维埃时期的音乐从创作到演奏演唱都呈现出一种多样化的局面。

第四,是造型艺术的丰富和多样化。1985年后,西方现代造型艺术的各种流派,包括一些侨民造型艺术家的作品重返苏联,出现在各种画展上。80年代后期,在莫斯科举办了一些西方画家画展、侨民画家画展和现代派青年画家画展,如K．马列维奇、В．康定斯基、П．菲洛诺夫、А．图罗夫、М．涅斯杰罗夫等人的个人画展。这些画家的作品在绘画流派、艺术思维、创作构想和表现手法等方面具有一种非苏维埃艺术的性质,开阔了观众的视野,让观众看到一些与社会主义现实主义绘画规范截然不同的绘画杰作,启发了画家的创作思维。这个时期还出现了一些超现实主义的绘画,如有些运用照片、蒙太奇剪接和扫描印刷技术合成的招贴画令人耳目一新,尤其这些招贴画的造型语言通俗易懂,对苏维埃社会的弊端进行批判和揭露,具有很大的鼓动性和普及性。总之,改革以来苏维埃绘画艺术朝着题材和体裁的多样化方向发展。此外,雕塑[4]、戏剧等文化艺术种类效仿电影、音乐和造型艺术的榜样,出现在不同程度上向多元化发展的倾向。

第五,苏维埃文坛两大派别的对立和论争,是戈尔巴乔夫改革时期苏维埃文化的最后历程中的一个凸显的现象。我们知道,早在20世纪

50—60年代，苏维埃文坛上就出现过以《十月》杂志主编柯切托夫为代表的正统派与以《新世界》杂志主编特瓦尔多夫斯基为代表的自由派的论争，后来，又有过正统派、自由派和传统派[5]三个派别的斗争。只是后来由于官方介入，几派才停止了争论和斗争，但问题并没有解决。因此，当80年代中期苏维埃社会开始了全面的改革后，文坛派别的对立和论争又"死灰复燃"，很快变成了"熊熊烈火"，成为文学界乃至整个文化界引人注目的现象。

戈尔巴乔夫改革时期，苏维埃文坛主要分成两大派，一个是拥护戈尔巴乔夫改革的"改革派"（亦称"自由派"、"民主派"、"西方派"等），另一个是对戈尔巴乔夫改革持保留意见的"传统派"（亦称"正统派"、"保守派"、"爱国派"、"新斯拉夫派"、"新土壤派"等）。苏联作家第八次代表大会（1988）之后，这两派营垒变得更加分明，对立更加尖锐。

自由派主要有 B. 瓦西里耶夫、贝科夫、叶甫图申科、沃兹涅辛斯基、格拉宁、杜金采夫、以斯坎德尔、奥库扎瓦等作家和诗人。这派作家在国内有上层人士的支持，再加上活动能力较强，善于搞社会关系，人数多于传统派阵营。自由派作家认为改革后的文化"回归"是俄罗斯的一次"文化复兴"，主张艺术创作的多元化，崇尚西方文化，尤其肯定现代派艺术，欢迎大众文化。因此有人说自由派是一批"新世界主义者"。

传统派主要有阿列克谢耶夫、别洛夫、拉斯普京、阿斯塔菲耶夫、邦达列夫、利丘金、鲍罗丁、库尼亚耶夫等作家和诗人。传统派对改革后的文化"回归"也表示欢迎，但有所保留。这派作家坚持弘扬俄罗斯民族文化传统，对西方文化持谨慎态度，抵制西方的"大众文化"，对现代派、流行音乐、流行艺术在苏联的泛滥深感忧虑。后来，由于一些俄罗斯沙文主义者、宗教界人士和沙皇保皇派分子进入传统派阵营，传统派的成分变得比较复杂。传统派没有国外的财团资助，处境十分艰难。

自由派和传统派从名义上和组织上还同属一个作家协会，即苏联作家协会，但是从1989年起，《文学报》、《十月》、《旗》等杂志纷纷离开了原隶属机构苏联作家协会，作家协会领导内部分歧严重，组织机构管理混乱，莫斯科和列宁格勒两地的作家组织内部发生分裂。这样一来，苏联作家协会这个存在了近50年的统一的创作组织几乎形同虚设，根本起不到应有的作用。

自由派和传统派不但在创作队伍上阵线分明，而且在报刊杂志方面也有明确的分野。属于民主派的报刊杂志有《论据与事实》、《莫斯科新闻》、《莫斯科共青团报》,《星火》、《新世界》、《旗》、《各民族友谊》等。与之相对立的是保守派的《真理报》、《苏维埃俄罗斯报》、《我们同时代人》、《莫斯科》、《青年近卫军》等报刊杂志。此外，自由派和传统派各有自己的评论家队伍甚至读者群。总之，这两派严重对立，互相批判，互相指责。如，1989年《十月》杂志因刊登侨民作家A．西尼亚夫斯基的小说《与普希金漫步》（1989年第4期）而引发了自由派和传统派的一场论争。该小说发表后，政论家M．安东诺夫、雕塑家克雷科夫和数学家沙法列维奇认为它是一部诬蔑俄罗斯民族和仇恨俄罗斯的作品，他们为此还写信给俄罗斯联邦作协；而由自由派作家组成的苏维埃笔会中心发表声明，谴责他们的联名信，认为他们怀念过去的审查制度是对民主化和公开性的挑战，等等。

自由派和传统派双方争论的问题和内容大大越出文学和文化的范围，而涉及到政治、经济、外交、历史、道德、宗教等一系列领域，说到底，这两个文学派别的对立和争论是拥护戈尔巴乔夫改革还是反对戈尔巴乔夫改革，是对苏维埃国家要走怎样的道路问题的争论，说得更广泛一些，是东方与西方、俄罗斯文化与西方文化的斗争和较量。因此，自由派和传统派的对立和斗争与整个苏维埃社会改革形势紧密地联系在一起，是改革时期苏维埃社会政治生活和文化生活的缩影。

此外，在这个时期文学界的其他新现象也层出不穷。首先的是官方为一大批被苏联作协开除的作家恢复了作家协会会籍，为被苏联取消国籍的作家恢复了国籍。帕斯捷尔纳克、阿克肖诺夫、弗拉基莫夫、索尔仁尼琴、塔尔西斯以及其他许多作家和诗人先后恢复了苏联作家协会会籍和苏联国籍，这之前只是他们作品的"回归"，这次是他们本人的"回归"，是真正意义上的"回归"。与此相关的是为在苏维埃政权下无辜受迫害的文化艺术界人士平反，并且隆重纪念他们的诞辰。如，1987年纪念被镇压的阿克梅派诗人古米廖夫一百周年诞辰，一些报刊杂志介绍他的生平创作，并发表他的诗作。除了古米廖夫外，在苏联国内还开会或举办活动纪念女诗人阿赫玛托娃、侨民作家纳博科夫、持不同政见作家索尔仁尼琴等人的诞辰，并掀起出版这些诗人和作家作品的热潮。1988年被评论界称为"纳博科夫年"，1989年为"阿赫玛托娃年"，1990年为"索尔仁尼琴年"。官方彻底清除过去迫害文化界知识分子的种种错误决议。如，1988年苏共中央决定撤销联共（布）中央1946年8月14日《关于〈星〉和〈列宁格勒〉两杂志》的决议；撤换《消息报》、《共青团真理报》、《莫斯科新闻》、《新世界》、《青春》、《星火》等报刊杂志的主编，以利于推行文学领域的改革；取消对非党和非政治性报纸和杂志的征订限制；重新审视俄罗斯文学、尤其是苏维埃文学的发展，重新评价包括像高尔基、马雅可夫斯基等经典作家诗人的创作，恢复这些创作知识分子的全貌；容许外国的图书、学术著作、报刊杂志、俄罗斯侨民杂志进入苏联，等等。

文学界的上述现象表明了苏维埃文学界的一些变化，但"新思维"带给文学界最大的、也是最重要的变化，是"回归文学"现象的产生以及由此引发的文化"回归"热潮。这种文化回归热潮贯穿在这个时期文化发展的整个过程之中，并且成为苏维埃文化发展的最后历程中一个极为重要的现象。

三　"回归文学"现象

"回归文学"是20世纪80年代后半期在苏维埃文坛出现的一个新术语，是指过去在苏联被禁的文学作品重新出版问世，回归苏联社会，回归到广大的读者中间。

其实，被禁文学作品的"回归"现象在斯大林去世后，赫鲁晓夫的"解冻"时期就出现过，50年代中期在苏联国内曾经出版过侨民作家布宁的小说。60年代初，诗人特瓦尔多夫斯基曾经写信给苏共中央，认为有必要出版被禁诗人古米廖夫、茨维塔耶娃、曼德里什塔姆、帕斯捷尔纳克甚至霍达谢维奇等人的诗集。只不过在当时的社会文化环境下，特瓦尔多夫斯基的这个想法没有实现。80年代中期戈尔巴乔夫改革以后在文学界出现的文学作品"回归"现象，是被禁作品的大规模回归，这次回归作品的数量之大、种类之多、时间之久、社会效应之大都是前所未有的，并且"回归文学"现象带动了文化其他领域的"回归"，构成一场规模宏大的被禁文化的回归热潮，成为苏维埃文化发展最后时期的一个显著特征。文学的"回归"和文化的"回归"让人们感到社会变革的深度和力度。

被禁文化的"回归"热潮首先从文学开始，因为俄罗斯文化向来是一种"文学中心主义"，文学包含着文化的其他种类并影响乃至带动着其他种类的发展。

在"回归文学"现象出现之前的"改革胚胎时期"，苏维埃文学界已经出现了一些新的动向，一些作家在自己的具有政论性的文学作品里提出一些人们广为关注的、具有重大意义的社会问题。如，拉斯普京的《失火记》(1985)、阿斯塔菲耶夫的《悲伤的侦探》(1986)和艾特马托夫的《断头台》(1986)三部长篇小说在1985年前后问世。这几位作家以艺术家的创作勇气和胆识揭露苏维埃社会中的酗酒、吸毒、黑社会等犯罪现象，鞭挞苏维埃官僚主义、苏维埃社会里人的精神蜕化和道德堕落等社会现象。1985年底，曾经在50年代末被官方批判和封杀的作家帕斯捷尔纳克的作品选集(两卷集)出版，这个信号预示着以戈尔巴乔夫为首的苏维埃官方要放松对文化的意识形态控制，苏维埃社会将扩大文化信息空间，不再把社会主义现实主义文学视为苏维埃文学的唯一，要让被禁文化和地下文化合法化，给它们大开绿灯。

1986年，几家大型杂志开始刊登被禁作家的作品。《旗》刊登普拉东诺夫的中篇小说《初生海》(1986年第6期)，这是作家去世35年后这部作品第一次在苏联问世。1986年，在作家A.别克去世14年之后，他的小说《新的任务》(1964年写成，1971年在国外出版)也刊登在《旗》上(1986年第10—11期连载)上。此外，《莫斯科》刊登了侨民作家B.纳博科夫的小说《卢仁的防守》(1986年第12期)。以上作品被文学评论界视为第一批"回归文学"作品。此后，文学杂志和出版社开始大量刊登和出版过去被禁的文学作品，掀起了争相刊登出版"回归文学"作品的热潮。上百部昔日被禁的小说诗歌作品回到广大读者之间。如，特瓦尔多夫斯基的《凭着记忆的权利》、雷巴科夫的《阿尔巴特街的孩子们》、普拉东诺夫的《基坑》和《切文古尔》、比托夫的《普希金之家》、杜金采夫的《穿白衣的人们》、B. 格罗斯曼的《人生与命运》[6]

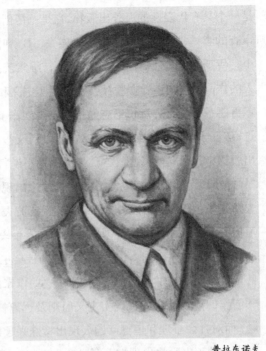

普拉东诺夫

和《一切都是流动的》、帕斯捷尔纳克的《日瓦戈医生》、B. 萨拉莫夫的《克雷姆短篇小说集》、扎米亚金《我们》、纳博科夫的《玛申卡》和《死刑邀请》、索尔仁尼琴的《古拉格群岛》等作品都得以发表，重见天日。

　　"回归文学"究竟包含哪些作品的"回归"？有些俄罗斯文学史家对"回归文学"进行了归类，如俄罗斯文学史家B. 巴耶夫斯基把"回归文学"作品归为五个层面[7]。第一个层面，是许多读者不但没有读过，而且连名字都没有听过的文学作品，如A. 雷巴科夫的《阿尔巴特街的孩子们》、A. 比托夫的《普希金之家》、Вен. 叶罗菲耶夫的《从莫斯科到彼图什基的旅行》等作品。第二个层面，是地下出版物和海外出版物，如阿赫玛托娃的《安魂曲》，帕斯捷尔纳克《日瓦戈医生》（1988），特瓦尔多夫斯基的《凭着记忆的权利》，索尔仁尼琴的《古拉格群岛》、《第一圈》、《癌病房》、《红轮》等作品。这些作品在戈尔巴乔夫改革前或是作为地下出版物在苏联"地下"出版和流行，或是作为海外出版物通过各种渠道秘密进入苏联国内。如，文学丛刊《大都会》（1978）就是一个具有代表性的海外出版物。它是一帮创作知识分子试图冲破官方审查的尝试，刊登了В．阿克肖诺夫、В．叶罗菲耶夫、А．比托夫、Ф．伊斯坎德尔、Ф．戈连什坦、В．维索茨基和Б．阿赫玛杜林娜等人的作品。这些作者摆脱社会主义现实主义和"党性"原则，表明他们不再愿意听从官方意识形态的指挥棒去创作了。这个丛刊在苏联无法通过审查，只好在国外首先用俄文出版，后又被译成英文和法文。在地下出版物中，"异样小说"（亦称"另一种小说"）占有相当的比重。所谓"异样小说"作家是指20世纪80年代以来出现的一批作家，如彼特鲁舍夫斯卡娅、托尔斯塔娅、叶罗菲耶夫、波波夫、瓦西连科等人，他们学习借鉴西方现代派的某些创作手法和艺术手段，在作品的内容和形式上"离经叛道"、大胆创新，与官方倡导的社会主义现实主义有很大不同，甚至与俄罗斯文学的某些传统相悖，这些作家又被称为"新潮作家"，因其创作偏离了社会主义现实主义原则及远离社会政治和时代迫切的问题，而对社会心理和道德问题表现出特殊兴趣而通不过官方的审查，只好作为地下出版物出现在苏联社会中。第三个层面，是白银时代作家的作品，如诗人Н．古米廖夫、О．曼德里什塔姆、М．茨维塔耶娃、З．吉皮乌斯、И．谢维里亚宁等人的诗歌作品，以及作家А．别雷、Д．梅烈日科夫斯基等人的小说。第四个层面，是在苏维埃政权的各个时期曾经一度走红但后来受到迫害的作家的作品，如巴贝尔、皮利尼亚克、普拉东诺夫、布尔加科夫、杜金采夫等人的作品。他们本人曾经是被官方认可、作品畅销的作家，但后来由于意识形态原因而挨批，作品被打入冷宫。虽然其中有些作品在50—70年代出版过，但是出版和发行都受到了一定的限制。第五个层面，是侨民文学作品，主要是第一次侨民浪潮作家和诗人И．什缅廖夫、Б．扎伊采夫、Д．梅烈日科夫斯基、Г．伊凡诺夫、霍达谢维奇、А．纳博科夫和第三次侨民浪潮的作家和诗人И．布罗茨基、В．马克西莫夫、С．多伏拉多夫、沃伊诺维奇、弗拉基莫夫等人的作品。这些侨民作家和诗人的作品在戈尔巴乔夫改革前主要是由国外出版社出版，其中一部分作品流入苏联，但绝大多数作品是苏联国内的读者无法见到的。巴耶夫斯基总结的这五个层面，基本上涵盖了"回归文学"的全部作品。

"回归文学"作品的题材涉及到社会生活的方方面面，思想内容大致有如下几种倾向：一、揭露斯大林时代的社会弊端和斯大林个人迷信造成的后果，如贝克的《新的任命》、雷巴科夫的《阿尔巴特街的孩子们》等；二、否定十月革命和社会主义，如格罗斯曼的《一切都是流动的》、帕斯捷尔纳克的《日瓦戈医生》、索尔仁尼琴的《古拉格群岛》等；三、与苏维埃官方意识形态相左，如普拉东诺夫的《切文古尔》、布尔加科夫的《狗心》等；四、充满宗教思想和基督精神，如什缅廖夫的《上帝的节日》和《朝圣》、扎伊采夫的《拉多涅日的圣谢尔吉》等；五、对俄罗斯的思乡情绪和贵族生活的怀念，如布宁、纳博科夫等许多侨民作家诗人的作品。"回归文学"的体裁有小说、诗歌、戏剧、回忆录、特写、自传，等等。

前已述及，"回归文学"作品是以刊登在国内的大型文学杂志或出版单行本的形式回到读者中间的。这些作品的回归一方面让广大苏维埃读者了解到20世纪俄罗斯文学发展的全貌，知道苏维埃文学只是20世纪俄罗斯文学板块中的一部分，20世纪俄罗斯文学还包括回归的俄罗斯侨民文学和苏维埃时期的"地下文学"；另一方面也让广大读者知道在"回归文学"作品当中，有不少作品是20世纪俄罗斯文学的真正经典，但由于意识形态原因被苏维埃官方从文学史中去掉了，而一些被官方视为苏维埃文学经典的作品与"回归文学"中的经典相比，充其量不过是二流或者三流作品。当然，在大量的"回归文学"作品中也有一些二流或者三流的作品，这说明"回归文学"并非都是精品，对这点必须有清醒的认识。

"回归文学"作品中有不少是以苏维埃历史为题材或者作品内容与苏维埃历史有着密切的关联，这些作品激起了读者了解俄罗斯历史，尤其是苏维埃历史真相的兴趣和愿望。这种兴趣和愿望成为文化界人士精神生活的一种强烈的需求，从而引发了一场"回归历史"热潮。于是，一方面是苏联出版界大量出版历代的俄罗斯历史学家Н.卡拉姆津、С.索洛维约夫、Н.别尔嘉耶夫、В.罗扎诺夫和В.克留切夫斯基等人的历史哲学著作，以解除多年来人民希望了解历史真相的饥渴；另一方面是苏联报刊杂志开辟历史专栏，大量刊登历史纪实、名人回忆录，甚至对沙皇尼古拉二世、沙皇政府的大臣斯托雷平、拉斯普京等人及白军首领邓尼金等人的回忆文章也出现在报刊杂志上。各家出版社也大量出版各种书籍，披露苏维埃时代的历史真相，同时，一些文化机关也举行历史问题报告会等活动。在新的事实和论据的揭示下，苏维埃时期许多重大历史事件恢复了本来面目，托洛茨基、布哈林、加米涅夫、季诺维也夫等人被歪曲的面貌更正过来，以其真实面目呈现在读者面前。

"回归文学"以及"回归历史"热潮带动了报刊杂志和图书出版，报刊杂志和各种书籍急剧增加，发行量达到了历史新高。1989年，全国报纸达到8800种，一次性发行数为2.3亿份；杂志1629种，一次性发行数为2.2亿份。如《论据与事实》报在1989年的日发行量达到3000万份，《劳动报》达到1800万份，《共青团真理报》达到1700万份，《真理报》达到1100万份，《新世界》杂志的印数也达到几百万份。此外，书籍的出版也突破了历史纪录。

"回归文学"让白银时代文学作品和侨民文学作品回归到苏维埃社会，与广大读者见面，进而引发了白银时代文化和俄罗斯侨民文化的回归。因为在白银时代文学回归的基础上，苏联本土读者知道了19世纪—20世纪之交俄罗斯文化的发展状况，不但了解到白银时代文学流派的纷呈状况和诗歌、小说、文艺理论的成就，了解到白银时代的绘画、音乐、雕塑、戏剧和建筑等领域的革新贡献，而且熟悉了白银时代的宗教哲学、那场轰轰烈烈的俄罗斯宗教复兴运动以及整个白银时代的文化氛围。在侨民文学回归的基础上，苏联本土的人们接触到散居在国外的俄罗斯侨民知识分子的文化艺术创作和活动，开始重视俄罗斯侨民文化现象，承认俄罗斯侨民文化是20世纪俄罗斯文化的组成部分，并且高度评价俄罗斯侨民对俄罗斯文化发展所做出的贡献，进而对俄罗斯侨民文化进行更深一步的挖掘和研究。白银时代文化和俄罗斯侨民文化的回归，与俄罗斯本土的苏维埃文化一起构成了20世纪俄罗斯文化发展的完整图像。可见，"回归文学"不仅是改革时期的一个重要的文学现象和文化现象，同时也是促进白银时代文化和侨民文化回归的重要因素。

白银时代文化和侨民文化虽然不是戈尔巴乔夫改革时期的文化现象，但是这两种文化是在戈尔巴乔夫改革时期"回归"到苏维埃社会和读者中间的。因此，这两种文化作为这个时期的文化现象进入这个时期的文化过程之中，并成为这个时期文化发展的内容。

四 苏维埃社会中的宗教复苏

苏维埃时代文化发展的最后时期，一个显著的文化现象是苏维埃社会中的宗教复兴。

从20世纪80年代中期起，宗教在苏维埃社会开始复苏，俄罗斯东正教教会也渐渐活跃起来。20世纪80年代中期教堂和修道院的大规模修复和重建工作拉开了苏维埃社会回归宗教的序幕。此后，一方面是大量地修复和重建教堂和修道院，另一方面是把从前变成博物馆和宣传无神论阵地的教堂和修道院移交给俄罗斯东正教教会和教区，恢复其祭祀作用。俄罗斯境内的东正教神学院、神学校恢复正常的教学活动，各种

莫斯科基督救主大教堂

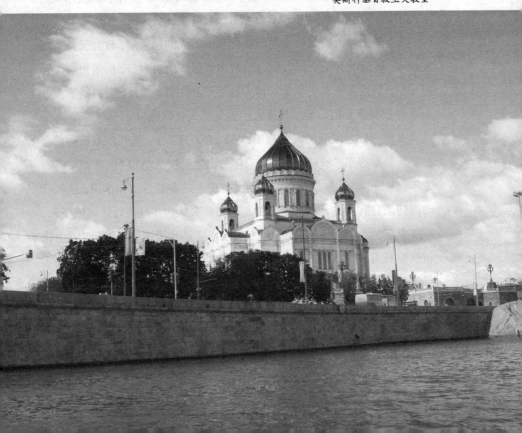

宗教组织重新注册登记，俄罗斯东正教教会还新设了奖励制度（最高奖励是圣使徒安德烈勋章），等等。

戈尔巴乔夫上台后，苏维埃官方改变了对宗教和东正教教会的政策和态度，不再奉行赫鲁晓夫时期和勃列日涅夫时期对宗教的孤立、限制、禁止甚至取缔的政策。赫鲁晓夫在20世纪50年代末曾经在全国掀起一场新的反宗教运动，他扬言要让最后一位神甫离开苏维埃大地。赫鲁晓夫下台后，官方对宗教的态度虽然有所改变，但宗教和俄罗斯东正教教会在社会政治生活和人民文化生活中的作用依然十分微弱。1988年4月29日，戈尔巴乔夫接见俄罗斯东正教教会牧首，许诺扩大东正教教会的权利。大众媒体开始谈论宗教对人们的社会道德的正面影响，一些神职人员还被选为苏联人民代表参政议政。

苏联国家电台和电视台为宗教开绿灯，开始播放宗教生活节目，俄罗斯东正教牧首以及一些都主教的声音和形象频频出现在收音机和电视屏幕上。国家电视台开办了《午夜前后》节目，东正教神职人员进入电视直播间畅所欲言。出版界热衷出版《圣经》、东正教神学以及相关的宗教书籍，白银时代的宗教哲学家B.索洛维约夫、H.别尔嘉耶夫和B.罗扎诺夫等人的著作成为出版社和出版人的抢手货。教会及其下属的教堂、修道院乃至个别教徒办的杂志报纸如雨后春笋，世俗报刊也开辟专栏，刊登东正教史学家和神甫的著作和文章。此外，国内的宗教杂志发行业畅通无阻，为宗教界人士提供了文化阵地。

在国内宗教复兴的大背景下，1988年6月5日，俄罗斯东正教教会在莫斯科举办了"罗斯受洗"一千年的大型庆祝活动和"俄罗斯文化一千年"展览，展示东正教在俄罗斯文化史上的重要意义和作用。这些活动得到来自官方的肯定和支持，戈尔巴乔夫认为"基督教传入俄罗斯，不仅有宗教意义，而且有社会政治意义。它是我国许多世纪历史、文化和俄罗斯国家发展的重要里程碑"[8]。1990年7月，俄罗斯东正教教会牧首阿列克西二世隆重举行即位仪式，他虽然宣称俄罗斯东正教教会不介入苏维埃国家政治问题，但又说东正教教会不能游离于苏维埃国家的社会生活和社会问题之外，实际上东正教教会在积极介入社会生活和社会问题，牧首阿列克西二世在1993年的"白宫事件"中充当两派冲突的

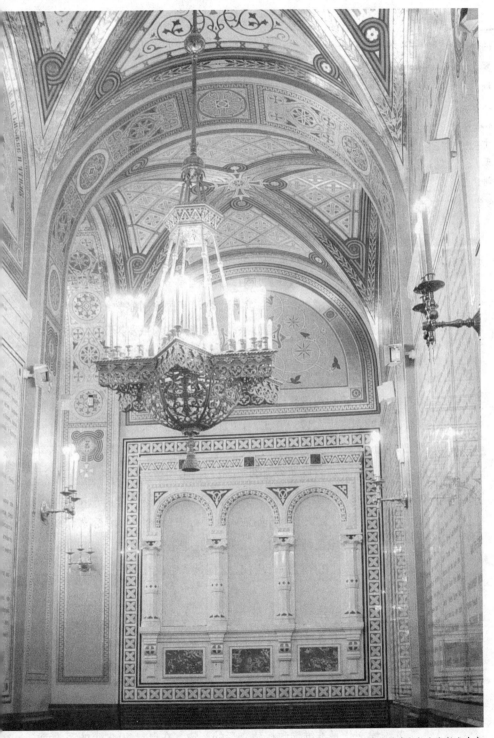

莫斯科基督救主大教堂内部

调停人就是佐证。这之后，俄罗斯东正教教会加强了宗教宣传和宗教活动的力度，参与社会生活，教会的威信迅速增高，许多人纷纷转向宗教，教徒人数急剧增加，甚至有一些共产党人也走进教堂，站在基督受难像前祈祷。"转向宗教"是苏维埃社会改革时期的一种伴随现象，表明人们欲脱离无神论寻找新的世界观的愿望，希望用一种新信念来填补"信仰真空"，同时，许多俄罗斯人转向宗教也是恢复民族传统的一种表现。鉴于国内东正教教会的活动和信教人数的增多，1990 年 10 月 1 日，苏联颁布了《关于信仰和宗教组织自由》的法律以及《信仰自由》法，同年，俄罗斯联邦也颁布了《关于信仰自由》的法律。法律规定俄罗斯公民有信仰的自由，公民的信仰权利和利益受到保护，一切宗教和信仰在法律面前一律平等，教会（宗教组织）与国家分离等条款。这几部法律确立了国家与宗教的新型关系，实际上取消了国家对宗教组织和机构的管理和控制，取消了对个人信仰宗教的限制，这为俄罗斯历史上曾经存在的一些教派的复兴、为社会的宗教复兴热潮到来铺平了道路。

苏维埃官方对宗教的政策变化是全方位的，这种变化不仅仅表现在国内的宗教政策和对俄罗斯东正教教会的态度上，而且也表现在对整个宗教世界的态度上。1989 年 12 月 1 日，戈尔巴乔夫在梵蒂冈与教皇保罗二世见面，宣布苏联与梵蒂冈建立外交关系，这表明苏维埃政权不再视梵蒂冈为世界宗教反动势力的中心。一批不同教派的传教士从国外进入苏联，进行传教活动。这样一来，无神论在苏维埃大地上渐渐失去了自己的地盘，宗教意识形态开始注入人们心中，许多人承认宗教传统在社会上的作用和重要性。1991 年，国家率先把圣诞节规定为俄罗斯的一个民族节日，并且在全国举行庆祝，这促进了宗教在国内的进一步普及和传播。

总之，戈尔巴乔夫的改革和"新思维"为东正教在俄罗斯复兴创造了极好的机会，为宗教活动提供了广阔的地盘和空间。此后，一场轰轰烈烈的宗教热潮在俄罗斯大地上兴起，成为苏维埃政权后期乃至新时期俄罗斯的一道壮丽的文化景观。

苏维埃文化是苏维埃政权建立后的产物，在自己 70 多年的艰难而复杂的发展历程中,苏维埃文化有自己的成功和经验,也有自己的失误和教训。苏维埃文化是一种具有强烈意识形态特征的文化现象,这就决定了这种文化的政治依附性,它一直从属于苏维埃政权,为苏维埃政治服务。随着苏维埃官方对文化的意识形态控制由放松到最后的撤销,苏维埃文化在戈尔巴乔夫的"新思维"社会改革环境下丧失了最后的意识形态本质属性,也就走完了最后的发展历程。1991年,苏维埃国家解体,苏维埃文化终止了自己的存在。然而,谁都不会忘记苏维埃文化,因为这种文化在20世纪俄罗斯文化史上留下了自己的印记,它拓展了20世纪俄罗斯文化发展的信息空间,在社会文化各个领域里取得过显著的成就,并以其固有的特征和独特的属性载入20世纪俄罗斯文化史乃至20世纪世界文化史的史册。

注 释

1. 1988年4月14日,苏联决定从1988年5月15日起,在9个月内从阿富汗撤出全部军队。苏联在阿富汗死亡人数为13310,受伤人数为34578。

2. 1990年6月由苏联最高苏维埃通过,最初刊登在1990年6月20日的《真理报》上。

3. 一是大批物理、化学、生物和数学家流亡西方,二是留在国内的许多科技界知识分子转向政界和企业界,谋求新的生路。

4. 随着对许多历史文化名人的政治平反,出现了一大批纪念朱可夫、图哈切夫斯基、叶赛宁、阿赫玛托娃、茨维塔耶娃等人的纪念碑、纪念雕像。

5. 指团结在《青年近卫军》杂志周围的一批作家。他们主张弘扬俄罗斯民族文化传统,恢复俄罗斯民族意识,挖掘俄罗斯历史古风,对西方文化持排斥或否定的态度,其中有些人具有民族主义情绪。

6. B.格罗斯曼的《人生与命运》完成于1961年,当时他送交《旗》杂志,该杂志主编不但没有发表这部小说,而且还把小说手稿交给克格勃机构,结果作家被抄家,全部小说手稿被抄走。后来作家写信给赫鲁晓夫,但没有得到任何回音。当时主管意识形态的一位高官接见了他,恶狠狠地对他说,他的小说200—300年后才可能出版。但1988年这部小说在苏联问世了,刊登在《十月》杂志上(第1—4期)。在国外,这部小说1980年在瑞士出了俄文版，后来出版了德文版、法文版和英文版及其他文字版。

7．В．巴耶夫斯基：《20世纪俄罗斯文学史》，莫斯科：俄罗斯文化语言出版社，1999年，第357—358页。

8．转引自王为民：《俄罗斯帝国浮沉之谜》，北京：解放军文艺出版社，1995年，第176页。

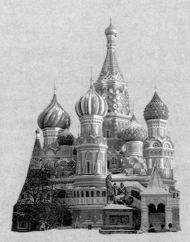

新时期俄罗斯文化

——苏联解体后的俄罗斯文化

1991 年 12 月，克里姆林宫政府大厦上的红旗飘然而落，在世界上存在了 73 年的苏维埃政权不复存在。苏维埃政权的结束是 20 世纪在俄罗斯大地上发生的又一次"革命"，这次"革命"也像 1917 年十月革命一样，震撼了整个世界并且改变了世界的格局。

随着苏维埃政权的崩塌，苏维埃文化也结束了，但 20 世纪俄罗斯文化的发展并没有结束，而是从 90 年代开始进入发展的新时期，我们称之为新时期俄罗

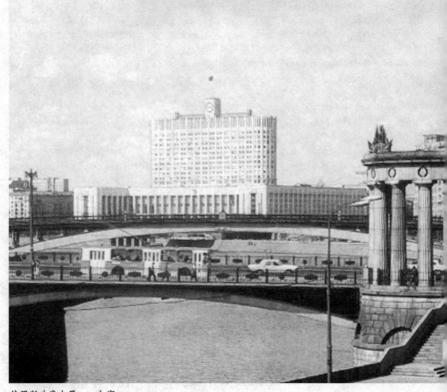

俄罗斯政府大厦——白宫

斯文化。

　　新时期俄罗斯文化仅有十多年的历史,距离我们太近,其特征尚不明确,发展充满变数,因此讲述起来是比较困难的。俄罗斯文化史学家们对这个时期俄罗斯文化的发展有不同的认识。有的人对新时期俄罗斯文化发展十分乐观,认为俄罗斯文化彻底摆脱了苏维埃时代意识形态的枷锁和控制,开始了真正自由的发展,结束了文化发展的一元化,回归到多元化发展格局;有的人则对这个时期俄罗斯文化发展持悲观态度,认为俄罗斯文化崩塌了,其发展遇到了空前的困境。比如 M. 杜纳耶夫就认为:"俄罗斯文化中的一切仿佛在世纪和千年之末都崩塌了:文学失去了自己的主导地位。发行量曾经达到上百万份的杂志,如今能仅仅勉强地保持在一万份左右。从前的思想巨擘们让位于一些厚颜无耻的、文理不通的新闻记者和从事商业秀的投机商人。'世界上最爱读书的人民'如今沉醉于质量不高的侦探小说和品位低下的言情小说,让难以数计的

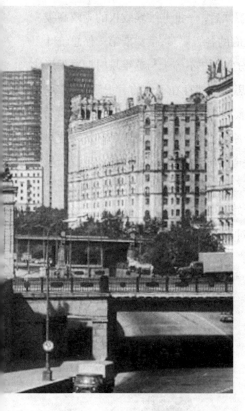

'肥皂剧'作者的拙劣想象搞得唉声叹气。年轻人或是在摇滚舞厅里发疯，或是坐在网吧里玩电脑游戏，或是用好莱坞成批生产的武打片磨炼自己革新的道德，或是用酒精消除心灵的空虚……"[1]

那么，新时期俄罗斯文化究竟是怎样的？它是苏联解体后的一种文化现象，是俄罗斯社会转型期呈现出的一种文化现象和模式。一方面，这个时期的俄罗斯文化与传统的俄罗斯文化、与苏维埃文化有着渊源的联系；另一方面，新时期俄罗斯文化是一种处在俄罗斯社会转型和巨变中的文化现象。

一 新时期俄罗斯文化的历史继承性和发展延续性

俄罗斯文化一向有自己的历史继承性和发展延续性，新时期俄罗斯文化也是如此。新时期俄罗斯文化与苏维埃文化有着一定的联系，因为新时期俄罗斯文化之前是苏维埃文化。苏维埃文化仿佛是20世纪俄罗斯文化发展中链条中的一段，前端链接的是白银时代俄罗斯文化，后端链接的是新时期俄罗斯文化。因此，就像白银时代俄罗斯文化的某些现象延续在苏维埃文化中一样，苏维埃文化的一些现象也在新时期俄罗斯文化进程中得到延续，新时期俄罗斯文化无法割断与苏维埃文化的某些联系。

在新时期俄罗斯，苏维埃时代的某些思想和意识依然不同程度存在于俄罗斯人的头脑中，因为意识形态的许多东西不是像苏维埃政权倒塌一样，一夜之间就会消失的。苏联解体后，一批苏维埃政权的党政高级官员摇身一变成为俄罗斯国家和政府的各级要员，俄罗斯第一任总统叶利钦就是其中的一位。叶利钦的身份变化并不等于与苏维埃时期意识形态的彻底决裂，苏维埃时代的许多思想依然存在于他的意识深处，作用于他的言行，乃至影响到一系列重要国策的制定，这也许是造成俄罗斯的社会转型十分曲折和复杂的一个原因。俄罗斯文化史学家И．康达科夫在谈到苏联解体后俄罗斯的发展道路时，认为叶利钦时代的俄罗斯虽然拒绝了共产主义原理和共产主义意识形态，但这绝不意味着俄罗斯社会政治发展的非共产主义道路的开始，而只象征着俄罗斯离开了经典的共产主义极权主义，象征着俄罗斯冲刷了从前的文明秩序向标，象征着一种战术的变化。[2] 联系到俄罗斯社会发展的实际，康达科夫的论述的确有些道理，因为俄罗斯社会的转型和转轨要有一个过渡，要经历一个曲折和艰难的过程。当代俄罗斯史学家А．巴尔辛科夫说这个时期文化处于一种"路标转换"的状态[3]，还有人把这种状态称为"文化间隔"，就是说文化发展处在一个苏维埃文化结束和新时期俄罗斯文化开始的空间地带。

苏联解体后，苏维埃时代的一些"痕迹"和文化现象在俄罗斯依然存在：苏维埃时期的许多雕像，包括列宁雕像依然屹立在莫斯科和其他城市的广场上，苏联

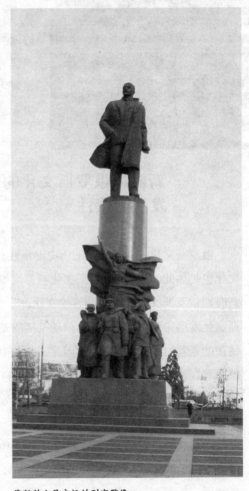

莫斯科十月广场的列宁雕像

解体后，俄罗斯虽掀起大改苏维埃时代的城市、街道、学校以及其他一些公共机构名称的风潮，以消除苏维埃文化的痕迹，但是列宁格勒州和加里宁格勒州的名称依然保留，列宁大街的名称依然在莫斯科和其他许多城市存在；莫斯科电影制片厂制作的影片片头依然是苏维埃时期的雕塑杰作、著名女雕塑家穆希娜的大型雕塑作品《工人和女庄员》；作曲家肖斯塔科维奇在苏维埃时期创作的《第七交响乐》（《列宁格勒交响乐》）以及其他苏维埃作曲家的音乐作品依然在音乐会上演奏，就连俄罗斯国歌和俄军军旗也保持苏维埃俄罗斯的记忆。2000年，在经过长期激烈的辩论之后，俄罗斯虽然确立了双头鹰国徽和白蓝红三色国旗，但俄罗斯军队依然保留了苏维埃时代军队的红色军旗，俄罗斯国歌保留了苏联国歌的旋律（A．亚历山大罗夫作曲，原词作者 С．米哈尔科夫填了新词）。新时期俄罗斯并没有完全排除苏维埃文化的许多成果和精品，苏维埃文学的许多文学精品在苏联解体后的俄罗斯继续出版，依然拥有大量的读者。文学评论家诺维科夫在 1997 年甚至还撰文认为苏维埃美学和伦理学依然是作家创作遵循的一些原则。文学评论家帕夫洛夫在1998年写文章呼吁人们不要全盘否定苏维埃文学和社会主义现实主义。评论家谢尔久琴柯认为苏维埃文学是"在思想上和审美上最完美的流派"[4]。波斯托尔在自己的《伤风——谈俄罗斯文化的令人不安的歪曲者》一文里，尖锐批评苏联解体后出版的、由Ф．库兹涅佐夫和 A．阿格诺索夫主编的两部《20世纪俄罗斯文学》中学教科书，认为这两部供中学生使用的 20 世纪俄罗斯文学史教科书中的某些观点偏激和片面，没有提及像法捷耶夫、柯切托夫等苏维埃作家及其作品。此外，苏维埃文化的"遗迹"还在于，苏维埃文坛自由派和传统派的斗争在新时期俄罗斯不但没有停止，而且愈演愈烈，形成了势不两立的两大营垒。自由派进行文化革新，构建未来的文化模式和范例，传统派崇尚过去的文化的传统和模式，以至于某些评论家把新时期俄罗斯的自由派文学和爱国派文学称作俄罗斯文学的两种"亚文学"现象。

　　以上现象表明苏维埃时期的一些文化现象在新时期俄罗斯的延续，新时期俄罗斯并没有拒绝苏维埃文化的一些遗产，新时期俄罗斯文化不是对苏维埃文化的彻底颠覆和解构。

还要指出的是，不但苏维埃文化的一些现象在新时期俄罗斯得到延续，而且苏维埃时期的一些思想也积淀在不少俄罗斯知识分子的意识里，影响和作用到新时期俄罗斯的文化创作活动和文化的发展。我们知道，新时期俄罗斯文化的创造者和载体有相当的数量来自解体前的苏联，他们中间许多人虽然意识到要摆脱苏维埃文化的意识形态特征及其发展模式，希望走出俄罗斯文化发展的一条新路，但是苏维埃文化的思想和模式或多或少滞留在他们的创造意识中，惯性地影响到他们的创作实践，影响到新时期俄罗斯文化的发展，使新时期俄罗斯文化在某种意义上成为一种后苏维埃俄罗斯文化。当然在新时期俄罗斯文化的发展中，存在着新旧思想的碰撞、冲突和对抗，在这种碰撞、冲突和对抗中，新思想往往站着上风，但旧思想的存在依然是一个不可忽视的现象。

二 新时期俄罗斯文化发展的环境和状况

新时期俄罗斯文化的发展处在20世纪90年代俄罗斯的政治、经济发展的复杂多变之中。新时期的政治、经济发展状况影响并制约着这个时期俄罗斯文化的发展。90年代以来，俄罗斯的政治体制转轨过程是艰难和痛苦的：各派政治力量的斗争火热，总统选举竞争激烈，政府首脑频频易人，立法机构与执法机构、中央与地方以及各个地区之间矛盾重重，由此引发了1993年10月几乎导致俄罗斯国家政变的"白宫事件"。此外，国内危机四伏，局势动荡不安：反政府游行，矿工罢工，各种恐怖事件（火车站、地铁和无轨电车的车厢爆炸，医院人质被劫持）频发，犯罪率[5]急剧增长，黑社会[6]势力猖狂，官商勾结控制经济，贪污腐败行贿受贿，从民族纷争地区涌来大量的难民……总之，新时期俄罗斯社会充满了不安、动荡和变数。新时期俄罗斯经济同样经历着一个向市场经济转轨的痛苦过程。俄罗斯国家决定向市场经济过渡，可没有建立起相应的管理形式和调控机构，这就造成经济体制转轨的困难和艰难。此外，俄罗斯的税收体制、银行信贷体制存在着严重的缺陷，还有价格自由化、私有化引发的许多问题……这一切实际上使得国家对经济管理失控、国有资产流失、工厂生产下滑、偷税漏税猖獗、通货膨胀严重（1994年10月11日美元对卢布汇率大增，这一天被称为"黑色星期二"）、物价飞涨、失业率上升、生活水平下降、贫富差距严重……新时期俄罗斯的经济发展状况不仅比不上西方发达国家，而且落到像中国、韩国这样的发展中国家之后，这使得许多俄罗斯人在思想上和心理上难以接受，因而在一些人身上产生了民族自卑心理，在另一些人、尤其在有的青少年心中产生了民族纳粹思想，出现了俄罗斯大地上的"光头党"现象。"光头党"是因英文"Skin head"而得名。"光头党"成员大都是16—17

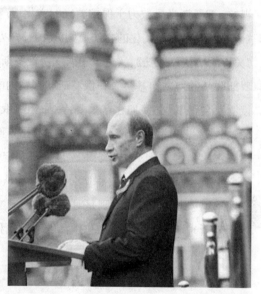

岁的少年，专门袭击亚洲人，他们通常剃着光头，身穿一身黑夹克，手拿铁鞭，样子就令人恐惧。俄罗斯经济的急剧衰退导致俄罗斯国力衰败，失去了昔日世界强国的地位，这在全世界和俄罗斯有目共睹。因此俄罗斯总统普京说："俄罗斯正在经历几个世纪以来最为困难的阶段。这也许是两三百年来第一次，俄罗斯真正面临

俄罗斯总统普京

着成为世界二流甚至三流国家的危险。"[7] 总之，新时期俄罗斯的政治局势是不稳定的，经济形势是衰退的。这对这个时期的文化发展产生了很大的负面作用。俄罗斯文化处在一种可怕的发展状态，有人甚至说，俄罗斯文化的"大西洲"再也无法从大洋的深处浮起，文化市场化和俄罗斯全面的贫困把文化沉入时代的深渊。

　　那么，新时期俄罗斯文化发展的总体状况怎样？简言之，是文化发展的自由和多元与文化发展的困难和危机并存。

　　新时期俄罗斯文化发展的这种自由和多元是由几个方面的因素促成

的。一是俄罗斯宪法承认意识形态多样化,认为任何一种意识形态都不能规定为国家必须遵循的意识形态。这样一来,在俄罗斯就不存在什么官方意识形态,文化界创作知识分子也不会受到官方的控制,他们可以按照自己的思想自由进行创作。二是国家彻底废除对文化的垄断,不再集中控制社会的文化发展,摒弃了对文化的官僚主义行政管理,解除了文化上的种种戒律和禁忌。三是俄罗斯文化加强了与外部世界、尤其是与西方世界的文化交流。这些因素促成了新时期俄罗斯文化发展的自由和多元化。

新时期,俄罗斯政府对继承俄罗斯文化传统和发展俄罗斯文化是重视的。俄罗斯当局致力于保护国家的文化遗产和挖掘文化潜力,颁布了《俄罗斯联邦关于文化的立法原则》(1992)以及一系列法律和决定,如《关于图书馆事业法》、《关于国家支持俄罗斯联邦电影业法》、《关于俄罗斯联邦的博物馆基金会和俄罗斯联邦境内的博物馆法》等,大力发展俄罗斯文化事业。我们在这里要特别提出《俄罗斯联邦关于文化的立法原则》,这是20世纪90年代俄罗斯的文化政策的一个集中体现。这个法律规定出国家文化工作的职责,包括要制定和实施国家的文化发展纲要、创造文化的发展条件、保障公民参与和从事文化活动的自由等。《关于图书馆事业法》等法律则是对俄罗斯国家文化政策的细化和具体化,以保障新时期俄罗斯社会文化生活的多样化和文化发展的多元性,促进文化的自由发展。

在教育领域,新时期俄罗斯结束了苏维埃时期领导教育的行政命令体制,主张教育的非意识形态化。国家颁布的新《教育法》(1992),确立了人文主义的教育原则,保障公民在教育领域里的合法权利,并且提倡各级学校在办学思想、管理方法、教学大纲、教科书内容等方面的多样化。这部《教育法》颁布后,俄罗斯的教育事业确实发生了一些变化,诸如高等学校数量增加,公立高校数量从1992的535所增加到2000年的590所,私立高等学校从1993年的78所增加到2000年的349所;中等教育办学形式的多样化,寄宿中学、贵族学校、私立学校等不同形式的中学应运而生。从2000年起,国家还决定使俄罗斯整个教育体制现代化,并要与世界教育体系接轨和对称,等等,这对新时期俄罗斯教育事业的自由发展起到一定的促进作用。

在科技领域，意识形态不再成为新时期俄罗斯科学研究的障碍，俄罗斯科技人员在科研选题、科技合作、国际交流等方面获得了自由，走出科研的封闭和相对隔离的状态。尤其是国家通过一项《关于科学和国家科技政策法》(1996)，规定用于民用的科研经费不能低于国家预算的4%（但由于经济状况不佳，国家规定下拨的科研经费往往不能到位），首先保证俄罗斯在世界上领先的那些科技领域以及促进经济和技术工艺突破的资金。这些规定和措施有利于新时期俄罗斯科学的发展。

俄罗斯重视新时期文化艺术的发展，1993年和1997年曾经两次颁布了关于发展文化的决议。此外，还专门在俄罗斯联邦总统委员会下设一个文化艺术委员会（1996），旨在创建文化机构存在和发展的法制基础，发挥从事文化艺术的知识分子的创作积极性。90年代以来，建立了许多新的科研所、大学、科学院、博物馆、制片厂、剧院、乐队、音乐厅，这对这个时期文化事业的发展有促进作用。此外，官方和各种基金会出资组办电影节、画展、音乐比赛、文学评奖活动，激励从事造型艺术、电影、音乐和文学等知识分子的创作，在90年代涌现出不少文化

莫斯科胜利广场全景

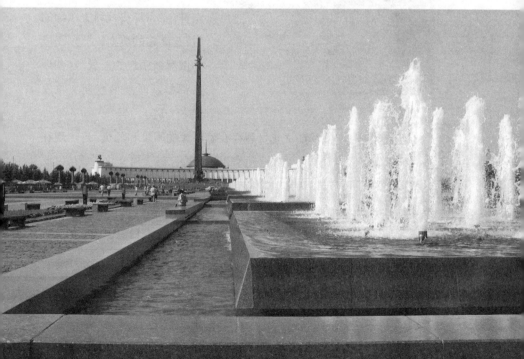

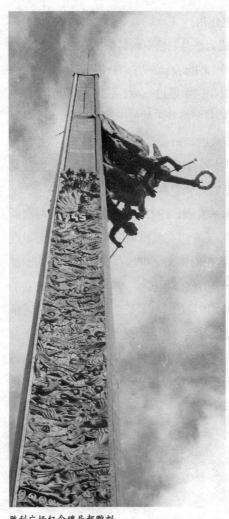

胜利广场纪念碑局部雕刻

艺术作品,其中也不乏一些佳作。像在莫斯科中心重新修建的基督救主大教堂,雕塑家З.采列捷利创作的、屹立在莫斯科河中的高达80米的彼得大帝雕像及在莫斯科俯首山胜利公园内的组雕《各民族的悲剧》和大型纪念碑,雕塑家В.克雷科夫创作的朱可夫元帅纪念碑,画家И.格拉祖诺夫的历史题材画作《圣罗斯》,画家Н.萨伏隆诺夫的先锋派创作,导演Н.米哈尔科夫的影片《黑眼睛》、《太阳灼人》等等。此外,歌唱家Д.赫沃罗斯托伏斯基、Л.卡扎尔诺夫斯卡娅的声乐技巧获得世界声誉,В.斯皮瓦科夫领导的"技艺高超的莫斯科"乐团成为俄罗斯乐坛的一景。这些现象都是新时期俄罗斯文化发展之一斑。

但是,新时期俄罗斯文化发展存在着巨大的困难和危机。这表现在新时期俄罗斯政治局势不稳和经济衰退迫使国家减少对文化各领域发展的投入,文化机构难以为继,文化界人士和创作知识分子成为新时期俄罗斯社会的穷人阶层。俄罗斯政府虽然竭力支持教育、科学研究和文化艺术领域,但在教育、科技和文化艺术等领域的投入锐减。90年代上半期,由于俄罗斯联邦的经济状况恶化,国家的文化投入逐年减少,文化发展资金严重短缺。据统计,1993年国家对文化的拨款占1991年文化拨款的81%,1995年占63%,1997年又降到60%。从1985年到1995年,

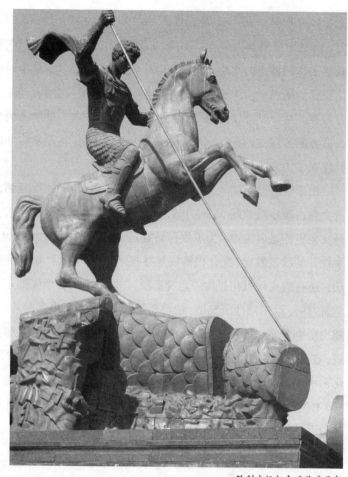

胜利广场纪念碑基座局部

国家在科技上的资金投入缩减了15—18倍。这造成这些事业发展的举步艰难和滑坡。

教育是需要大量投资的文化事业,但俄罗斯对教育的经费投入存在着严重的问题。以2000年为例,国家的教育经费仅占1991年的40%,学校经费不足,教师待遇很低,高校学费高昂,大学生的助学金少得可怜,失学儿童比例增加,这表明俄罗斯的教育发展处于一种困难和危机状态。

俄罗斯科技领域的状况同样不乐观。科学和教育一样,其发展需要大量的资金投入。由于经济衰退,国家对基础科学研究投资减少,科技缺乏物质基础和信息保障,造成科研机构锐减和科研工作的困难。科研人员数量不但自90年代逐年递减，从1990年的210万减到2000年的80万，而且出现科研人员青黄不接、后继无人的状况。如今，在俄罗斯科技界工作的博士的平均年龄为60岁，副博士为55岁。从事科研的人员工资仅为国内平均工资的70%，科技人员的培养、科学著作的出版都十分艰难。从90年代起俄罗斯科技人才大量流失，有的学者离开俄罗斯去西方国家谋生，还有人离开科研机构下海从商，这给新时期俄罗斯科技发展带来灾难性后果。

由于经济改革的失误，文化的财政拨款逐年减少，况且到位的文化资金只占预定拨款的65—70%，许多科研所、高校、影剧院、音乐厅等文化机构难以维继，为了生存只好自谋出路，寻找化缘的渠道：不少学校开始收费教育，文化机构或是寻找国内外的赞助、或是从事商业活动，还有的文化机构开发"自身资源"，像俄罗斯科学院高尔基世界文学研究所、远东问题研究所、俄罗斯影剧院、莫斯科电影制片厂等单位，靠出租办公室、剧院大厅和摄影棚来维持日常的经费开销和员工的工资。在文化创作知识分子连自己的温饱问题都得不到保证的情况下，文化艺术界出现了创作知识分子的大量流失现象，有的人为了生存弃文从商，有的干脆离开俄罗斯去西方世界淘金。新时期俄罗斯文化发展陷入一种混乱的甚至危机的状态。

三 新时期俄罗斯文化多元发展中的亚文化现象

新时期俄罗斯文化的一个重要特征，是文化发展的多元化。这个时期文化发展的多元化与社会思想多元化分不开。

新时期俄罗斯的社会转型促进了社会思想的多元化，苏维埃时代的一些思想、价值观念、道德观念虽然依旧存留下来，但是在苏联解体后出现了另外一些思想信仰、价值观念、道德取向、文化理念等。这样一来，在新时期俄罗斯形成各种思想信仰、世界观、道德观、价值取向共存的局面：有人依然信奉马克思列宁主义，认为社会主义共产主义是奋斗目标和社会理想,有人则认为马克思主义列宁主义在俄罗斯大地上蒸发了,社会主义共产主义不再是社会理想了;有人相信无神论和唯物主义,有人则信仰宗教和唯心主义,认为基督是真正的救世主;有人坚持利他主义和集体主义道德观念,有人认为首要的是强调和维护个人利益,把利己主义的个人价值提到首位;有人认为精神大于物质,视金钱、地位、名誉为身外之物,有人则相反认为物质大于一切,拼命追求金钱、地位、名誉这些东西。俄罗斯文化界人士的思想观念也在发生变化,从过去的"精神大于物质"向"物质大于精神"转化。19世纪作家皮萨列夫提出的"皮靴高于普希金"的现象在20世纪末俄罗斯重现,许多俄罗斯人对"皮靴"的需求大大超过了对别尔嘉耶夫哲学的兴趣。著名作家Ａ．阿纳尼耶夫就曾经说:"只要小铺子的东西塞满了,人们的心灵就会饱满了。"[8]另一位作家Ａ．杜金采夫几乎重复着具有同样意思的话,他写道:"物美价廉的香肠、大量的优质的新鲜蔬菜和不太贵的衣服"[9]将是开启社会中某种惰性群众的钥匙,而对年轻人来说,开启他们惰性的是数量充足的时髦服装。在新时期俄罗斯,金钱成为许多人的价值观指向,尤其是"俄罗斯新贵"这些暴发户的出现彻底改变了一些人的价值观。他们认为,谁有金钱谁就是成功者和强者,全然不管金钱是用什么手段获得的。因此银行家、企业家、保镖、模特甚至妓女都远比学者、工程师、飞行员、医生、教师令他们羡慕。在拜金主义价值观的驱使下,许多人的道德观也在变化,是非、善恶、曲直、美丑、良心、义务、职责、社会正义等观念在他们那里失去了客观性,他们有了判断这些观念的基于实用主义的"新标准",就连友情、亲情和爱情也基于金钱之上,等等。总之,拜金主义的价值观和人的道德堕落导致了一些人的"为所欲为"现象,促成了各种形式的犯罪——从流氓行为和吸毒到黑社会和雇佣杀手。不同思想、信仰、价值观和道德观取向反映在新时期俄罗斯文化中,俄罗斯文化中的多元化和"亚文化"现象出现了。

"亚文化"现象,简言之就是"文化中的文化"。当代俄罗斯文化就是由不同的亚文化溪流构成的。各种亚文化之间没有不可逾越的界限,而是互相渗透,就像活体组织的细胞,虽数量很多但互相关联着。俄罗斯历史学家Ａ．巴尔辛科夫对俄罗斯文化的"亚文化"现象有过比较确切的论述。他指出，在新时期俄罗斯文化内部又有几种文化现象，这些不同的文化现象就是"亚文化"现象。比如有"高尚的知识分子文化"，即旨在发展俄罗斯民族上层文化历史传统的知识分子文化；有"苏维埃文化"，即继承苏维埃时代文化传统和价值观的文化；有"西方文化"，即主张自由主义价值观和社会文化个人主义的文化（在青年人中间盛行）；有青年亚文化，还有边缘亚文化，等等。他还认为，新时期俄罗斯的亚文化体系是由于社会的精神生活摆脱管理和组织的极权体系而形成的。[10]这里的"高尚的知识分子文化"、"苏维埃文化"、"西方文化"和边缘亚文化等提法是否恰当值得商榷，但"亚文化"这种提法有一定的道理，其他文化史学家也提出类似的概念，如俄罗斯文学评论家Н.伊凡诺娃就曾经撰文，提出新时期俄罗斯文学中的"亚文学"概念，她所说的"亚文学"是指俄罗斯文学内部各种派别的文学创作，主要是指民主派和爱国派这两派的文学创作。1992年夏天，在莫斯科召开了一次名为"新浪潮：在80—90年代之交的俄罗斯文化和亚文化"国际研讨会，来自俄罗斯、美国的专家学者对俄罗斯的亚文化现象进行了充分的讨论。俄罗斯著名的文学史家和文学评论家Г.别拉雅在大会发言中指出："在俄罗斯，在一种文化内部总有文化的多种亚门类存在。"她认为，就连"苏维埃文化也并非铁板一块"[11]。在美国纽约大学任教的俄罗斯文化史学家M.雅姆鲍尔斯基在《俄罗斯：文化和亚文化》的发言中认为，俄罗斯文化内部向来存在着亚文化现象，"统一文化"和"文化的统一机体"的提法是一种神话。

新时期俄罗斯文化的发展中，大众文化和西方化文化是引人注目的两种"亚文化"现象。

在新时期的俄罗斯，俄罗斯经济的市场化导致严肃文化受到冲击和大众文化的流行。90年代以来，大众文化作为新时期俄罗斯文化的一种亚文化现象，像决堤的洪水、狂卷的旋风，传遍了整个俄罗斯大地。大众文化的许多产品充斥书籍市场，进入广播和电视，登上影剧院的银幕和舞台，录成各种音像出版物流行；严肃文化产品让位于大众文化娱乐书刊，五花八门的实用性杂志和报纸出现；侦探小说[12]、幻想小说、言情小说、恐怖小说、悬念小说甚至色情小说、通灵术文学和各种实用的生活指南大量印刷发行，充斥俄罗斯的每一个角落，而严肃文学作品不但印数寥寥，而且摆在书店无人问津……在市场化经济指导下，文化产品的通俗性和趣味性成为文化消费的首要关注点和标准，文化快餐应运而生，甚至泛滥成灾，使得新时期俄罗斯文化具有一种通俗化和平庸化的倾向。一方面，大众文化改变着俄罗斯文化的社会地位和读者的文化审美走向，出现了"世界上最爱读书的人民"沉醉于侦探、武打、言情甚至色情小说，坐在电视机前为西方"肥皂剧"主人公的命运抹着眼泪，大批年轻人把时间和精力耗在摇滚舞厅、网吧的电脑游戏，迷恋美国好莱坞的大片甚至西方色情片的现象；另一方面，大众文化盛行让一些从事俄罗斯文化创作的知识分子离开了严肃文化的创作，或是弃文从商，或是迎合社会的大众文化需求，投身到大众文化的创造洪流中。

大众文化在新时期俄罗斯盛行有着多方面的原因。首先，是源于大众文化本身的特征。大众文化是一种休息和娱乐的文化，是"文化快餐"，是"享乐文化"，很容易被广大群众接受。其次，在消除了苏维埃时期的意识形态的障碍和禁锢之后，大众文化获得了广大的生存空间。再次，大众文化善于充分运用新闻媒体、广播电视、电脑网络、出版物[13]、广告等大众传媒手段宣传自己。"20世纪末，大众文化在俄罗斯开始获得'马赛克文化'的特征，在这种文化里，大众传媒手段开始起着愈来愈大的作用……"[14]　鉴于上述原因，大众文化成为新时期俄罗斯的一种突出的文化现象。

应当承认，大众文化与严肃文化（或高尚文化）是在任何社会里都存在的文化现象。但是，在一个文化发展正常的社会里，大众文化和严肃文化应当有一定的比例，如果大众文化超出一定的比例，并且形成了泛滥，那就是社会文化发展的一种失衡或不正常现象。新时期俄罗斯的大众文化就有一种泛滥的趋向，这样的结果是，大众文化把严肃文化挤到边缘，真正的文化精品数量减少，文化产品的品位和质量下降，因此引起文化界一些人士的忧虑，这也是可以理解的。

俄罗斯文化中的西方化文化也是在新时期俄罗斯文化中凸显的一种亚文化现象。所谓西方化文化是与俄罗斯文化的传统化相对的概念，是指俄罗斯文化受西方文化影响的现象。其实，俄罗斯文化在自己的历史发展过程中，一直受到来自其他民族文化的影响。但是，关于俄罗斯文化是否要接受西方的影响，是俄罗斯文化界自18世纪以来一个争论不休的问题，并由此产生出19世纪的西欧派和斯拉夫派两种文化思潮。20世纪90年代苏联解体以来，俄罗斯向西方敞开大门，西方文化产品大量涌入俄罗斯，各个城市大街上昔日的政治标语和革命口号被国外的尤其是西方的商品广告所代替，西方的各种报刊杂志（俄文版）铺天盖地而来，塞满城乡大街小巷的书摊报摊，许多电台电视台也在为西方商品大作广告，俄罗斯受西方文化的影响愈来愈大，出现了俄罗斯文化各个门类的西方化倾向。

文学界的许多创作知识分子从创作思想和思维模式到创作方法和创作手段都在学习、模仿和借鉴西方文化，创作出一些具有西方文学特征和西方价值观的作品，如一些俄罗斯后现代主义文学作品。俄罗斯的后现代主义虽然与西方的后现代主义有着差别，但二者在美学观点和艺术手法等方面也有许多共同之处。此外，90年代，许多俄罗斯人接受西方文化和西方文明，俄罗斯青年一代尤其迷恋西方生活方式和西方文化，甚至对西方文学作品、西方现代派绘画、西方流行音乐、西方和美国好莱坞电影达到崇拜的地步。就拿音乐来说，一是西方的各种流行音乐大量涌入，冲击了俄罗斯的民族音乐；二是俄罗斯音乐创作接受西方音乐影响，发生很大的变化。在歌曲创作上，如今，激励人心、鼓舞人向上的群众歌曲的创作量大大减少，昔日那种具有俄罗斯民歌特色、旋律优美、抒情动人的歌曲相当少见，而模仿西方流行歌曲样式、强调节奏、歌词没什么意义的俄罗斯流行歌曲铺天盖地而来。一大批模仿西方歌星做派和演唱方式的俄罗斯歌星占据着今日俄罗斯的电台、电视台和舞台。"正宗的"西方流行歌星则更是受到青年人的欢迎，大有市场。在此仅举一个例子。1996年夏，美国通俗歌星迈克·杰克逊到莫斯科作巡回演出，由于观众拥挤无法按时入场，莫斯科警方不得不调动大批骑着马的军警维持秩序，演出时间比原定时间（晚7点）晚了2小时。偌大的狄纳莫体育场座无虚席，体育场周围在开演后还被围得水泄不通。演唱现场许多观众一直站在看台上，扭动着身体，高喊口号，达到一种癫狂的状态。演出结束后，观众久久不散，以至于莫斯科地铁不得不把晚间1点的收车时间延长，以疏散观众。俄罗斯电影的西方化也十分严重，国内电影业急剧下滑。1991年拍摄了375部国产艺术片，到1996年仅拍出30部。电影院观众寥寥。大量引进西方（尤其是美国）的各种影片（武打片、暴力片、色情片），影片的录像带和光盘充斥电影市场，形成了西方和美国好莱坞电影对俄罗斯电影的"侵略"。鉴于俄罗斯电影业不景气和西方电影涌入的这种状况，1996年，俄罗斯颁布了支持电影业的法规，恢复了俄罗斯的各种电影节，之后俄罗斯电影界情况开始有所好转。此外，俄罗斯电影人虽然也拍出少数诸如《太阳灼人》、《西伯利亚理发师》、《小偷》等令俄罗斯观众感到俄罗斯电影依然有希望的影片，但是大多数电影人和电影导演渐渐离开传统的题材和体裁，仿效西方大拍侦探片、恐怖片、色情片，大肆宣扬暴力、色情和极端的个人主义。俄罗斯电影观众青睐西方影片和西方影星，通过进口的西方影片看到西方的社会现状、生活方式、文化取向，潜移默化地接受了西方的文化思想。

俄罗斯文化的西方化在俄罗斯引起了两种反应。有的人担心俄罗斯文化的西方化，实际上是美国化（американизация）会改变俄罗斯民族文化的性质，导致俄罗斯文化的西方殖民化；尤其是俄罗斯文化界传统派人士对俄罗斯文化传统的渐渐丧失、西方文化的侵入表示忧虑。著名作家B．拉斯普京认为："如果俄罗斯像这样的发展再走10年，俄罗斯作为一个独立的民族化国家将不复存在。这并不是说这个国家消亡了，而是它将失去俄罗斯的民族文化特征，彻底离开俄罗斯民族文化的传统和东正教信仰，成为一个无别于其它欧洲国家的国家。"[15]因此，他甚至发出要拯救俄罗斯、拯救俄罗斯文化的呼声。但也有的人乐观地认为西方化文化不会成为俄罗斯文化发展的主流，因为俄罗斯文化是基于非西方文明所固有的特征形成的。就连长期流亡西方、在90年代末回到俄罗斯的著名作家A．季诺维也夫也指出，俄罗斯对"西方文明化"的失望，依然是对共产主义的眷恋或探索共产主义的原因。他认为西方生活方式的各种形式不是万能的，不能够脱离其产生的基础而移植到完全是另一个基础的社会土壤上，因此俄罗斯不会以西方的精神走上演变之路。[16]此外，他还认为强大的"东方"因素存在于共产主义文明和大众极权主义意识的集体主义之中，这使得 20 世纪俄罗斯文化不可能彻底西方化。我们认为，俄罗斯文化几百年来一直在受着西方文明和西方文化的影响，但一直保持着自己民族文化传统和特色，这说明俄罗斯文化有着强劲的民族性根基，新时期俄罗斯文化西方化的势头虽然十分强大，但俄罗斯文化不是轻易就能被西方文化所同化的。

四 新时期俄罗斯文学的多元化

多元化是新时期俄罗斯文化发展的一个重要特征。这个时期的文学发展状况最能说明这一特征。

新时期俄罗斯文学创作告别了苏维埃时代意识形态的控制和审查制度，本土的俄罗斯文学与境外的俄罗斯侨民文学完全合拢，"地下文学"、"异样文学"在社会中获得了合法的地位，社会主义现实主义独领风骚的时代已经成为历史，一些新的文学流派林立，现实主义、新现实主义、后现实主义、现代主义、后现代主义、后后现代主义等文学流派纷纷登场，占领了俄罗斯的文学空间；在俄罗斯文学批评领域里也不再是社会历史批评方法一枝独秀，而是文本批评、审美批评、社会历史批评、伦理批评、社会批评、文化批评等等百花争艳；文学创作风格纷呈，题材体裁多样……总之，20 世纪 90 年代俄罗斯文坛在文学创作、文学批评、作品形式和内容等方面表现出多元化景象，构成 20 世纪俄罗斯文学发展的尾声。因此，针对关于这个时期俄罗斯文学发展的悲观论调，著名的当代文学评论家涅姆泽尔说，"文学没有死亡，而且也不会死亡"，并且认为 90 年代是"非常好的十年"。[17]

在新时期俄罗斯文学发展的众多文学流派和思潮中，后现代主义文学引人注目，并且形成一种强劲的文学态势。"后现代主义"这个术语 90 年代以来频频出现在大众媒体上，成为了一种文化时尚，谁若是不知道后现代主义就仿佛是外星人，被视为怪物。文坛涌现出一大批后现代主义作家和诗人，后现代主义文学作品铺天盖地而来，刊登在各种文学刊物上，出版界也把后现代主义文学作品视为抢手货争相出版，后现代主义文学大有压倒其他流派之势，因此有人断言俄罗斯文学进入了后现代主义时代。

后现代主义在俄罗斯有着几十年的发展历程。俄罗斯当代评论家Ｍ．利帕维茨基依据作家的创作把俄罗斯后现代主义文学分为三个阶段；另一位文学评论家И．斯克罗帕诺娃在《俄罗斯后现代主义文学》一书中也把后现代主义文学分为三次浪潮[18]。20世纪60年代末—70年代初，后现代主义文学在俄罗斯已经初露端倪。В．叶罗菲耶夫的《从莫斯科到彼图什基的旅行》（1969）和А．比托夫的《普希金之家》（1971）被文学评论界视为俄罗斯最初的两部后现代主义文学作品。这两部作品偏离了社会主义现实主义原则，

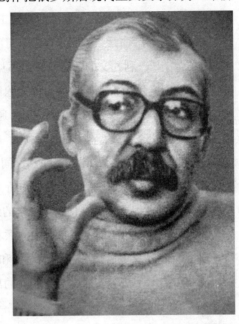

比托夫

作者闯到一个十分荒诞的自由空间，让人感觉到文学创作的一条新路。之后，又出现了其他一些具有后现代主义特征的小说、诗歌、剧作等，被视为后现代主义在俄罗斯发展的第二个阶段。但"纯粹的"后现代文化现象在俄罗斯产生于80年代末—90年代初，后现代主义文化、尤其是后现代主义文学在俄罗斯真正走红是在苏联解体后的90年代。这是俄罗斯社会转型给俄罗斯文学带来的一种新变化，是俄罗斯文化发生结构学飞跃的一个结果。后现代主义文学作品在内容和手法上具有自己的一些特征。其中最主要的一点是对传统俄罗斯文化、尤其是对苏维埃文化的解构。此外，后现代主义文学作品不大注重情节，视现实和历史为荒诞、无序和混乱；后现代主义作家在艺术手法上往往运用暗示、隐喻、寓意、联想、巧合、列举、粘贴、跳跃、戏仿、调侃、化入等手段，创造出一种特殊的"文化场"；在语言上，后现代主义作家认为从前的

艺术语言不适用了，要进行语言风格的转换，使语言进入一种新的语境。因此，俄罗斯文学理论家 B．库拉科夫说："后现代主义，这不是风格，不是文学流派。后现代主义——这是现代艺术语言处在其中的一种情景。"[19]

90 年代以来涌现出的一大批后现代主义文学作品中，首推 M．哈里托诺夫的小说《命运线，或米拉舍维奇的小箱子》(1992)。这部作品描写一位名叫安·利扎文的学者研究名不见经传的作家 C．米拉舍维奇的创作，并将之定为自己的副博士论文题目。在收集材料和研究的过程中，他发现了米拉舍维奇的一个小箱子，通过对小箱子里散装的信件和糖纸上的文字进行解读，他渐渐地发现了一个人的命运轨迹。这部小说的叙事方法与现实主义叙述方法截然不同，情节荒诞离奇，充分利用后现代主义文学的隐喻、联想、巧合、间断、片断性和互文性等手段，被文学评论界视为俄罗斯后现代主义文学的经典，获得首届俄罗斯布克文学奖。B．马卡宁的《铺着尼布、中间摆着长颈瓶的桌子》(1993) 也是一部后现代主义的代表作。小说对人和人性自由问题的思考，在人物、情节和艺术手法等方面都具有明显的后现代主义小说特征。B．佩列文的《恰巴耶夫与普斯托塔》是一部完全模糊时空、描写主人公幻觉思维的小说，是后现代主义的一部标志性、预言性的作品。此外，C．索科洛夫的《培养傻瓜的学校》(这部小说成书于1973年，1976年在美国首次发表，1989年在苏联出版)、Л．彼特鲁舍夫斯卡娅的《夜晚时分》(1992)、科罗廖夫的《果戈理的头颅》(1992)、A．伊瓦钦柯的《花押字》(1992)、B．叶罗菲耶夫的《俄罗斯美女》(1992)、A．斯拉波夫斯基的《我不是我。履历表》(1992)、B．沙罗夫的《彩排》(1992)、B．佩列文的《奥蒙·帕》(1992)、E．波波夫的《前夜之前夜》(1993)、奥库扎瓦的《被取消的演出》(1993)、B．索罗金的《定额》和《罗曼》(1994)、Д．加尔科夫斯基的《无穷的死胡同》(1994)、B．马卡宁的《地下人或当代英雄》(1999) 等也是 90 年代以来比较有代表性的俄罗斯后现代主义文学作品。

后现代主义走红不但表现在文学创作领域，还表现在文学理论领域。后现代主义文学成为20世纪90年代许多文学评论家关注的一个重要内容。文学评论家B．库里岑是一位重要的后现代主义文学理论家，写过一系列论述俄罗斯后现代主义文学的文章，如《后现代主义：新的原始文化》、《论我们在后现代主义问题上的分歧》、《俄罗斯文学的后现代主义》等。库里岑认为后现代主义是一种新的原始文化，"是今天文化的一种状态，而且是环境的一种状态"，指出后现代主义会对文化各个种类产生不同程度的影响。此外，K．斯捷潘尼扬的《现实主义是后现代主义的结束阶段》、M．爱泼斯坦的《Прото—或后－后现代主义的结束》、诺维科夫的《没有特征的幻影》（副标题是"是否存在俄罗斯后现代主义"）、H．伊凡诺娃的《克服了后现代主义的人们》、M．利帕维茨基的专著《俄罗斯后现代主义——历史诗学概论》、萨尔古诺夫的《不同意送葬》、И．斯科罗潘诺娃的专著《俄罗斯后现代主义文学》、Г．涅法金娜的专著《20世纪下半至90年代初的俄罗斯小说》、马尼科芙斯卡娅的专著《后现代主义美学》等对后现代主义概念和理论的起源、哲学理论指向、美学诗学特征、俄罗斯后现代主义文学几次浪潮及具体作品都有过分析和论述，可见在俄罗斯有一支庞大的后现代主义文学的评论队伍。

后现代主义文学在20世纪90年代的俄罗斯风光一时，并且赢得一些评论家和读者的青睐。但后现代主义文学作品大多语言晦涩难懂，审美趣味怪诞，叙事方法反传统，故事缺乏完整的情节，人物失去传统的"自我"，等等。总之，由于一些后现代主义作家在创作时"从来不考虑读者，只为自己写作"（当红的俄罗斯后现代主义作家B．索罗金语），他们的作品让许多读者难以读懂和接受，也遭到一些俄罗斯现实主义作家和评论家的批评。如作家Л．鲍罗丁，文学评论家A．卡金采夫、K．斯捷潘尼扬、M．格鲁勃科夫等认为后现代主义美学自身有一种自我毁坏的机制，其审美理念已经穷尽，尤其是这种"舶来品"在俄罗斯没有培育它的坚实土壤，因此，后现代主义文学在俄罗斯只是红极一时，不会长久存在下去。

在这个时期俄罗斯文学发展的多元格局中，现实主义文学依然是一支生力军。对苏维埃时代社会主义现实主义文学的解构并没有消灭现实主义文学，俄罗斯现实主义文学传统不但没有消失，而且勃发出新的生机。一批当代俄罗斯作家继承和弘扬俄罗斯现实主义文学传统，在 90 年代创造出一大批现实主义文学作品。像列昂诺夫的长篇《金字塔》(1994)、Л．鲍罗丁的中篇《乱世女皇》(1996)、А．谢根的长篇《俄罗斯飓风》(2000)、Ю．布伊达的《普鲁士新娘》(1996)、В.利丘金的《分裂派运动》(1990—1996)、А．瓦尔拉莫夫的《诞生》(1995)、阿斯塔菲耶夫的《该诅咒的和该杀的》(1994)和《快乐的士兵》(1998)、Г．符拉基莫夫的《将军和他的部队》(1994)、Ю．邦达列夫的长篇《不抵抗》(1994)和《百慕大三角》(1999)、拉斯普京的《下葬》(1995)及《在医院里》(1996)和《新职业》(1999)、Л．乌利茨卡娅的《索涅奇卡》(1992)和《美狄亚和她的孩子们》(1996)，等等。这些作品的题材各不相同，"每个作家在运用现实主义方法创作小说时又有各自的写作特征：有的作家注重外部环境的描述，有的作家注重人物内心世界的表现，有的作家注重事件的哲理思考，有的作家注重对人物的心理感受的挖掘……总之，俄罗斯现实主义传统在这些作家的笔下得到了进一步的弘扬和拓展"[20]。

新时期俄罗斯文学的多元化也表现在题材的多样化上。在 20 世纪后半叶俄罗斯文学的农村题材、战争题材、城市题材和集中营题材四大传统题材之外，宗教题材文学成为 20 世纪 90 年代俄罗斯作家和诗人的文学创作的新"热点"。这种现象的出现不是偶然的，而是有着深刻的社会—历史的和文化的原因。因为俄罗斯自古以来就是一个笃信基督的国家，宗教作为意识形态和文化现象渗透在俄罗斯社会的各个领域并且表现在文学中。在苏维埃时代，由于无神论是国家的主导意识形态，宗教有神论作为禁忌未能在苏维埃时代的文学中得到应有的体现。苏联解体后，各种宗教、尤其是基督教在新时期的俄罗斯社会里恢复其历史继承性，俄罗斯东正教教会作用日益加强，宗教思想得到广泛的传播，宗教组织和信教人数急剧增加[21]，教会和宗教活动的法律地位和基础得到进一步的巩固，俄罗斯总统、俄罗斯政府以及包括俄罗斯共产党在内的各个政党对宗教和教会持尊敬态度。总之，宗教作为一种意识形态和文化现象重新回到 90 年代俄罗斯社会生活之中，并且掀起了俄罗斯社会中的东正教回归热潮。在这样的社会宗教氛围里，俄罗斯文学界知识分子摆脱苏维埃时期对宗教的片面看法，重新认识到宗教的文化本质，认识到基督教在俄罗斯民族文化历史的发展过程中所起的作用，肯定基督教对俄罗斯文学发展的重大影响。如，著名作家Л.鲍罗丁指出："宗教是俄罗斯文化的一个重要方面。真正优秀的俄罗斯文学作品一定要置于俄罗斯文化之中。东正教是俄罗斯人民的精神核心，是民族意识的一种体现。过去，我们对宗教的认识不对，不承认宗教的文化性。因此应当恢复其本来的面目。"[22] 另一位著名作家А.索尔仁尼琴也说："保存在我们心灵、习俗和行为中的东正教巩固了我们的精神内涵。这种精神内涵比种族范畴更为牢固地把俄罗斯人联结在一起。如果在未来几十年内，我们还要丧失国土，人口继续锐减，甚至连国家也不复存在，那么我们至少还拥有一个永不磨灭的事物：东正教信仰，以及从中而来的崇高的世界观。"[23] 此外，不少俄罗斯作家不但认识到宗教作为文化现象对俄罗斯社会生活和俄罗斯人的作用和影响，而且面对物欲横流的当代俄罗斯社会中大量的邪恶现象，开始寻找战胜社会邪恶、消除社会不义的良方。他们在寻找过程中，渐渐发现基督精神和基督思想是战胜社会邪恶、不义等丑恶社会现象的法宝和"灵丹妙药"。于是，宗教成为俄罗斯作家、诗人创作的热门题材，基督思想和圣经人物、情节、故事等成为他们进行文学创作的重要内容和契机，出现一大批具有强烈宗教性和表现作者自己的探索的文学作品，如А.索尔仁尼琴的《娜斯坚卡》（1993—1995）、В.阿斯塔菲耶夫的《该诅咒的和该杀的》（1992—1994）、Г.达维多夫的《约翰在帕特莫斯岛》（1998）、Л.列昂诺夫的《金字塔》（1994）、В.利丘金的《分裂派运动》（1990—1996）、В.克鲁宾的《为一切赞美上帝》（1995）、瓦尔拉莫夫的《沉没的方舟》（1998）和《教堂圆顶》（1999）、科斯塔玛洛夫的《大地与天空》（1999）、Ю.库兹涅佐夫的长篇叙事诗《基督之路》（2000），等等。可以说，这些文学作品的诞生不仅仅是俄罗斯文学返回传统的一个标志，而且是俄罗斯文化发展的一个新现象。作家Р.基里耶夫说："当前，宗教道德探索的文学作品大量出现与整个社会对宗教的态度有关，不仅仅是纯文学现象，而是一种社会现象。在苏维埃社会里，无神论好像是模式，而信教是非模式；如今恰恰相反。这是俄罗斯文化返回传统的一种反映。"[24]

新时期俄罗斯文化中还有一个十分引人注目的现象,那就是不同的文化观念共存造成对同一文化现象、同一文化人物的不同甚至多种评价和阐释。比如,对 19 世纪俄罗斯文化、白银时代俄罗斯文化、20 世纪俄罗斯侨民文化乃至苏联解体后俄罗斯文化的看法和认识有着很大的差别;对同一个作家,尤其是对 20 世纪苏维埃时代作家,如高尔基、马雅可夫斯基、肖洛霍夫、A．托尔斯泰、法捷耶夫等人的阐释和评价大不相同,有时候观点截然对立。这体现出这个时期文化观点的多元。

从新时期俄罗斯文化十多年的发展历程来看,俄罗斯文化发展获得了自由,呈现出多元发展的格局和态势,但也有其问题和困难。新时期俄罗斯文化的发展方向和许多特征尚未定型,这点与俄罗斯社会发展变革的未完结性和矛盾性同步,因此目前还难以确切地概括和总结其发展的方向和文化特征。诚如俄罗斯文化史学家康达科夫指出的那样,"后极权时代的俄罗斯文化——不是一个业已形成的范式,而只是一个正在形成的范式"[25]。"因为当代文化的许多重要因素我们尚未看到,因此也就无法顾及。"[26] 因此,我们要认真地观察并及时跟踪新时期俄罗斯文化的发展。

俄罗斯在21世纪处在自己发展的十字路口上。它今后将如何发展,未来命运怎样? 这引起全世界的关注。但不管俄罗斯的命运怎样变化,俄罗斯文化依然是俄罗斯民族最重要的财富。

注　释

1．М．杜纳耶夫:《东正教与俄罗斯文学》,莫斯科:基督教文学出版社,2000年,第613页。

2．И．康达科夫:《俄罗斯文化导论》,莫斯科:阿斯佩克特出版社,1997年,第607页。

3．A．巴尔辛科夫、A．弗多文:《俄罗斯历史》(1917—2004),莫斯科:阿斯佩克特出版社,2005年。

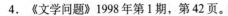

4．《文学问题》1998年第1期，第42页。

5．除了偷盗、流氓、强奸、抢劫、杀人等常见的犯罪行为外，还出现了诸如劫持人质、雇佣杀人、吸毒贩毒、贩卖军火武器等过去少见的新型犯罪形式。

6．据统计，1995年末在俄罗斯各地的黑社会组织多达6千5百个。

7．见俄罗斯总统В．普京的《世纪之交的俄罗斯》一文（1999年12月）。

8．《文学报》1987年10月2日。

9．《图书评论》1988年11月18日。

10．А．巴尔辛科夫、А．弗多文：《俄罗斯历史》（1917—2004），莫斯科：阿斯佩克特出版社，2005年，第748页。

11．《新浪潮：在80—90年代之交的俄罗斯文化和亚文化》，莫斯科：莫斯科工人出版社，1994年，第26页。

12．当今走红的畅销书作家有А．马里尼娜、Б．阿库宁、П．达什科娃、Т．顿佐娃等人。

13．报刊杂志的内容、政治和信息指向与以前不同，满足各个层次读者和各种趣味读者的需求。1990—1999年，报纸从4808种扩展为5535种。

14．И．康达科夫：《俄罗斯文化导论》，莫斯科：阿斯佩克特出版社，1997年，第15页。

15．2005年1月27日，拉斯普京在他的莫斯科寓所接见了本书作者，在谈到俄罗斯文化时，他讲出了这席话。

16．И．康达科夫：《俄罗斯文化导论》，莫斯科：阿斯佩克特出版社，1997年，第613页。

17．А．涅姆泽尔：《非常好的十年——论90年代俄罗斯小说》，《新世界》2000年第1期。

18．И．斯克罗帕诺娃：《俄罗斯后现代主义文学》，莫斯科：火石枪出版社和科学出版社，1999年，第71页。

19．В．库拉科夫：《诗与时代》，《新世界》1995年第8期，第206页。

20．任光宣主编：《俄罗斯文学简史》，北京：北京大学出版社，2006年，第292页。

21．俄罗斯国内的宗教组织从1992年的4868个增长到2000年的17427个。至1999年底，有82%的俄罗斯人自认为是东正教徒（К．卡里艾涅、Д．富尔曼：《90年代俄罗斯的宗教性》，《旧教会，新教徒——后苏联时代俄罗斯大众意识中的宗教》，莫斯科：夏园出版社，2000年，第16页）。

22．Л．鲍罗丁和С．谢里万诺娃在《莫斯科》杂志编辑部与本书作者的谈话

（《俄罗斯文艺》1997年第4期）。

23. A．索尔仁尼琴：《分崩离析的俄罗斯》，莫斯科：俄罗斯道路出版社，1998年，第187页。

24. P．基里耶夫和A．瓦西列夫斯基在《新世界》杂志编辑部与本书作者的谈话（《俄罗斯文艺》1998年第3期）。

25. И．康达科夫：《俄罗斯文化导论》，莫斯科：阿斯佩克特出版社，1997年，第632页。

26. 同上。

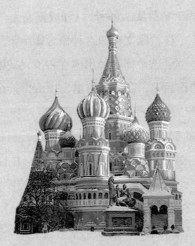

俄罗斯知识分子

俄罗斯知识分子是俄罗斯文化的创造者、俄罗斯文化的载体和传播者，俄罗斯知识分子的命运与俄罗斯文化的命运和发展交织在一起，因此认识俄罗斯知识分子有助于理解俄罗斯文化。

一 知识分子概念的内涵和外延

俄罗斯学者Ю．斯捷潘诺夫主编的《俄罗斯文化字典》中，对
"intellegentia"这一概念的产生历史作了追溯。"知识"最早是古希腊
的一个文化概念，源于希腊文"noesis"（译成俄文为"ноэсис"），意思是
"高度的意识，理解"。在希腊文化的这种概念影响下，罗马文化里产生
了"intellegentia"一词。这个词曾经出现在古罗马戏剧作家太伦斯（约
前190—前159）的作品中。在拉丁语里，"intellegentia"这个词的基
本意思是"理解、能力、自我意识的高级程度"，是一种凌驾于其他能
力之上的一种高度的智能。古罗马政治活动家、演说家和作家西塞罗
（前106—前43）多次用过"intellegentia"一词，并且赋予这个词不同
的含义。这个术语在最后一位罗马人和"第一位经院哲学家"——罗马国
务活动家和基督教哲学家博埃齐（约公元480—524）那里得到比较确
切的意义。他在自己临刑前写出的一部享有盛名的著作《哲学之安慰》
里，指出人的认识有四个等级：想象、理智、高度理性和高度的
"intellegentia"。他把intellegentia视为人类认识的最高层次和程度。[1]

此外，德国哲学家黑格尔、德国哲学家兼语文学家威·洪堡、法国
历史学家兼政治家弗·基佐、马克思等人均对"intellegentia"概念有
过不同的解释和阐述。

在俄罗斯，"知识分子"这一术语出现在19世纪60年代，沙皇政
府内务大臣П．瓦卢耶夫（1815—1890）在1865年的《日记》里使用
过"知识分子"一词，但意思是指"官吏，行政权力的代表"。当时，贵
族上层人士认为知识分子属于社会下等人，因此鄙视知识分子，并且从
来不把自己说成是知识分子。而最早赋予"知识分子"这个术语新含义
的是19世纪俄罗斯作家П．波博雷金[2]。П．波博雷金（1836—1921）
是19世纪俄罗斯小说家、剧作家、政论家、评论家、文学史家和翻译
家，以自己时代最有文化的人而著称，1900年任科学院院士，著有长篇
小说《上路》、《生意人》、《中国城》和一系列中篇小说。他在19世纪
末创作的中篇小说《背叛者》（1889）和《他聪明了》（1890）、长篇小
说《山隘》（1894）以及《步行者》（1895）和《公爵夫人》（1896），探

讨俄罗斯知识分子的社会作用和职责问题，再现知识分子的精神探索和思想迷惘。他在1866年指出，知识分子是"社会中有教养的、有文化的和先进的阶层"。这是对"知识分子"概念的一个全新的解释。在这种新的解释里，"intellegentia"并非是抽象的"理性"、抽象的"人民精神"，而是社会中具有文化和知识特征的一部分具体的人，他们是国家构成过程中人民的自我意识的主体和载体，承担起社会自我意识的功能。因此，俄罗斯文化学家Ю.斯捷潘诺夫认为，正是从19世纪60年代起，知识分子这个词和概念才在俄罗斯获得了社会学含义，开始标志俄罗斯社会中承担起民族自我意识的表现者和"成型器"的"使命"的那部分人。[3]

19世纪中后叶，知识分子在俄罗斯还有另一种社会学含义，指那些从事"自由职业"的人，如医生、律师、教师、"自由艺术家"，等等。后来，赫尔岑和奥加廖夫说知识分子是"少数有教养的人"，车尔尼雪夫斯基提出"新人"概念，拉夫罗夫提出"具有批判思维的个性"，等等。这些说法给知识分子概念注入了一些新的含义。

在苏维埃时代，知识分子是指社会中"专门从事脑力劳动的社会阶层"。Л.伊凡诺娃主编的《苏联知识分子》一书中，认为体力劳动与脑力劳动、物质生产与精神生产的分离是作为社会集团的知识分子生成的前提条件。在奴隶社会和封建社会里，统治阶级垄断脑力劳动，知识分子与统治阶级融合在一起。这种垄断破坏以后，才开始渐渐形成教师、医生、演员、律师等职业，但他们在宫廷显贵面前依然处在一种奴仆的地位。随着资本主义生产方式的产生和确立，知识分子才分化成一个独立的社会阶层，并且其数量得到迅速的增长。Л.伊凡诺娃还指出，在资本主义条件下，知识分子有三种类型：资产阶级知识分子、小资产阶级知识分子和无产阶级知识分子。前两种类型随着资本主义发展占主要地位。无产阶级知识分子是工人阶级利益或愿望的表现者，而进步的小资产阶级知识分子可以变成无产阶级的同盟者。此外，还有社会主义知识分子，即苏联知识分子。[4] Л.伊凡诺娃认为体力劳动与脑力劳动、物质生产与精神生产的分家是知识分子生成的前提条件，这点无疑有一定的道理，但是她完全按照社会学观点和意识形态对知识分子进行分类，就欠科学和客观了。

在《苏联百科辞典》（1986）里，"知识分子"词条是这样写的："以脑力劳动（主要是复杂的创造性劳动）为职业，从事发展和普及文化工作的社会阶层。知识分子这一名称是作家Ⅱ．波博雷金于19世纪60年代提出，并从俄语译成其它语言。知识分子的成分各有不同，隶属或归附于不同的社会阶级，反映各阶级利益，并为其阶级服务。知识分子出现的前提是脑力劳动和体力劳动的分离。知识分子产生于奴隶社会和封建社会，当时统治阶级垄断了脑力劳动；知识分子在资本主义社会获得了很大的发展，在科技革命条件下，知识分子的数量和作用及社会分化都有所增长。"⁵这是苏维埃时代对知识分子的权威解释，但也像Л．伊凡诺娃的解释一样，强调了知识分子的依附性和意识形态倾向。这里需要强调指出的是，在俄文里，"知识分子"（"интеллигенция"）和"知识分子气质"（"интеллигентность"）的词根均源自"intellegentia, intelligens"。知识分子是一个社会阶层，而"知识分子气质"是人的文化知识属性，是人的伦理准则和生活方式的体系。知识分子不一定就具有知识分子气质，因此在"интеллигентность"和"интеллигенция"之间不能划等号。

苏联解体后，在俄罗斯有人对知识分子的传统概念提出质疑。亚力山德拉·伊凡诺娃在自己的文章《知识分子——这是什么人？》⁶中指出："还从来没有谁能够给知识分子是什么下一个定义。对知识分子的阐释多如牛毛，但所有的阐释都有些云遮雾障，让人捉摸不定。"⁷更有甚者，一些持虚无主义观点的人认为，"'知识分子'这个概念不存在，这是杜撰出来的、人为的概念……"知识分子一词"是心灵病态和智力迷惘的果实。没有这样的词汇和概念。"⁸这位论者还指出，如今，在俄罗斯不知有过多少次有关知识分子的争论，出现一些极端的、完全相反的观点。有的人肯定知识分子，认为知识分子是善良的、体面的、人道的、人性（不一定受过高等教育！）的，甚至有良心的、道德高尚的、精神崇高的人。知识分子是思想的巨人、安慰者、导师、鼓舞者。知识分子是人民的良心，是国家的精华和骄傲，应当呵护和关爱他们，而谁要是攻击知识分子，说他们不是好人，不要听信这种话。⁹可还有另一种人否定知识分子，认为知识分子不是好人，他们在俄罗斯历史上干出许许多多的坏事，因此作为俄罗斯知识分子应感到羞耻。在伊凡诺娃看来，知识分子这个概念及其社会文化作用问题在今日俄罗斯依然是人们注意的一个焦点。

Д.利哈乔夫、Л.科什曼等学者也加入对知识分子概念的讨论中。利哈乔夫认为："知识分子是与智力劳动相联系的职业代表（工程师、医生、学者、艺术家、作家）和具有健全理性的人。"[10]但是，利哈乔夫把被雇佣从事创造和按照自己的智力自由从事创造的人们区分开来。他指出，按照"订货"和"按照任务"进行创造的人不属于知识分子，而真正按照自己的智力自由、凭着自己良知创作的人才是知识分

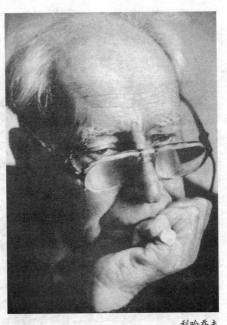

利哈乔夫

子。这样一来，利哈乔夫就讲出知识分子的一个重要特征，即智力自由是知识分子的一个基本原则。"属于知识界的只是那些信念自由的人……"[11]著名的文化史学家Л.科什曼承认知识分子是从事脑力劳动的人，同时强调指出知识分子的社会功能与创造文化价值等方面的联系。他写道："知识分子的归属性不但由从事劳动的性质，而且也由这个阶层的社会功能所决定。这个阶层的社会功能与创造文化价值、参与社会思想的发展和社会意识的形成有着联系。"[12]

通过比较以上俄罗斯学者的观点我们发现，他们对知识分子这个概念的解释有差别。这是由于他们对知识分子本身的不同认识和理解造成的。此外，知识分子观念是一个开放式概念。这个概念在保留自己最初含义的同时，随着时间的推移和人认识的深化，也在不断地拓展自己的内涵和外延。

二 俄罗斯知识分子的历史沿革

在回顾了知识分子这个概念的产生过程和学者们对它的不同解释之后，我们要讲讲什么是俄罗斯知识分子，俄罗斯知识分子的特征是什么。

俄罗斯知识分子是俄罗斯文化的一个现象，而且是独一无二的文化现象。这是由俄罗斯知识分子的文化历史起源、由俄罗斯知识分子所具有的社会文化因素所决定的。

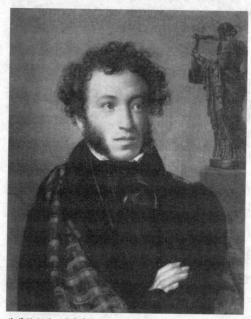

基普林斯基：《普希金像》，1827

关于俄罗斯知识分子的起源问题，俄罗斯学者主要有两种认识。一种是从俄罗斯知识分子作为社会的文化人这点去探讨其起源的；另一种则把俄罗斯知识分子作为俄罗斯社会的一个阶层去研究其产生的时代。

作为文化人的俄罗斯知识分子早就产生了，其源头可以追溯到古罗斯时代。许多俄罗斯研究者都指出这点。如著名的俄罗斯哲学家Γ.费多托夫认为，俄罗斯知识分子产生的"序幕"可以追溯到俄罗斯历史的两个时期：一个是罗斯受洗时代，另一个是15世纪俄罗斯历史上的莫斯科时期。在罗斯受洗后的古罗斯，僧侣阶层、书籍专家和修士是当时社会的文化人。他们把希腊人的信仰、生活习俗、服装、观念和道德带给了古罗斯人，是俄罗斯未来知识分子的原型。利哈乔夫也认为，俄罗斯知识分子的起源可以推到11世纪弗拉基米尔·莫诺马赫时代。"如果弗拉基米尔·莫诺马赫写自己的《训诫》主要不是为了王公们，那么他的善意和掌握五种语言的能力就可以成为把他列为第一批俄罗斯知识分子的理由。但是他的行为并不总是符合永恒的和普遍的道德准则。他的良心只局限于对王公们的关心。"[13]因此，利哈乔夫把15世纪末—16世纪初的马克西姆·格列克[14]、安德烈·库尔布斯基定位为最早的俄罗斯文化人。就是说，在俄罗斯历史的莫斯科时期，作为文化载体的文化人就是俄罗斯知识分子的先祖。利哈乔夫虽指出马克西姆·格列克、安德烈·库尔布斯基是有教养的文化人，但他又说这些人还不是真正近代意义的知识分子，因为在17世纪以前，在俄罗斯没有近代意义上的知识分子，"第一批真正的、典型的俄罗斯知识分子出现在18世纪末—19世纪初：是苏马罗科夫、克尼亚日宁、拉吉舍夫和卡拉姆津。……普希金是无可置疑的知识分子"[15]。

　　还有的俄罗斯人认为真正意义的知识分子在俄罗斯出现于18世纪的彼得时代。如20世纪著名的作家、诗人兼哲学家梅烈日科夫斯基就持这种观点，他认为俄罗斯知识分子是彼得改革的"儿子"，彼得大帝本人就是俄罗斯第一位知识分子。М.格尔申津、Г.费多托夫等人也持这样的观点，他们指出彼得改革开始了俄罗斯知识分子的家谱，作为一种广泛社会潮流的知识分子，是与彼得一起诞生的[16]。

　　С.布尔加科夫、别尔嘉耶夫、П.斯特卢威等人把俄罗斯知识分子的诞生推后到19世纪，别尔嘉耶夫指出别林斯基是俄罗斯知识分子之父[17]，布尔加科夫也认为别林斯基是最早的俄罗斯知识分子，而斯特卢威则说巴枯宁是第一位俄罗斯知识分子，没有巴枯宁就不会有别林斯基的左倾，车尔尼雪夫斯基就不会继承其社会思想传统。看来，有不少俄罗斯哲学家认为19世纪是俄罗斯知识分子真正产生的时代。俄罗斯马克思主义者认为知识分子是"民主运动的表现者"，是政治、审美和道德领域的激进派分子。对于俄罗斯马克思主义者来说，俄罗斯知识分子也是从19世纪的别林斯基和赫尔岑等人开始的。

　　"独木不成林"，个别的俄罗斯知识分子出现并不等于俄罗斯知识分子阶层的形成。俄罗斯知识分子作为社会阶层形成得比较晚，是在19世纪30—40年代。起初，俄罗斯知识分子主要在贵族里，构成贵族中的一个比较固定的社会圈子。后来，教育在俄罗斯的发展、国家对从事智力劳动人们的需求促进了像医生、律师、教师、记者等职业的普及，知识分子的社会构成随着时代发展也发生了变化。到19世纪中叶，平民知识分子登上了舞台,构成了俄罗斯知识分子的主要力量。"平民"这个术语意思是"平民、百姓",不属于贵族,是19世纪俄罗斯社会的一个新阶层。平民来自僧侣、商人、医生、小店员家庭,少数来自手工业者和农民家庭。平民虽不属于贵族,但已经是不纳税阶层。在非贵族阶层中间,平民享有自由居住权、国内迁移权、有长期身份证(农民和小市民没有)并且担任国家公职等权利。平民十分重视教育,他们像贵族一样让子弟念书,因此平民及其子弟比较容易构成知识分子阶层。在19世纪中叶,尤其是1861年农奴制改革以后,平民知识分子逐渐代替贵族知识分子,成为俄罗斯知识分子的一支主要力量,在国家社会政治和文化生活里起着重要的作用[18]。平民知识分子具有革命民主主义思想,真诚地相信自己在干着为人民谋幸福的事情,他们把公民思想带入社会意识之中并且为在生活中实现这些思想而斗争。作家陀思妥耶夫斯基在《作家日记》中写道,在俄罗斯"正在形成一个新的、尚未听说过的俄罗斯知识分子阶层,它已经理解人民和自己的根基。这个新阶层会愈来愈广泛和坚定地发展和巩固,这点是无疑的。在这些人身上倾注着我们的全部希望"[19]。陀思妥耶夫斯基对俄罗斯知识分子阶层的形成抱着欢迎的态度,并且指出其与人民的联系这个特点。别林斯基、杜勃罗留波夫、车尔尼雪夫斯基等人就是19世纪俄罗斯平民知识分子的杰出代表。

后来,19世纪下半叶在俄罗斯国内又掀起了民粹派运动,出现了像 M. 巴枯宁、Π. 拉夫罗夫、Π. 特卡乔夫[20]和 C. 涅恰耶夫[21]等代表农民利益、反对资本主义在俄罗斯发展、主张通过农民革命推翻沙皇政治制度的民粹派知识分子。19世纪后半叶马克思主义在俄罗斯得到传播,在俄罗斯各地出现了马克思主义小组,1895年,列宁在彼得堡创建了"工人阶级解放斗争协会",开始了俄罗斯无产阶级革命阶段,大批无产阶级知识分子出现了。别尔嘉耶夫在总结这个时期的俄罗斯历史时说:"90年代后半期俄国出现了强有力的马克思主义运动,这一运动吸引着越来越多的知识分子。……在众多的小组里进行着马克思主义者和民粹主义者的争论,胜利日益转向马克思主义者一边。……知识分子的精神类型发生着变化:马克思主义类型比民粹派类型更加刚硬。"[22]俄罗斯马克思主义者大都是文化水平很高、特别是哲学水平很高的知识分子。

19世纪末，俄罗斯知识分子队伍急剧增长。俄罗斯有1.8万学者、艺术家、演员和作家，17万多教师，6千图书馆人员和书商，25万多神职人员，1.25万工程技术人员，6.5千农艺师、兽医和林艺师。俄罗斯社会民主工党（РСДРП）布尔什维克领袖В.列宁（1870—1924）就是这个时期俄罗斯知识分子的杰出代表。此外，立宪民主党（кадеты）的头子П.米留科夫（1859—1943）[23]、社会

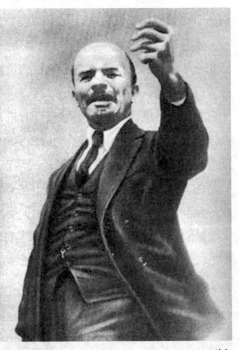

列宁

民主党（социал—демократы）的领袖Ю.马尔托夫[24]（1873—1923）、社会革命党（эсеры）的主要领导人В.切尔诺夫（1873—1952），就连社会革命党人中恐怖分子的头子Б.萨文科夫（1879—1925，笔名罗普申）[25]等人均为俄罗斯知识分子，是19世纪末俄罗斯知识分子队伍中的佼佼者。

在谈到19世纪末20世纪初的俄罗斯知识分子历史的时候，不应忘记促成白银时代俄罗斯文化出现的一大批俄罗斯知识分子、尤其是一大批宗教哲学家，像С.布尔加科夫、Н.别尔嘉耶夫、С.弗兰克、П.斯特卢威、特鲁别茨科伊兄弟、П.佛洛连斯基、В.索洛维约夫等人对白银时代俄罗斯文化运动的形成和发展所起的巨大作用。上述这些宗教哲学家是俄罗斯知识分子的精英，他们的思想和活动与当时俄罗斯社会的精神生活和文化生活有着密切的联系，他们与白银时代的其他俄罗斯知识分子一起促成了世纪之交俄罗斯文化的勃发和繁荣。正是白银时代的一大批文化精英才使得俄罗斯知识分子作为一个稳定的社会阶层和强有力的文化现象在俄罗斯社会里固定下来。因此，白银时代俄罗斯知

识分子对俄罗斯知识分子历史的发展具有划时代的意义。

十月革命是俄罗斯知识分子发展历史的一个分水岭。此后，俄罗斯知识分子生存的统一空间不复存在。俄罗斯知识分子开始按照意识形态分成两大类别，一类是不接受十月革命和苏维埃政权的，另一类是接受十月革命和苏维埃政权的。不接受十月革命和苏维埃政权的一大批俄罗斯知识分子寻找新的生存空间，选择了流亡国外的道路。他们离开俄罗斯去到世界各地，形成了侨居国外的俄罗斯知识分子队伍，创造了独具一格的 20 世纪俄罗斯侨民文化。还有一批不接受十月革命和苏维埃政权的俄罗斯知识分子留在俄罗斯，由于受到苏维埃政权对知识分子创造活动的种种禁止和限制，有的人采取了自我保护措施，改变了自己活动的方式和内容，与苏维埃政权和意识形态相调和；有的人坚持自己的观

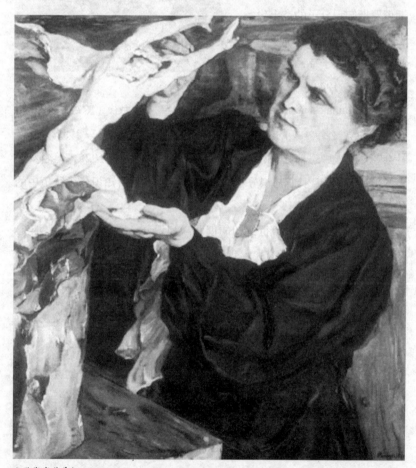

女雕塑家穆希娜

念和立场，或隐居埋名，或成为与苏维埃官方意识形态相对立的知识分子。在20世纪60—70年代，苏联境内的持不同政见者就是这类知识分子的典型。接受十月革命和苏维埃政权的被称为"苏维埃知识分子"或"社会主义知识分子"，按照Л.伊凡诺娃主编的《苏联知识分子词典手册》上的说法，"苏维埃知识分子"或"社会主义知识分子"是"专门从事高专业水平脑力劳动的劳动人民的一个社会职业阶层。这种劳动的宗旨是为社会主义社会的根本利益服务"[26]。"苏维埃知识分子"或"社会主义知识分子"诞生在十月革命胜利之后[27]，其队伍基本形成在20世纪30年代末。苏联存在的历史实践表明，苏维埃知识分子中尽管有着各种各样的"离经叛道者"，但是总体上是与苏维埃社会的其他阶层（主要是工人和农民）一起，参加社会主义建设，在科学技术、文化教育等领域里从事着脑力劳动。应当承认，在苏联存在的70多年里，涌现出一大批杰出的知识分子，他们在社会的各个领域里做出了许多重大的贡献，得到世人的承认。

从我们对俄罗斯知识分子的形成和发展作的简短回顾发现，俄罗斯知识分子产生的历史虽然不长，但是却呈现出多阶段的、较为曲折的发展。

三 俄罗斯知识分子的特征

在谈到俄罗斯知识分子的时候，许多人都说到俄罗斯知识分子是一种独特的文化现象。比如，Д.梅烈日科夫斯基就说："我说不出什么是俄罗斯知识分子，他是神奇的人还是怪物，——我只知道，知识分子实际上是现代欧洲文化里某种惟一。"[28] 利哈乔夫院士也说："俄罗斯知识分子是世界上的一个独一无二的现象。脑力劳动者到处都有，科学思想在处处发展。但是除了俄罗斯，任何地方的知识分子生活都没有与人民生活有着这样紧密的联系。任何地方的知识分子队伍中都没有这样的统一和为社会义务服务的这种继承性。俄罗斯知识分子生活的全部根基与国家的历史、与革命运动的历史交织在一起。"[29] 利哈乔夫认为俄罗斯知识分子的独一无二性就在于其与国家历史、与社会、与人民生活的密切联系。当代西方学者E. 汤普逊也发现俄罗斯知识分子的一些独特的特征。他说："俄罗斯知识分子这一术语是指现代俄罗斯社会中的一部分人，他们受过某种程度的教育，对俄国政府的对内政策持高度批判的态度，相信建立正义与平等占主导地位的理想社会秩序是可能的。"[30] 汤普逊是从俄罗斯知识分子的受教育程度以及其对政府态度等方面考察俄罗斯知识分子这个群体的。

的确，俄罗斯知识分子是一个特殊的群体，那么，俄罗斯知识分子的"独特"究竟在哪里？

俄罗斯知识分子具有知识分子的共性，即从事脑力劳动而不是体力劳动，这点不言而喻，否则也不成其为知识分子；但俄罗斯知识分子不同于西方知识分子，也不同于一般的智力精英和文化人，这是因为俄罗斯知识分子除了从事脑力劳动外，还是凸显其社会性的人。俄罗斯知识分子是一个具有社会理想、高度的责任感、思想独立、追求自由和道德纯洁的俄罗斯人群体。

俄罗斯知识分子是一个具有其明显社会性的群体，这个特征从其诞生起就表现得比较鲜明。别尔嘉耶夫指出："知识分子在我们这里是一个由不同社会阶级构成的意识形态的、而不是职业的和经济的集团，起初这个集团主要是由贵族阶层中比较有文化的一部分人员构成，后来——由神甫和助祭儿子、小官吏和小市民构成。农奴解放后——由农民构成。这就是平民知识分子阶层，它完全是由思想、同时是具有社会性质的一些思想联合起来的。"[31] 别尔嘉耶夫的这段话的意思很明显，他指出俄罗斯知识分子是由"具有社会性质的一些思想联合起来的"，就是在强调俄罗斯知识分子的社会性。在谈到俄罗斯知识分子的社会性时，别尔嘉耶夫又说："从18世纪末起，俄罗斯知识分子从拉吉舍夫开始在君主专制的国家机构就感到窒息，因而在社会生活中寻找自由和真理。整个19世纪知识分子都在与帝国做斗争，他们宣扬无国家、无政权的理想，创造一些无政府主义思想体系的极端形式。"[32]这席话已经被俄罗斯知识分子的社会实践所证实。

在俄罗斯历史上，知识分子的自由是很少的，他们仅有的一点点人生自由和创作自由经常受到来自各方面的威胁。"哪里有对自由的威胁，那里就存在着对自由的不懈的追求。这就是为什么在俄罗斯存在着一个作为社会的智力自由部分的知识分子阶层，并且在西方鲜为人知，因为在西方对于社会的智力部分而言，自由的威胁较少（或者威胁很小）。"[33]正因如此，俄罗斯知识分子对自由的追求就尤为强烈。追求自由、反对奴役是历代俄罗斯知识分子的一个共同思想和特征，这种思想既使俄罗斯知识分子与俄罗斯的专制制度和农奴制形成冲突和对抗，又激发了俄罗斯知识分子的革命性和斗争性。这种革命性和斗争性不仅是指他们的坚强性格和顽强精神，也不仅是指他们积极参与政治革命运动，而是说革命性和斗争性已经成为俄罗斯知识分子世界观的内容，变成他们信念的一个成分。俄罗斯哲学家弗兰克对俄罗斯知识分子的革命性这点有比较中肯的论述。他在谈到民粹派知识分子时说："我们这里所说的革命性只是在原则性的革命主义这一意义上，是指这样一种信念：社会斗争和对现存生活制度的暴力破坏是实现道德——社会理想的基本的和内在必然的方式。这一信念作为基本方面进入社会主义民粹派的世界观，并且在其中起着宗教信仰的作用。不看到这一信条和不理解它与知识分子之信仰的其它方面的联系，就不可能理解俄国知识分子的道德生活。"[34]弗兰克虽然谈的是民粹派知识分子的革命性，但是他的这种论述对于俄罗斯知识分子也具有普遍的意义。

我们知道，18世纪的拉吉舍夫是俄罗斯第一位贵族革命家，他一生追求自由，他的《从彼得堡到莫斯科旅行记》是一部对专制制度和农奴制充满刻骨仇恨的作品。作品开篇就写道："我举目四望，人们的苦难刺痛了我的心。"这绝不是从事脑力劳动的一般知识分子的思想情操，而完全是一位具有强烈的社会责任感的忧国忧民的俄罗斯知识分子的心境。十二月党人是贵族知识分子中的佼佼者，是贵族革命家，他们的思想和文学创作充满社会感和公民激情，歌颂自由，反对奴役。因此利哈乔夫指出："十二月党人的起义标志着数量众多的精神自由人群的出现。十二月党人反对自己阶层的利益和职业阶层的利益，他们按照良心行动。"[35]起义失败后，十二月党人没有被沙皇政府的杀头、流放和残酷镇压所吓倒，他们相信自己事业的正义，在流放地西伯利亚的矿井深处，依然坚信"星星之火，可以燎原"。十二月党人在彼得堡举行的起义和起义失败后他们的表现是俄罗斯知识分子的革命性和斗争性的一种集中的表现。在俄罗斯贵族知识分子中间，我们还要特别提一下普希金。普希金不是贵族革命家，但是他的思想充满对自由的追求和对专政（或专制）制度的愤恨，因此利哈乔夫认为"普希金是无可置疑的知识分子。……他按照自由的道路前进并且'独立地生活'"[36]。在俄罗斯，贵族知识分子之后出现了平民知识分子，别林斯基就是其中有代表性的一位。别林斯基是"完全代替贵族的平民知识分子的先驱"[37]，他的革命民主主义思想是当时的一面斗争旗帜。另一位平民知识分子车尔尼雪夫斯基更是一位主张农民革命的革命民主主义的斗士，斗争哲学贯穿着他的一生："一切真正美好的东西都是从斗争和牺牲中得来的，而美好的将来也要以同样的方法去获取。"[38]因此，他号召农民要"拿起斧头"。车尔尼雪夫斯基被马克思称为"俄罗斯伟大的学者和批评家"[39]。在俄罗斯知识分子中，以A.乌里扬诺夫[40]为代表的民意党人是一群为了实现自己的社会理想敢于斗争、敢于牺牲的俄罗斯知识分子，为了自己的理想许多民意党人甚至错误地采取激进的恐怖主义斗争方式。信仰马克思主义的俄罗斯知识分子则更是一帮追求自由、平等、正义的职业革命家，为了自己的信念和理想，他们抛头颅、洒鲜血在所不辞。从俄罗斯知识分子的历史来看，俄罗斯知识分子大都是自由的斗士，是"人类的先进队伍"（赫尔岑语），肩负着为俄罗斯民族的自由而献身的使命。革命性和斗争性已经成为许多俄罗斯知识分子的一个最为显著的特征。弗兰克在总结这点时写道："俄罗斯知识分子的全部政治的和社会的激进主义，他们视政治斗争并且是最激烈方式的政治斗争——密谋、暴动、恐怖等等——为通往人民幸福的最切近、最重要之路的这一倾向，完全来自这样一种信仰，即斗争、消灭敌人、对旧社会制度的暴力的机械的破坏本身，就能保证社会理想的实现。"[41]

俄罗斯知识分子的自由思想决定着他们与俄罗斯人民的复杂的、矛盾的关系。在理论上，俄罗斯知识分子认为人民是自己的根基，承认自己与人民的联系，并且把为人民谋福利视为自己的信仰和理想。诚如弗兰克说的那样："俄罗斯知识分子之信仰的象征是人民福利，满足'多数人'的需要。对于他们来说，服务于这一目的是人的最高的和惟一的义务。"[42]俄罗斯知识分子把为"'多数人'（或人民）主观物质利益服务当作唯一的道德目的……它要求个人严格的自我牺牲和私人利益（虽然是最高的和最纯粹的）对社会服务事业的绝对服从……"[43]俄罗斯知识分子意识到自己对人民有用这点激发了他们的社会积极性，增强了俄罗斯知识分子在国家社会文化生活中的作用。可以说，在理论上俄罗斯知识分子对人民达到一种顶礼膜拜的程度。可在实践上，俄罗斯知识分子却脱离人民，不相信人民，甚至对人民有一种俯视的傲慢态度，这就是俄罗斯知识分子的"无根基性"。俄罗斯贵族知识分子——"多余人"奥涅金、阿乐哥、毕巧林、别里托夫等是这样，俄罗斯平民知识分子——"新人"巴扎罗夫、吉尔山诺夫，甚至"特殊的人"拉赫美托夫也是如此；十二月党人是这样，民意党知识分子是这样，民粹派知识分子也是如此。他们是无根的浮萍，"无根基性"已经成为他们的一个特征。这一特征的形成既与其从事脑力劳动有关，又与俄罗斯知识分子源于西欧的教养性有关，还与俄罗斯知识分子的社会构成等因素有关，总之，这是由多种原因形成的。

俄罗斯知识分子感觉到自己脱离人民这一特征，因此历代俄罗斯知识分子都试图接近人民，到人民中间去，为人民的福祉服务。以民粹派知识分子为例，民粹派理论家拉夫罗夫认为知识分子不但脱离人民，对人民欠下了还不清的义务，而且知识分子在人民面前有过错，甚至有罪。弗兰克在谈到拉夫罗夫的这一思想时说：俄罗斯"知识分子感到自己对人民有罪甚至是由于自己不属于'人民'、自己的生活条件略高于人民。赎去自己罪过只有一个办法——献身于'人民'，而由于人民之不幸的根源被认为完全是坏的社会制度、恶的政权，所以献身于'人民'、站到人民一边就意味着脱离'欢跃的人、空谈的人、双手染血的人'，而来到'为爱的伟大事业而献身的人'的阵营（涅克拉索夫诗句），向政权和人民的一切敌人无情地宣战：换言之，就是成为革命者"[44]。在民粹派理论家拉夫罗夫的这种思想观念的引导下，民粹派知识分子掀起了轰轰烈烈的"到民间去"的运动。对这场运动，许多作家在自己的作品里有过描述。如，涅克拉索夫在《谁在罗斯能过好日子？》中就写

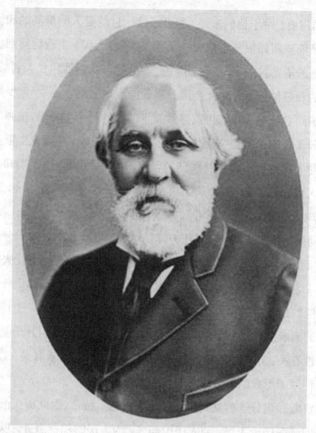

屠格涅夫

道：民粹派知识分子"……去到被侮辱的人们那里，去到被欺负的人们那里，你在那里是需要的……"作家屠格涅夫的长篇小说《处女地》（1877）也对俄罗斯民粹派青年知识分子掀起的"到民间去"的社会运动作了艺术描述。但是，俄罗斯民粹派知识分子的"到民间去"运动不被广大人民、尤其是农民所理解，最后宣告失败。这个失败表明，在19世纪的俄罗斯，俄罗斯知识分子与人民之间有着一道难以逾越的鸿沟。但有意思的是，在俄罗斯历史上，人民不理解知识分子，却总跟着知识分子跑，诚如19世纪俄罗斯作家和政论家 K. 列昂季耶夫所说："人民早晚要跟着知识分子走，过去到处是这样，将来也总是这样；人民折磨知识分子——但后来依然要跟着知识分子走。"45

俄罗斯知识分子的另一个特征是其精神的独立性和意识的自主性。

这种精神的独立性和意识的自主性不但铸造了俄罗斯知识分子的独立的品格和尊严，而且决定了其与官方政权的对立关系。俄罗斯知识分子与自己的政府对立这点甚至被写入词典中"俄罗斯知识分子"词条。利哈乔夫说："知识分子的义务始终是：知道、理解、抵抗，保持自己的精神独立性并且不参与说谎。"[46]俄罗斯知识分子的一个主要特征，是与当局的对立和对抗，对沙皇政权是这样，对苏维埃政权也如此。这种对立既表现在意识形态的对抗上，也表现在实践的行动上。

从18世纪起，俄罗斯知识分子大都是专制制度和封建农奴制的敌人，无论是贵族知识分子还是平民知识分子，都义无返顾地参加推翻专制制度和农奴制的斗争，不怕流血牺牲，不怕遭到被捕、坐牢、流放、处死的命运。因此，19世纪俄罗斯解放运动史也是俄罗斯贵族知识分子、俄罗斯平民知识分子和无产阶级知识分子反专制制度和封建农奴制的一部编年史。

十月革命后，有相当数量的俄罗斯知识分子依然保持自己的精神独立性和自主的自我意识，他们与苏维埃政权的关系表现为一种意识形态的对抗。苏维埃时代俄罗斯知识分子的三次流亡浪潮，是他们与当局在意识形态上分歧和对抗的表现和见证。这点我们在"俄罗斯侨民文化"一讲里已作了专门的讲述，不再赘言。我们在这里要再提一下20世纪60—70年代在苏联的持不同政见运动，因为持不同政见运动是俄罗斯知识分子与官方政权意识形态对抗的一个典型现象，是俄罗斯知识分子的精神独立性的一种典型的表现。苏联社会各界的持不同政见者受到当局的迫害和镇压，遭到被捕、囚禁、集中营、驱逐出国境的命运，但是他们没有屈服，没有抛弃自己的观念和信仰，显示出俄罗斯知识分子精神独立的特征和气节。

不懈的精神追求和探索是俄罗斯知识分子的又一个本质特征。俄罗斯知识分子大都是理想主义者，是永久的精神探索者，他们的精神探索源自精神的独立性和思辨性。俄罗斯知识分子是人民的"良心和头脑"，只承认人民的福祉是最高的真理和善行，此外对一切理念的准则都抱着怀疑态度。"俄罗斯知识分子除了对人、行为及事物状态作好与坏、善与恶的道德界定之外，不知道任何绝对价值、任何标准和任何社会方针。"[47]精神探索成为俄罗斯知识分子完善自我道德的一个手段和途径，这也就注定了他们的精神探索的长期性、持久性和艰难性。因此，高尔基说："俄罗斯知识分子……过去、现在和将来都长久地是一匹惟一的、被套上俄罗斯历史的沉重大车的拉车马。"[48]

俄罗斯知识分子的精神探索往往是十分艰难和痛苦的，但他们却在自己的精神探索中表现出罕见的执著和巨大的热情。之所以能够这样，是因为俄罗斯知识分子重精神胜于物质，强调精神对人的主导作用。他们不受任何经济的、政治的、功名的甚至是专业利益的诱惑，办任何事情都不容许越过自己良心的底线。因为对于他们来说，对真理正义的追求、对生命意义的思考、对真善美的热爱胜过财富，胜过荣誉，胜过一切。"俄国知识分子具有对简朴、清贫生活积极的爱：作为社会的改革者，他们同时和首先是憎恶尘世浮华和世俗享乐、憎恶一切物质和精神的奢侈、憎恶一切富裕……"[49]这样一来，禁欲主义就成为俄罗斯知识分子的一种生活方式和生活理想。在日常生活中有许多禁欲主义的俄罗斯知识分子，这些人也走进文学作品中，像屠格涅夫的长篇小说《父与子》的主人公巴扎罗夫、车尔尼雪夫斯基的长篇小说《怎么办？》中的拉赫美托夫等人。拉赫美托夫这个"特殊的人"是俄罗斯知识分子中的一位极端的禁欲主义者。拉赫美托夫形象不是作家的杜撰，而来自于俄罗斯的一个真实人物。作家车尔尼雪夫斯基说，他在生活中见到过8位这种类型的人。其中Ⅱ．巴赫梅杰夫就是拉赫美托夫的一个原型人物。巴赫梅杰夫曾经在萨拉托夫中学上过学，后来又入农学院学习，此后去到欧洲和大洋洲，为的是创建一个新的社会制度。19世纪文学评论家Д．皮萨列夫称巴赫梅杰夫为职业革命家的样板，有许多人效仿他的榜样投身革命运动。拉赫美托夫出身名门贵族，其父亲是退役中将，十分富有，但他为了自己的精神追求抛弃物质生活的诱惑，与自己的贵族阶层决裂，过起简朴、清贫的老百姓的生活。拉赫美托夫只吃普通百姓吃的东西，"不喝一滴酒，不近女色"，吃饭仅仅是为维持自己的体力以利于自己的活动和斗争。为了锻炼自己的毅力，拉赫美托夫甚至睡在钉毯上。拉赫美托夫的这些做法近乎于极端[50]，有人提出这样做是否有必要的问题。但他是一个典型的"只按照原则，而不按照爱好和个人需要"

行动和生活的禁欲主义者。对于这些俄罗斯知识分子来说，"禁欲主义就成为个人生活的理想，并且依靠不容许个人享受生活财富这一道德主义观念而得到证明，然而最终的、也可以说是原则性的理想仍然是财富和需要的最广泛的满足，大部分知识分子所自觉信奉和宣传的正是这样一种个人禁欲主义与普遍功利主义的理性结合"[51]。

俄罗斯知识分子的精神探索在大多数情况下激发他们锐意进取，敢于斗争和牺牲，但有时候也会把他们引到歧路上去。比如，19世纪80年代俄罗斯的黑暗时期，有一些俄罗斯知识分子的精神探索就走上邪路，导致充满颓废思想的"小事论"、不抵抗主义的"托尔斯泰主义"等概念盛行。个别如B．加尔洵、C．纳德松等知识分子还因自己的精神探索失败而精神崩溃，以自杀了结自己的生命。

许多俄罗斯知识分子或多或少地具有宗教思想，尤其是基督教思想。俄罗斯文化在基督教思想基础上，走过了自己中古时期的发展历程。后来，17世纪，确切说从彼得改革开始了俄罗斯文化世俗化过程，但是文化的世俗化没有彻底撵走俄罗斯人心目中的基督教信仰，对上帝的信仰和基督思想对俄罗斯文化的发展依然起着重要的作用。作为俄罗斯文化载体的俄罗斯知识分子，其宗教思想是俄罗斯文化的宗教性特征的一种表现。在不少俄罗斯知识分子的意识深处，基督是为人类牺牲自我的理想，基督精神成为他们的道德观、伦理观和价值观的重要内容。在十月革命前的俄罗斯，俄罗斯知识分子、尤其是文化界知识分子信仰基督教十分普遍。弗兰克在总结从事文学创作的俄罗斯知识分子的这一现象时写道："所有伟大的俄国文学家都同时又是宗教思想家或寻神论者。果戈理的晚期创作是如此，莱蒙托夫也是如此，在西方鲜为人知的大诗人丘特切夫（与谢林相识）是如此，陀思妥耶夫斯基和托尔斯泰是如此，深知人民宗教性的列斯科夫是如此，格·乌斯宾斯基也是如此，他出色地描述了农民心理，他在自觉世界观上是非教徒，却有内在、深刻的宗教性。甚至'俄国的歌德'，天才的普希金也在自己的某些深刻的诗作中表现了自己的悲剧主义和热烈的信仰。"[52]另一位俄罗斯文化研究者赫克在自己的著作《俄国革命前后的宗教》一书里列举了从19世纪的果戈理到20世纪的罗扎诺夫和勃洛克等一系列俄罗斯作家和诗人的名字后，也指出："他们都笃信宗教。他们的文学作品讲述关于他们的精神斗争、他们不顾一切去寻找上帝，以及生活的目的和意义的故事。他们有时被称为'上帝的搏斗者和追求上帝的人'。他们几乎所有人都'通过基督听命于上帝'，他们把基督称颂为世界惟一的希望……" [53]弗兰克和赫克的话是有道理的。确实许多俄罗斯作家诗人是笃信基督的，基督教已经成为他们的哲学思想核心和生活必需，成为一种永生的手段，基督及其思想教给他们生活并给他们的创作注入新的意义。梅烈日科夫斯基曾经形象地表述他们为什么转向宗教："我们走到了历史康庄大道的尽头；再往前一步都是不可能的，但我们知道，在历史结束的地方，宗教就开始了。在悬崖的边上，我们自然地、不可避免地会想到翅膀、飞翔，想到超历史的道路——宗教。" [54] 此外，一些俄罗斯知识分子不满足于对基督的信仰，Н．别尔嘉耶夫、С．布尔加科夫、Н．明斯基、З．吉皮乌斯等人在20世纪初还掀起了一阵"寻神"热潮，还有像"革命海燕"高尔基以及苏维埃政府的人民教育委员卢那察尔斯基这样的知识分子也走过一段"造神"的道路，企图创建一种"无产阶级宗教"。这些现象表明俄罗斯知识分子意识中缺少不了宗教，他们或是相信基督，或是寻找、创造一种新神来填充自己的信仰空间。十月革命后，在俄罗斯本土"无产阶级革命扫荡了沙皇及教会的权力"，无神论取代了宗教，俄罗斯知识分子公开信仰宗教已经不可能。于是大批信教的俄罗斯知识分子离开俄罗斯流亡世界各地，继续保持自己的东正教基督教信仰，并且通过艺术创作将之表现出来。留在俄罗斯国内的俄罗斯知识分子在无神论的总体氛围下，不得不脱离宗教。但诚如赫克所说的，"人民脱离旧的宗教，不一定就表示他们是无神论者。常常有人脱离了旧教，又归入另一种教派去" [55]，俄罗斯知识分子即便离开基督教，也会寻找其他的有神论信仰，总要把某个宗教当做自己的思想信仰和精神支柱。

俄罗斯知识分子是俄罗斯社会中的一个比较复杂的阶层，是个不断发展和更新的动态群体。我们以上只是对俄罗斯知识分子作了简单的介绍并归纳其几个主要特征。实际上，俄罗斯知识分子的特征不仅只是上述几点，比如，极端性也是俄罗斯知识分子的一个典型特征，但是由于这个特征也是俄罗斯民族的一个典型特征，讲解俄罗斯知识分子的极端性，就要涉及俄罗斯民族的极端性，那将是一个很大的话题。此外，各个时代、各种类型的俄罗斯知识分子都有着自己的时代特征和类型特征，篇幅有限，这一讲就到此结束。

注 释

1. Ю. 斯捷潘诺夫主编：《俄罗斯文化字典》，莫斯科：俄罗斯文化语言出版社，1997年，第611页。

2. 也有人认为在俄罗斯最早赋予知识分子新含义的是诗人B. 茹科夫斯基(C. 施密特：《关于知识分子一词的历史》，见《纪念 M. 阿列克谢耶夫院士诞辰一百周年》论文集，圣彼得堡：科学出版社，1996年)。

3. Ю. 斯捷潘诺夫主编：《俄罗斯文化字典》，莫斯科：俄罗斯文化语言出版社，1997年，第617—628页。

4. Л. 伊凡诺娃主编：《苏联知识分子》，莫斯科：政治书籍出版社，1987年，第50页。

5. 《苏联百科辞典》，北京—上海：中国大百科全书出版社，1986年，第1590页。

6. 《图书评论报》第11期，1992年3月13日。

7. 转引自Ю. 斯捷潘诺夫主编：《俄罗斯文化字典》，莫斯科：俄罗斯文化语言出版社，1997年，第626页。

8. 同上书，第627页。

9. 同上书，第626页。

10. Д. 利哈乔夫：《沉思俄罗斯》，圣彼得堡：逻各斯出版社，1999年，第617页。

11. 同上。

12. Л. 科什曼主编：《俄罗斯文化史》，莫斯科：德拉法出版社，2004年，第249页。

13. Д. 利哈乔夫：《沉思俄罗斯》，圣彼得堡：逻各斯出版社，1999年，第621—622页。

14. 马克西姆·格列克（原名米哈伊尔·特里沃利斯，约 1475—1556），俄罗斯著名的作家、翻译家和政论家。

15. Д．利哈乔夫：《沉思俄罗斯》，圣彼得堡：逻各斯出版社，1999 年，第 472 页。

16. 费多托夫把18 世纪以来俄罗斯知识分子的发展家谱按照编年顺序分成"皇村"、"阿尔巴特大街"、"叶卡捷琳娜水渠"、"塔夫里达宫"和"克里姆林宫"五幕。

17. 后来别尔嘉耶夫又认为 18 世纪的拉吉舍夫是第一位俄罗斯知识分子。

18. 19 世纪 60 年代，俄罗斯知识分子的数量为 2 万人。

19. 转引自 Л．科什曼主编：《俄罗斯文化史》，莫斯科：德拉法出版社，2004 年，第 250 页。

20. П．特卡乔夫（1844—1885），俄罗斯民粹派思想家、政论家。他曾经参加19世纪60年代的革命运动，主张采取密谋斗争方法。1873年起侨居国外。

21. С．涅恰耶夫（1847—1882），19 世纪俄罗斯革命运动的参加者，秘密团体"人民惩治会"的组织者之一，主张采取愚弄和挑拨的斗争方法。

22. Н．别尔嘉耶夫：《俄罗斯思想》，莫斯科：阿斯特出版社，2002年，第218页。

23. П．米留科夫（1859—1943）是历史学家 В．克留切夫斯基的学生，莫斯科大学的编外副教授。他博学多才，强闻博记，掌握20多门外国语，撰写出《俄罗斯文化史纲》。

24. Ю．马尔托夫（1873—1923）是一位善良、正派、有才能的知识分子，马克思主义理论家和政论家。

25. Б．萨文科夫（1879—1925，笔名罗普申）写过诗歌和散文作品，参加过针对沙皇官员的恐怖活动，后为临时政府陆军部副部长。

26. Л．伊凡诺娃主编：《苏联知识分子词典手册》，莫斯科：政治书籍出版社，1987 年，第 169 页。

27. 苏联电影《在伯爵的废墟上》的插曲就唱道："不管我们生于何年何月，我们的生日都是1917年。"

28. 转引自 Н．别尔嘉耶夫：《共产主义的起源和意义》，莫斯科，1990 年，第 19 页。

29. Л．伊凡诺娃主编：《苏联知识分子词典手册》，莫斯科：政治书籍出版社，1987 年，第 48－49 页。

30. Е．汤普逊：《理解俄国：俄国文化中的圣愚》(杨德友译)，北京：三联书店，1998年，第246页。

31. 转引自 Л．科什曼主编：《俄罗斯文化史》，莫斯科：德拉法出版社，2004年，第249页。

32. Н．别尔嘉耶夫：《俄罗斯思想》，莫斯科：阿斯特出版社，2002年，第144页。

33. Д．利哈乔夫：《沉思俄罗斯》，圣彼得堡：逻各斯出版社，1999年，第616页。

34. 弗兰克：《俄国知识人与精神偶像》，上海：学林出版社，1999年，第61页。

35. Д．利哈乔夫：《沉思俄罗斯》，圣彼得堡：逻各斯出版社，1999年，第624页。

36. 同上。

37. 《列宁全集》第20卷，北京：人民出版社，1988年，第240页。

38. 留里科夫：《车尔尼雪夫斯基》，北京：作家出版社，1956年，第57－58页。

39. 《马克思恩格斯选集》第2卷，北京：人民出版社，1973年，第213页。

40. А．乌里扬诺夫（1866—1887），民意党人，列宁的哥哥。曾经参加刺杀沙皇亚历山大三世活动，后被捕处以绞刑。

41. 弗兰克：《俄国知识人与精神偶像》，上海：学林出版社，1999年，第63页。

42. 同上书，第52页。

43. 同上书，第56页。

44. 同上书，第86页。

45. 转引自《新浪潮：80—90年代之交的俄罗斯文化和亚文化》，莫斯科：莫斯科工人出版社，1994年，第21页。

46. Д．利哈乔夫：《沉思俄罗斯》，圣彼得堡：逻各斯出版社，1999年，第625页。

47. 弗兰克：《俄国知识人与精神偶像》，上海：学林出版社，1999年，第48页。

48. 转引自 В．巴耶夫斯基：《20世纪俄罗斯文化史》，莫斯科：俄罗斯文化语言出版社，1999年，第69页。

49. 弗兰克：《俄国知识人与精神偶像》，上海：学林出版社，1999年，第70页。

50. 作家车尔尼雪夫斯基认为，"所有伟大的理论家都是持极端见解的人"。

51. 弗兰克：《俄国知识人与精神偶像》，上海：学林出版社，1999年，第69页。

52. 同上书，第32页。

53. 赫克：《俄国革命前后的宗教》（高骅、杨缤译），上海：学林出版社，1999年，第146页。

54.同上书，第151页。

55.同上书，第344页。

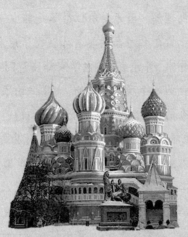

索尔仁尼琴是一种文化现象

　　俄罗斯作家索尔仁尼琴是20世纪俄
罗斯文化的一个现象，因为索尔仁尼琴
本人不但是20世纪后半叶俄罗斯文化的
一位创造者，而且索尔仁尼琴的命运、文
学创作和文化活动与20世纪60年代以来
俄罗斯的社会历史有着紧密的联系，是
这个时期文化发展的反映并且对这个时
期的文化发展产生影响。索尔仁尼琴是
20世纪后半叶俄罗斯文化的一个代码、
一个载体，标示着俄罗斯文化发展的一
个时代。索尔仁尼琴的文化活动仿佛一

根链条，把20世纪60年代以来俄罗斯文化的一些重要现象串接起来。简言之，索尔仁尼琴就是一种俄罗斯文化现象，我们了解索尔仁尼琴现象，就会了解持不同政见运动、"地下文化"、俄罗斯侨民文化第三次浪潮、俄罗斯文学的农村题材和集中营题材、新斯拉夫派思潮等文化现象或者对之有更深入的理解，因为索尔仁尼琴是其中一些现象的首创者，有的文化现象则由于索尔仁尼琴的参与才获得了应有的影响和规模。

许多俄罗斯的作家、评论家、文化学家都注意到索尔仁尼琴是20世纪后半叶俄罗斯文化的一个现象。比如，文学评论家В. 尤金认为："索尔仁尼琴是一种复杂的、思想多维的、艺术复调的、矛盾的文学现象和文化现象。索尔仁尼琴及其作品像磁铁一样吸引着两个极端对立的、互相斗争的社会政治力量，而且每一种政治力量都希望索尔仁尼琴站在自己的营垒里。索尔仁尼琴是一种具有深厚民族性的、俄罗斯的现象。几乎每一种社会力量，每个人都想把索尔仁尼琴视为自己队伍中的一面意识形态旗帜，几乎每个人都想说出：'索尔仁尼琴——是我们的人！'"[1]作家Ю. 库勃拉诺夫斯基也撰文指出，自从1962年短篇小说《伊凡·杰尼索维奇的一天》问世后，俄罗斯的文化生活，说得更广泛一点，俄罗斯的社会政治生活在一定程度上就开始在索尔仁尼琴的影响下发展。尽管他的作品从20世纪60年代后半期就被苏联官方禁止，成为地下出版物和海外出版物，但是"索尔仁尼琴场"在俄罗斯本土一直存在，并且对国家的文化生活发挥着影响和作用。[2]流亡西方的俄罗斯画家兼雕塑家Э. 涅依兹韦斯内伊说："索尔仁尼琴——作为一个个性作家、历史学家和道德宣传家，打破了狭隘政治方法的框框，在这点上他是一种绝对的和彻底的俄罗斯现象。"[3]另一位文学评论家Г. 波缅兰茨也说："如果要问索尔仁尼琴过去和现在带入我们生活中的是什么东西，那首先是他自己，他自己的个性。他在讲人民、人民性，可是他带给的是一种与无定型群众相对立的个性。那种地道的、源自大司祭阿瓦库姆的俄罗斯东西就在于此；但他带给的又不仅是俄罗斯的、也不仅是植根于过去的东西。"[4]还有俄罗斯评论家认为，索尔仁尼琴是20世纪后30—40年俄罗斯一位重要的历史人物，"俄罗斯在20世纪最后的1/3是在索尔仁尼琴的旗帜下走过的，并且结束在索尔仁尼琴的音符上"[5]。如今在俄罗斯的报刊和新闻媒体上，经常可以见到对索尔仁尼琴的种种赞誉，说他是"我们时代的荣誉"、"俄罗斯知识分子的一面镜子"、"俄罗斯文化生活天幕上一颗十分夺目的明星"，等等。

索尔仁尼琴这种文化现象也得到其他国家的承认和肯定。2000年12月13日，索尔仁尼琴被授予法国道德政治科学院的大奖。法国著名哲学家阿连－贝尚松在授奖词中说，索尔仁尼琴不仅是"人类良心的瞬间"，而且是"20世纪一位最伟大的人物"。

一　索尔仁尼琴的生平与创作

亚历山大·伊萨耶维奇·索尔仁尼琴一生命运多舛。1918年12月11日，他出生在高加索基斯洛沃茨克的一个农民家庭里。1941年卫国战争前夕，索尔仁尼琴从罗斯托夫大学数理系毕业。卫国战争爆发后，索尔仁尼琴随即应征入伍。战争期间，他曾经多次立功受奖，军衔一直晋升至苏军大尉。但是在战争胜利前夕，他因在1945年2月9日给友人的一封信中对斯大林使用了不敬之词而被捕，后被判刑在集中营劳改8年。刑满释放后，他先被放逐到哈萨克斯坦南部的一个小镇，后又转到弗拉基米尔州。1957年索尔仁尼琴获得平反，在梁赞的一所乡村中学教书，同时从事文学创作。

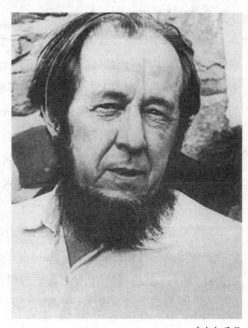

1962年，索尔仁尼琴的处女作小说《伊凡·杰尼索维奇的一天》问世并一举成名，他被吸收为苏联作家协会会员。随后《玛特廖娜的家》、《科切托夫卡车

站上发生的一件事》、《为了事业的利益》等短篇小说相继问世，他声名大噪。此后，索尔仁尼琴成为苏联文坛注意的中心，其作品受到评论界的高度重视。但自 1966 年在《新世界》杂志上发表了短篇小说《扎哈尔－卡利达》之后，索尔仁尼琴的作品在苏联遭到封杀，这种状况一直持续到 1989 年。

索尔仁尼琴遭到这样的命运，是因为他与苏维埃官方及其意识形态对抗，他这只"牛犊"要抵苏维埃政权这棵"橡树"。1967 年，他在致苏联作家第四次代表大会的信中公开呼吁结束官方对文化艺术作品的审查，抗议苏联集中营里对各种政治犯的迫害，要求官方实行"诚实的和完全的公开性"。索尔仁尼琴的这封信不但是苏联国内持不同政见的一个纲领性文献，而且这封信"走出"国门，影响到东欧一些国家的自由派思想运动，成为捷克斯洛伐克的"布拉格之春"的一个外部推动力。索尔仁尼琴还反对苏联 1968 年出兵坦克入侵捷克斯洛伐克，反对苏联扼杀捷克斯洛伐克的"布拉格之春"运动。索尔仁尼琴又帮助那些无法通过苏维埃官方审查的作者"出版"自己的作品，使得地下出版物在 60—70 年代的苏联广泛流行，他成为"地下文化"的一位领军人物，等等。索尔仁尼琴的一系列持不同政见的活动激怒了苏维埃官方，1969 年他被开除出苏联作家协会。

1970 年索尔仁尼琴获诺贝尔文学奖并没有改变他的处境，相反，苏联国内掀起一片申讨索尔仁尼琴的浪潮，他被视为苏联文学界的叛徒。索尔仁尼琴在苏联国内失去发表作品的可能，于是 1973 年夏他把自己的小说《古拉格群岛》拿到国外发表。这大大激怒了苏维埃官方，在苏联报刊上对索尔仁尼琴进行毁灭性的批判。苏维埃官方还下令销毁各地图书馆里收藏的索尔仁尼琴的全部作品，同时禁止索尔仁尼琴在各种场合与读者见面。最终，1974 年 2 月 12 日索尔仁尼琴被捕，随后被剥夺了苏联国籍并被强行驱逐出境。

索尔仁尼琴离开俄罗斯后，先在德国和瑞士暂居，后来定居美国佛蒙特州的卡文迪什镇并且度过了近 18 年的侨民生活。80 年代后期，他的作品"回归"祖国，陆续刊登在苏联的报刊杂志上。苏联解体后，1994年索尔仁尼琴返回俄罗斯成为俄罗斯文化界的一个重大事件。索尔仁琴回国后，漫游俄罗斯各地，与俄罗斯社会各界人士接触，在电台、电视台发表演说，写文章对俄罗斯社会生活的方方面面发表自己的看法……这一切表明他希望积极地加入到俄罗斯社会生活中。但是，索尔仁尼琴回国后很难融入俄罗斯社会，他的言行受到了来自各方的不理解甚至抨击，他觉得自己是一个"自己国家里的外国人"，他感到了新的失望，于是闭门谢客，离群索居，让自己处于一种精神上自给自足的状态，在俄罗斯国土上继续自己的"侨民"生涯，接着谱写着自己人生的神话。

对于索尔仁尼琴的生平创作道路，索尔仁尼琴的好友、著名的俄罗斯侨民作家和社会活动家 H．斯特卢威[6]曾经有过精辟的概括。他用索尔仁尼琴的三个人生理想概括其生平创作道路。他指出索尔仁尼琴有三个人生理想：一是当作家，二是当军官，三是当主教。斯特卢威认为索尔仁尼琴的人生实践表明他实现了其中的两个理想，第三个理想也通过自己的文学创作间接地得以实现。索尔仁尼琴9岁开始写作，后来在卫国战争期间还写过一些东西，短篇小说《伊凡·杰尼索维奇的一天》使他一举成名，后来便一发不可收，创作出一大批文学作品，并成为获得诺贝尔文学奖的第四位俄罗斯作家。可以说，索尔仁尼琴当作家的人生理想实现了，索尔仁尼琴当军官的理想也实现了。他在卫国战争期间，从罗斯托夫的一名共青团员成为苏军大尉，他本可以在自己的戎马生涯中走得更高，却由于在一封信中对斯大林不敬而中断了军旅前程。索尔仁尼琴没有成为主教，但他用自己的文学创作弥补了这一人生缺憾，他继承了从普希金开始的俄罗斯文学所固有的那种预言性，他的许多文学作品充满了神性的预言。在这方面，斯特卢威指出索尔仁尼琴的预言本领可以与陀思妥耶夫斯基的预言本领相比。他说："陀思妥耶夫斯基不仅仅是作家、不仅仅是文学家，也许他很少像文学家。他正是一位艺术家，上帝通过他对人们说话。在这种意义上索尔仁尼琴与陀思妥耶夫斯基相似，尽管他不具备陀思妥耶夫斯基的哲理深度和那种让陀思妥耶夫斯基接近希腊悲剧作家的艺术力量。"[7]索尔仁尼琴靠自己的文学创作成为一位有远见的预言家、一位当代的先知。这样一来，索尔仁尼琴就用文学创作实现了自己当主教的理想。斯特卢威用索尔仁尼琴的人生理想阐述后者的一生活动，这是对索尔仁尼琴现象的一种独具一格的解读。

索尔仁尼琴的文学作品奠定了俄罗斯文学中"农村题材"小说的基础，开创了"集中营题材"小说的先河，表达出那个时期持不同政见的俄罗斯知识分子的思想和呼声，是苏维埃时代"地下文化"和俄罗斯侨民文化的重要文献。

索尔仁尼琴继承19世纪俄罗斯作家果戈理、萨尔蒂科夫－谢德林的讽刺—批判现实主义传统，大胆暴露斯大林时代的苏维埃社会生活阴暗面和其他种种弊端，他还像陀思妥耶夫斯基、托尔斯泰等作家那样注重宗教道德问题探索，努力挖掘俄罗斯人的宗教思想和宗教意识，同时把这种探索和挖掘与对真善美的追求结合起来。他的这种艺术探索使他成为苏维埃时代的文学"异类"，遭到官方的批判和封杀。

索尔仁尼琴认为，俄罗斯文学在自己的发展历史过程中一直受到基督教的影响，并且这种影响决定了俄罗斯文学的精神价值和道德力量。他说："俄罗斯文学是在东正教强大的影响下成长起来的。甚至在那些不信教的作者那里，这个强大的东正教场依然笼罩了文学几百年。因此在俄罗斯文学里总是有一种道德的音调，对所有受难者同情的音调是十分强烈的。"[8] 因此，他像19世纪俄罗斯作家陀思妥耶夫斯基、托尔斯泰以及20世纪俄罗斯作家什缅廖夫、扎伊采夫、帕斯捷尔纳克和布尔加科夫等人一样，努力发掘俄罗斯社会生活的宗教内涵，发现俄罗斯人身上的基督思想和精神，用文学作品表现自己的道德伦理探索。

索尔仁尼琴的成名之作《伊凡·杰尼索维奇的一天》是一部歌颂俄罗斯人的人性美和鞭笞苏维埃社会中丑恶现象的杰作。索尔仁尼琴曾在集中营里度过漫长的岁月，他亲身体验并目睹了集中营里的许多现象和事情，觉得"应当"把那里的事情说出来、写出来。他曾经对作家李季娅·楚科夫斯卡娅说过："我与那些坐过狱的人没有什么区别，同时也与他们分不出来。如果说有差别的话，那仅仅在于我应当说出许多事情……应当发表东西，应当以某种方式对周围人起作用……"[9] 小说《伊凡·杰尼索维奇的一天》就是索尔仁尼琴认为"应当"说出的许多事情中的一件。

小说《伊凡·杰尼索维奇的一天》中主人公伊凡·杰尼索维奇被无辜地抓进集中营，并且在集中营里受尽了常人难以克服的磨难，但无论精神的摧残和肉体的折磨都没有把他摧垮，他经历了集中营的"炼狱"，表现出俄罗斯农民的人性美和优秀品德，是一个保持着自己的人格和尊严的俄罗斯人形象。索尔仁尼琴通过伊凡·杰尼索维奇的"一天"揭露了遍及

《伊凡·杰尼索维奇的一天》俄文版封面

苏联各地的集中营生活的真实。《伊凡·杰尼索维奇的一天》开创了俄罗斯文学中集中营题材的先河，把俄罗斯文学的真实性提高到一个全新的层次。

小说《伊凡·杰尼索维奇的一天》的问世几经周折，最后是由 H. 赫鲁晓夫亲自批准才得以发表的。一个文学作品的发表要经过国家的最高领导人批准，这在苏维埃政权历史上十分罕见。问题还不仅仅在于此，由于揭露斯大林时代集中营的这种丑恶现象，小说问世在苏联国内引起了巨大反响和轰动。因此，《伊凡·杰尼索维奇的一天》问世成为20世纪60年代初苏维埃国家社会生活和文化生活的一个重要的事件，索尔仁尼琴从此以后成为苏维埃社会文学界和文化界的一位引人注目的人物，他本人很快就成为一种文化现象。评论家们看重《伊凡·杰尼索维奇的一天》这部作品的社会意义和文化价值，视《伊凡·杰尼索维奇的一天》为60年代苏联的一个具有转折意义的文化现象。比如，著名女诗人阿赫玛托娃就强调这篇小说的文化意义和内涵，她希望把这篇小说变成人们的案头书，甚至号召"所有两亿苏联公民中的每个人都应当

读完和背会这个中篇小说"[10]。90年代的著名文学评论家 A．涅姆泽尔甚至认为："如果没有《伊凡·杰尼索维奇的一天》和《古拉格群岛》，我们会有的完全是另外一个俄罗斯。"[11]他说出了索尔仁尼琴小说创作的巨大的社会文化意义。索尔仁尼琴本人也十分清楚自己这部小说的社会价值，他认为，"这部作品……是所有被迫害的和被折磨的人的共同的纪念碑"[12]。

《伊凡·杰尼索维奇的一天》是索尔仁尼琴持不同政见的"宣言书"。此后，索尔仁尼琴开始了他的"牛犊抵橡树"——与整个苏维埃政权进行意识形态对抗的艰难历程。有人形象地说，《伊凡·杰尼索维奇的一天》好像是一座冰山露出水面的一角，开始撞击苏维埃俄罗斯的"泰坦尼克"号。此后，索尔仁尼琴的每一部新作都是对苏联集中营的揭露，是他的"集中营题材"小说创作的继续。

索尔仁尼琴的小说《癌病房》描写作家在集中营患癌症的痛苦遭遇以及集中营里其他癌症患者的精神磨难。这部小说就是作家本人得癌症的一个艺术体验。《癌病房》这个书名隐喻苏维埃国家的机体患有绝症并且"癌"细胞向四处扩散。因此，《癌病房》一书通不过苏联官方的审查制度，作家只好拿到国外发表。索尔仁尼琴的另一部小说《第一圈》[13]也遭到同样的命运。这两部小说在国外出版成为索尔仁尼琴被开除出苏联作家协会的"理由"，此后索尔仁尼琴与苏维埃官方的对立更为加剧。

如果说索尔仁尼琴的《癌病房》是作家个人的一种艺术体验，那么他的鸿篇巨制《古拉格群岛》[15]就是一部"艺术研究经验"，是作家对苏联集中营的全面揭露和对集中营现象的永久记忆。索尔仁尼琴认为，古拉格集中营作为历史现象也许在俄罗斯已经成为过去，但它在我们中间许多人的意识里作为一个理念、一个理想和一个向标而存在。《古拉格群岛》就是作家为了永远消除人们意识里的这个理念、理想和向标而创作的。索尔仁尼琴要告诉人们集中营这种监狱本身并不可怕，可怕的是人们内心的监狱。索尔仁尼琴不但分析历史事件，人们在这些历史事件中的位置，而且描述俄罗斯人的内心世界。作家对暴力和谎言尤为深恶痛绝，这样阐述暴力与谎言两者的关系："我们不能忘记，暴力不可能孤立存在，也无法孤立存在：它必然会与谎言相交织。两者之间有着最为血缘的，最为天然的深刻联系：暴力只能靠谎言来掩饰，而谎言只能依赖暴力得以生存。只要有一天有人宣布把暴力当作自己的行为方式，那毫无疑问，他必定会选择撒谎作为自己的原则。"[14] 这段话是索尔仁尼琴对暴力现象的一种富有哲理的思考。

　　1973 年，《古拉格群岛》[15] 在法国巴黎出版。作家为此被指责为背叛祖国，索尔仁尼琴这只"牛犊"抵"橡树"没有成功，他被驱逐出苏联，开始了近 20 年的流亡生涯。但是索尔仁尼琴开创的"集中营题材"小说成为 20 世纪俄罗斯文学和俄罗斯文化的一个重要现象。

　　索尔仁尼琴不但是"集中营题材"小说的创始人，还是俄罗斯文学"农村题材"的奠基人之一。他的短篇小说《马特廖娜的家》是农村题材的一部杰作。作家讲述了一位名叫马特廖娜的俄罗斯老年妇女的

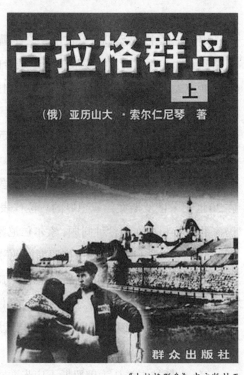

《古拉格群岛》中文版封面

痛苦一生，这位妇女在自己艰难的人生旅途中没有失去自己做人的尊严，而表现出俄罗斯农民最优秀的道德品质。小说问世后产生了极大的社会反响，并且促成了 20 世纪 60 — 70 年代俄罗斯文学中大量的"农村题材"作品的诞生。俄罗斯著名诗人安娜·阿赫玛托娃说过："当我读完了《伊凡·杰尼索维奇的一天》后，我说过应当有一亿人读这个作品！当我读《马特廖娜的家》时，我哭了。要知道我是很少流泪的！"[16] 可见索尔仁尼琴这篇小说所具有的巨大感染力。在索尔仁尼琴的《马特廖娜的家》以及其他一些专门描写俄罗斯农村生活的作品问世后，在

60—70年代的俄罗斯文学中逐渐形成了"农村题材"小说现象，许多"农村题材"作家认为自己的创作是受索尔仁尼琴的启发并且继承了索尔仁尼琴的传统。

二 索尔仁尼琴的新斯拉夫主义思想

中世纪以来，俄罗斯社会的有识之士就在思考俄罗斯走怎样的发展道路问题：走西方国家的发展道路还是走自己民族化发展道路？19世纪的斯拉夫派与西欧派的辩论把这个问题推向新的理论高度。但是，斯拉夫派和西欧派在俄罗斯走什么样的发展道路问题上各持己见，没有达成共识，而把问题留给了后人。从那时候起直到今天，俄罗斯走怎样的发展道路问题依然是俄罗斯知识分子思考和探索的问题。

索尔仁尼琴接过了19世纪斯拉夫派思想的接力棒，成为斯拉夫派在20世纪末俄罗斯文化思想界的一位代表人物。针对20世纪末俄罗斯国家的现状和存在的种种问题，索尔仁尼琴写出了《我们如何安置俄罗斯》(1990)、《20世纪末的"俄罗斯问题"》(1995)和《分崩离析的俄罗斯》(1998)这三部政论作品，这是索尔仁尼琴的新斯拉夫主义思想宣言，是斯拉夫派社会文化思想在新时期俄罗斯的反映。如果我们把索尔仁尼琴的思想与19世纪斯拉夫派的思想作比较，就可以发现二者有许多吻合和相似之处。

第一，斯拉夫派认为俄罗斯不应步西欧国家的后尘，主张俄罗斯走一条与其他民族、尤其与西方民族不同的、独具一格的发展道路。索尔仁尼琴也认为俄罗斯要想振兴和发展，就应当走民族化发展道路，而走民族化道路，就不能丢掉自己民族的"根"——民族传统、民族文化、民族的自治管理体制，等等。一句话，索尔仁尼琴呼吁俄罗斯不要脱离自己民族的土壤和根基，不要丢掉自己的民族精神和文化传统，而要树立自己的民族自信心，走自己的、与西方不同的独特发展道路。只有这样，才能"让俄罗斯语言和俄罗斯文化在世界上保存下来"[17]。与此同时，索尔仁尼琴还认为俄罗斯应警惕西方文明和西方文化的影响，因为如今以美国为代表的西方国家对俄罗斯进行政治的、军事的、文化的、道德伦理的"侵略"，其目的是最终把俄罗斯变成西方国家的殖民地和附庸。面对这种情况，索尔仁尼琴从俄罗斯的历史经验出发，告诫俄罗斯要警惕西方的影响和渗透，指出如今美国等西方强国靠牺牲和掠夺其他国家和民族来致富，在世界上推行自己的价值观和道德观，因此他呼吁俄罗斯拒绝西方的价值观和文化垃圾。他说："由于生活的舒适安逸，西方人开始失去精神力量，在考验面前失去了精神高度。就是为西方的精神弱点而感到心痛这点，让我成为西方的批判者。"[18]索尔仁尼琴在这里指出的是西方文化对俄罗斯的负面影响。

但是，索尔仁尼琴也像19世纪的一些斯拉夫派分子一样，并不是全面地否定西方文明，而是看到西方文明和西方文化中有益的东西，并且注意学习它们。针对这点，索尔仁尼琴解释说："我批判西方。我批判了它，不过，应当把我的批判确切化。西方生活的实践体制让我感到惊讶不已。我真想把那里的许多东西拿来，从地方自治方法开始。我们如今正在毁灭，是因为我们这里不容许地方的自我管理存在，自我管理被压制下去了，它不存在了。"[19]可见，索尔仁尼琴认为俄罗斯还是应当学习和借鉴西方的好的东西。

第二，　19世纪的斯拉夫派崇尚彼得改革前的俄罗斯、反对彼得改革，认为彼得大帝破坏了俄罗斯的古朴传统。索尔仁尼琴也对彼得大帝及其改革评价不高。索尔仁尼琴在《20世纪末俄罗斯问题》一书中，通过对俄罗斯罗曼诺夫王朝历史上十几位沙皇的历史功过的评述，阐明了自己的历史观。索尔仁尼琴评价17世纪以来沙皇们的执政业绩时，依据的是沙皇对俄罗斯人民的态度。他推崇沙皇米哈伊尔（执政年代为1613—1645），批判彼得大帝（执政年代为1682—1725）；他推崇伊丽莎白女皇（执政年代为1741—1761），谴责叶卡捷琳娜二世（执政年代为1762—1796）；他推崇亚历山大三世（执政年代为1881—1894），批判亚历山大一世（执政年代为1801—1825）。从索尔仁尼琴对这些沙皇的态度和评价来看，他对那些移植西方文明和西方文化的俄罗斯沙皇、尤其对彼得大帝走西方道路的改革进行猛烈的抨击，认为彼得大帝彻底毁坏了国民代表会议这种体制，破坏了俄罗斯社会的民主和和谐，因此认为彼得是"敌基督者"。而索尔仁尼琴推崇罗曼诺夫王朝的第一位沙皇米哈伊尔及其国家的管理体制——"国民代表会议",其原因是沙皇米哈伊尔在位时,"整个俄罗斯的国家体制绝不是在西方的影响下建立起来的,也没有模仿任何人"[20]。可见,凡是看好西方文明、锐意改革的沙皇,都遭到索尔仁尼琴的批判,而坚持俄罗斯民族传统、思想保守的沙皇则受到他的推崇和相对的好评。这反映出索尔仁尼琴的历史观是19世纪斯拉夫派观点在20世纪90年代的继续。

第三,19世纪的斯拉夫派把俄罗斯村社制度理想化,认为村社这种体制是俄罗斯社会的永恒基础及其特殊性的保证。诚如基列耶夫斯基所说那样,家庭服从于米尔,米尔服从于更为广阔的村社成员大会,而村社成员大会则服从于市民大会,等等。索尔仁尼琴在《我们如何安置俄罗斯》一书中也极力推崇人民自治思想(Народное самоуправление),认为16世纪以来的地方自治会(Земство)就是自我管理的一个较好的体制和形式,因为地方自治会有真正的民主,可以就地解决许多地方性问题。况且,在俄罗斯历史上已经有过自我管理形式的体制,如"村社"、"农村的米尔"、"城市的谓彻"和"地方自治机构"等,这些是俄罗斯人民在历史发展过程中对社会民主制度的有益探索,是人民积累的自我管理的经验,可以为当代俄罗斯社会所借鉴。

1996年,回国后的索尔仁尼琴重申自己的上述观点。他说:"我回国已经上第三个年头了,在整个这段时间里我与我们国家的许多高层人士有过接触,在一些重要的会议上发过言。无论你们怎样编织自己的发言,无论你们高高在上地说什么——都是毫无益处的。在我们国家民主尚未开始。我们一天也没有见到民主。民主——这是人民的政权。这是人民自己掌握自己的命运,为此需要地方自我管理机制。在我们这里赶走了当作摆设的苏维埃,但是没有用任何东西去替代它们,况且是有意识地这样做的。我们的制度是寡头政治。还是从前的那些一百到一百五十个人在高处蹂躏着我们,只是调换了位置而已。他们还是同一类人,人没有变,他们是麻木不仁的人。国家发生了什么事,人民发生了什么事,他们是感觉不到的。出路只有一个,那就是需要具有自己财权的地方自我管理机制。我们应当从下面往上成长……"[21]索尔仁尼琴这里再一次推崇俄罗斯的地方自我管理形式，以为这种形式有真正的民主，一切问题都可以在就地解决。然而，这是把地方自我管理机制理想化了。俄罗斯社会发展的历史证明，实行地方自我管理的地方自治会往往并非是索尔仁尼琴所想像的那样，所有的地方性问题都可以在地方自治会上就地解决，此外，地方自治会也并非就有真正的民主。早在19世纪，就有许多人认清了这一点。在此，我想介绍19世纪著名的巡回展览派画家Г．米亚索耶多夫（1834—1911）的一幅名画《地方自治会的午餐》（1872），这幅画对俄罗斯地方自治会的伪善和假民主作了形象而深刻的揭露。

　　一个阳光明媚、炎热的夏日，地方自治会的大门口坐着几位地方自治会的农民代表。上午的会议结束后，他们坐在正午的阳光下。有的人神情疲倦，低垂着头沉思；有的人已经用过"午餐"，躺在地上睡觉；有的人拿着酸黄瓜和几片黑面包，还在继续吃"午餐"。只要认真地看看画上几个姿态各异的农民代表，就会发现这幅画作的深刻含义。既然是地方自治会会议，那除了农民代表之外，还应当有其他阶层代表、尤其是贵族代表，可完全看不见。地方自治会的农民代表的"午餐"是如此寒酸，那么贵族代表和其他代表的午餐是否也如此简单呢？绝不是！我

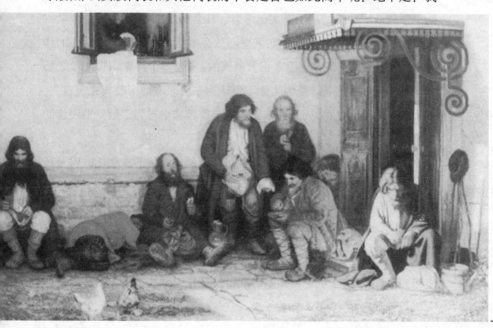

米亚索耶多夫：《地方自治会午餐》，1872

们从农民身后地方自治会厨房那扇敞开的窗户就可以看到,那里有一位厨师在洗着盘子,他身旁摆着几个空酒瓶。这几个细节表明有人在里面用过一次丰盛的午餐,用餐者只会是地方自治会的贵族代表!在地方自治会里,就连贵族的午餐与农民的午餐都有这么大的差别,那还奢谈什么平等,还有什么民主可言呢?实际上,在沙皇俄罗斯的地方自治会里,农民代表完全是一种摆设和陪衬,根本没有什么权利,他们的提案无人倾听和理睬。这幅画真实地表现了沙皇时代农民政治上的无权地位和生活上的困境。

索尔仁尼琴在20世纪90年代提出并热情宣传地方自治机制,认为这依然是当代俄罗斯社会的一种极好的管理机制和管理形式,这表达出他对俄罗斯现存社会体制的失望和不满。但是,地方自治会这种机制自古以来就有它的缺陷,在俄罗斯社会法制不健全的今天,索尔仁尼琴重提地方自治会这种管理机制,是一种乌托邦式的理想。

第四,19世纪斯拉夫派把东正教视为一种理想宗教,把东正教理想化。斯拉夫派强调俄罗斯东正教宗教信仰的纯洁性,认为东正教保持了"精神的内在完整",并且肩负着恢复人类文明的崇高使命。斯拉夫派用东正教集结性精神处理自由与统一的关系,希望在东正教集结性精神基础上形成一种独特的俄罗斯文化形态和社会制度。索尔仁尼琴也像斯拉夫派一样,十分注重东正教在俄罗斯社会生活和俄罗斯人生活中的作用。他的道德观就是建立于东正教道德的基础之上的。索尔仁尼琴之所以重视东正教的道德,是因为他不但认为东正教道德帮助人完善自我、走上精神的复活之路,而且在东正教的道德精神中看到了俄罗斯民族的未来与希望。

20世纪90年代,在俄罗斯出现了政治的、经济的、文化的以及其他一系列危机。此外,在俄罗斯人的思想意识中还出现了信仰危机,社会风气败坏,道德堕落现象丛生。索尔仁尼琴认为,当今俄罗斯政治的、财政的、经济的危机固然是严重的,但更重要的是人们的道德和精神的危机。他认为造成俄罗斯人道德和精神危机的主要原因,是人们忘记了上帝。他指出"这个世纪最主要的罪行特征是由那些丧失掉神性高度的人类意识缺陷决定的"[22]。鉴于此,索尔仁尼琴强调宗教对人的道德作用，他说："东正教在我国历史上具有重大的意义，既有道德意义，也有宗教意义。东正教在相当大的程度上创造了俄罗斯人的传统、习俗、生活方式。"[23]

在《20世纪末俄罗斯问题》这本书中，索尔仁尼琴再次强调俄罗斯东正教在社会生活和精神生活中起着重要的作用，他认为东正教"支撑俄罗斯人民的精神达500余年之久"[24]，因此反对17世纪俄罗斯东正教教会牧首尼康的宗教改革，在他看来，尼康的改革造成了东正教教会的分裂，而"教会分裂震撼了整个尚未恢复元气的国家，动摇了国家的精神和生活的基础"[25]。

索尔仁尼琴信仰东正教和重视东正教的作用与他从小所受的教育有很大的关系。索尔仁尼琴在回忆自己的思想发展道路时说，他自己从童年起就受到东正教教育……这种状况一直到16岁。从十七八岁起他开始热中辩证唯物主义、马克思主义的所有思想并且相信它们。但是26岁那年，他的思想发生了变化，彻底弃绝了马克思主义，重新开始信仰基督教。

索尔仁尼琴"回归"基督教后，接受了基督教的许多思想观念和道德理想。我们在此先举一个他如何看待人的死亡的例子。索尔仁尼琴一生中曾经几次面对死亡，可他对死亡没有任何恐惧，这是因为他接受了基督教的生死观，基督教认为人的死亡是人复活的必经过程。因此他说："我在死神面前没有任何的恐惧。按照基督教观点，我感觉死亡就是一个自然的、但全然不是结束的界限：在人的机体死亡的时候，人的精神个性并没有中断，而只是转到存在的另一种形式。当我活到了耄耋之年，我不但不害怕死亡，而且准备好迎接死亡，甚至预先感觉到死亡中有一种轻松。"[27]有一天他对他的朋友尼·斯特卢威说："当我身患癌症，躺在古拉格号子里的床上等待死亡的时刻，我感到一种从来没有过的幸福。"[28]这说明索尔仁尼琴像基督徒一样认为死是复活的先行，因此他不但不惧怕死亡，反而感到一种幸福。这种对死亡的超脱反而让索尔仁尼琴逃脱了癌症，奇迹般地痊愈了。

索尔仁尼琴接受基督教思想，还表现在他的"忏悔"和"自我克制"上。我们知道，忏悔是基督教教徒接近上帝，赎回自己罪孽的必需手段，而自我克制则是道德完善的一种手段。俄罗斯学者 C．舍舒诺娃指出，"斋戒"与复活节相关，斋戒引导人走向精神的复活。俄罗斯人自从接受基督教信仰后，就"在斋戒里成长"。索尔仁尼琴在《忏悔和自我克制是民族生活的范畴》(1973) 一文中，视"忏悔"和"自我克制"为人的"道德自我完善"的重要途径，同时把忏悔和自我克制连接为一个整体，认为忏悔和自我克制有一种互相依存的联系。在索尔仁尼琴看来，"斋戒"就是从"精神分散向精神集中的转折，就是用忏悔和自我克制去医治心灵"。他认为，人要想获得自由就需要自我克制："人的自由就包括以利他人为目的、自愿的自我克制。"[29] 他还认为，有意识的自我克制是一个社会稳定的基础。但从 20 世纪初开始，俄罗斯渐渐地走向一条偏离自我克制的道路，许多人忘掉了基督之爱，忘掉了为上帝和为亲人而牺牲自我，他指出这正是 20 世纪俄罗斯社会动荡和悲剧的原因之一。

索尔仁尼琴有一句名言——"不要靠谎言生活"。这句话是基督教的"勿撒谎"训诫的翻版。索尔仁尼琴号召俄罗斯人不要靠谎言生活(尽管他本人有时候也做不到)，并且在自己的创作里力求排除谎言，这是因为他像 19 世纪俄罗斯作家果戈理一样，感到自己是上帝手中的一个工具，认为自己的创作是在完成上帝的旨意，因此不能胡言乱语，更不能撒谎。正因索尔仁尼琴有这种观念，所以在 20 世纪 70 年代初苏联举国上下声讨他，要把他驱逐出国境的时候，他首先想到的不是自己今后的人生出路，而是怕自己无法按照上帝的旨意进行创作，想到自己"千万别从你(指上帝——笔者)的手中掉下来！"这再次表明索尔仁尼琴具有强烈的基督教意识。

以上我们对索尔仁尼琴的新斯拉夫主义思想与 19 世纪斯拉夫派思想作了几点简单的比较，从中可以看出索尔仁尼琴的思想与斯拉夫派思想的渊源关系。

索尔仁尼琴的新斯拉夫主义思想源于他对俄罗斯的爱和责任感。索尔仁尼琴由于热爱俄罗斯而成为一位持不同政见者，遭到政治迫害，最后被驱逐出境。在国外，索尔仁尼琴依然情系俄罗斯，热爱俄罗斯文化，成为 20 世纪俄罗斯侨民文化的一面旗帜。

"俄罗斯"作为文化概念有着多种含义。按照俄罗斯历史学家B．克留切夫斯基的观点，"罗斯——是经历过相当多样意义的一个词；这些意义可以分成四重涵义：1．在民族学涵义上，罗斯——是种族；2．在社会学涵义上，罗斯——是阶层；3．在地理学涵义上，罗斯——是地区；4．在政治学涵义上，罗斯——是国家领土"[29]。对于索尔仁尼琴来说，俄罗斯（罗斯）这个概念除了具有上述含义外，还是他的爱、他的痛苦，是他服务的客体和对象。

索尔仁尼琴对俄罗斯的爱不单是一种朴素的感情，不仅停留在意识和思想的层次上，而且表现在实际行动中。1941年，希特勒法西斯德国进犯苏联，索尔仁尼琴英勇地投入保家卫国的战斗中。战争刚开始他就应征入伍，之后足迹遍布从俄罗斯奥廖尔到东普鲁士的广阔战场，曾经受伤和多次立功受奖，用自己的鲜血保卫苏维埃俄罗斯。但是，索尔仁尼琴真正热爱的是宗法制的俄罗斯，是人民实行自治管理的俄罗斯。索尔仁尼琴试图医治苏维埃俄罗斯的种种弊端，因此他与苏维埃官方发生冲突，为此遭到了被捕、流放、驱逐出境和长期侨居国外的厄运。索尔仁尼琴由于热爱俄罗斯而遭受磨难，成为一位受难者，这就是他说出"在世上最痛苦的命运——是做俄罗斯人"这句话的原因。索尔仁尼琴从来不愿意离开俄罗斯，他认为"要生活只有在俄罗斯"。然而，索尔仁尼琴的这个权利也被剥夺了，他不得不在异国他乡居住了近20年。在远离俄罗斯的岁月里，俄罗斯一直是索尔仁尼琴心系梦萦、挥之不去的思念，他时刻准备着回到俄罗斯去，因为他认为自己离开俄罗斯是一种病态现象："我被驱逐出苏联对于我来说是一种常年的、病态的脱离开俄罗斯。"[30]

索尔仁尼琴不但热爱俄罗斯，而且给予"俄罗斯"这个概念一种新的定位。他在《我们如何安置俄罗斯》这本书里指出，俄罗斯不仅仅是俄罗斯，而应当是俄罗斯、白俄罗斯和乌克兰组成的俄罗斯联盟，因为这三个国家具有统一的种族起源、同样的东正教信仰和斯拉夫文化传统。索尔仁尼琴的这一思想在其他场合也表达过。比如，2003年12月在回答瑞士记者彼得·霍廉什坦采访的问题时，他视俄罗斯为上述三个东斯拉夫国家的联盟，因此认为如今乌克兰和白俄罗斯的独立，历史悠久的斯拉夫大家庭的瓦解是东斯拉夫民族的一个悲剧。他说:"我一向赞成俄罗斯、白俄罗斯和乌克兰的统一,其原因是这三个国家有着历史的、民族的、宗教的和语言的同源关系……"[31] 用这段话表现了他的东斯拉夫民族统一和联合的思想。

索尔仁尼琴对俄罗斯的热爱与为俄罗斯服务的思想结合在一起。他是这样解释爱国主义的:"爱国主义——这是对自己祖国和自己民族的一种目标如一的、执着的爱,同时还要为她服务,这种服务不是迎合讨好她,不是支持她的一些不义的奢望,而是在评价她的缺陷和罪孽时要有一种坦诚的态度。任何一个民族都有这样的爱国主义权利,俄罗斯人的权利怎么也不会少于其他民族的。"[32] 索尔仁尼琴希望为俄罗斯服务,而且呼吁"每个人只要能够贡献出自己的力量,都应当努力贡献出来"。一方面,他用小说揭露俄罗斯大地上的种种弊端、不义甚至罪恶,从他的短篇小说《伊凡·杰尼索维奇的一天》到卷帙浩繁的长篇小说《红轮》都是服务于这个目的;另一方面,他拿起政论文这个武器为俄罗斯的生存和振兴出谋划策。

《致苏联领导人的信》是索尔仁尼琴为俄罗斯服务的一个重要尝试。1973年9月5日,索尔仁尼琴通过苏共中央接待处的窗口把一份《致苏联领导人的信》转交给勃列日涅夫。他认为自己"写这封信没有任何个人目的"[33],他在信的"附言"中还写道:"您会看到,我的信不是带着政论的激情,不是带着指责写成的,而只是想以一种真实的愿望说服您。"[34] 索尔仁尼琴在这封洋洋万言的进谏书里,就苏联的国内外政策、意识形态、社会文明、经济发展等问题谈了自己的观点并提出解决的办法。但是勃列日涅夫视索尔仁尼琴的信为"一派胡言",并下令对索尔仁尼琴进行监视,索尔仁尼琴为俄罗斯服务的这一尝试以他在第二年(1974)被驱逐出苏联国境而告终。

但索尔仁尼琴并没有就此罢休,他从90年代开始了为俄罗斯服务的新一轮尝试。《我们如何安置俄罗斯》(列宁格勒:苏联作家出版社1990)、《20世纪末的"俄罗斯问题"》(莫斯科:声音出版社,1995)和《分崩离析的俄罗斯》(莫斯科:俄罗斯道路出版社,1998)是索尔仁尼琴20世纪90年代以来的三部重要的政论作品,其中心内容是谈俄罗斯和"俄罗斯问题"，谈"改革"俄罗斯的新思想。

索尔仁尼琴的《我们如何安置俄罗斯》一书全面提出自己的"自下而上"，"从地方开始"改造俄罗斯的思想；《20世纪末俄罗斯问题》一书阐明了自己的历史观；而《分崩离析的俄罗斯》一书是对《我们如何重新安置俄罗斯》和《20世纪末俄罗斯问题》两本书里所提出问题的继续探讨。索尔仁尼琴在书中用一系列具体数据揭示出俄罗斯国家在工业生产、农村经济、文化发展、居民生活、道德面貌、民族问题等方面危机四伏的现状，指出造成这种状况的原因是20世纪70年代以来的苏维埃政权及其意识形态。此外，他认为戈尔巴乔夫和叶利钦等国家领导人把俄罗斯推向分崩离析的边缘，如今俄罗斯正在生死线上挣扎，俄罗斯民族的存亡问题摆在了俄罗斯人面前。应当说，索尔仁尼琴指出的问题在俄罗斯是存在的，但是问题的严重性和问题存在的原因是否像索尔仁尼琴所说那样，在俄罗斯引起了争论。但无论如何，这本书再次表现出作家对俄罗斯的命运和发展的关注，是他的忧国忧民思想的又一次体现。

三　索尔仁尼琴——一个有争议的文化人物

索尔仁尼琴是一个有争议的文化人物。"索尔仁尼琴的一生——是他最好的和最毫无争议的作品。"[35] 从1962年他发表短篇小说《伊凡·杰尼索维奇的一天》起直到今天，在俄罗斯对他本人、对他的言行、对他的文学创作和文化活动一向有着不同的看法和认识，出现了多种、甚至截然相反的阐释和评价。

我们知道，索尔仁尼琴因小说《伊凡·杰尼索维奇的一天》一举成名并获得文学评论界的许多好评，但即使在当时也有人对他的这部作品持保留或否定态度。更不用说从20世纪60年代中期到70年代中期对他的种种批判和辱骂，那主要是官方策划和组织的一场反索尔仁尼琴运动。就是今天，在俄罗斯除了有种种美誉之外，也有不少人否定这位作家，有人甚至说他是"文学界的弗拉索夫分子"[36]，是君主制的维护者，

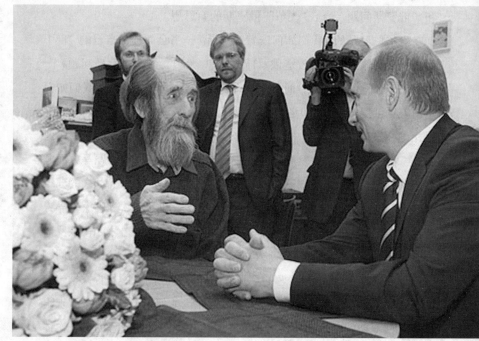

俄罗斯总统普京与索尔仁尼琴，2007

是"世界的敌人"[37]，等等。索尔仁尼琴的作品有许多读者，甚至有崇拜者，但也有一些俄罗斯人对索尔仁尼琴的作品不感兴趣，甚至批判他。比如，侨居国外的俄罗斯作家Ｂ．沃伊诺维奇在2002年出版了一本书《神化背景上的肖像》（莫斯科：埃克斯摩出版社，2002），为索尔仁尼琴"画像"，对索尔仁尼琴从登上文坛开始一直到当今的创作、个性和言论进行评述。尽管沃伊诺维奇本人认为这本书的目的是反对神化索尔仁尼琴，让人们不要对这位"当代英雄"进行"个人崇拜"，但还是流露出他对索尔仁尼琴的否定甚至批判的态度。尤其是有人发现这位作家在自己的小说《莫斯科2042》中塑造了希姆·希梅奇的形象，对索尔仁尼琴进行恶意的讥讽[38]，这就更表明沃伊诺维奇对索尔仁尼琴的否定了。总之，索尔仁尼琴过去和现在都是俄罗斯文化界一位有争议的人物。

作为索尔仁尼琴现象本体的索尔仁尼琴，引起了苏联党政最高领导人赫鲁晓夫、苏联总统戈尔巴乔夫、俄罗斯总统叶利钦和普京的兴趣。早在1962年12月，赫鲁晓夫接见文化艺术工作者时，就有人单独引他见过索尔仁尼琴，索尔仁尼琴的处女作《伊凡·杰尼索维奇的一天》就是在赫鲁晓夫的首肯下问世的；戈尔巴乔夫对远在美国流亡的索尔仁尼琴十分关注，1990年8月，专门下令给索尔仁尼琴等人平反，标志着苏维埃官方对流亡西方的俄罗斯作家的新态度和新政策。叶利钦对索尔仁尼琴更是厚爱有加：1992年访美时，他就与索尔仁尼琴有过一次电话通话，邀请索尔仁尼琴在适当时候回俄罗斯。1994年11月索尔仁尼琴回国后，叶利钦单独约见他。1998年，在索尔仁尼琴80大寿时，叶利钦下令授予索尔仁尼琴俄罗斯国家的最高勋章——安德烈勋章（索尔仁尼琴预先通知了叶利钦总统办公室，说他拒绝接受这个奖励，但叶利钦却坚持要授奖，结果搞得很尴尬）。现任俄罗斯总统普京也十分敬重索尔仁尼琴，2000年9月20日，他登门拜访索尔仁尼琴，与后者进行了3个多小时的谈话；在索尔仁尼琴85周年诞辰前夕，普京又再次去医院探望了他，亲自贺寿[39]，等等。

赫鲁晓夫、戈尔巴乔夫、叶利钦和普京等苏联和俄罗斯国家最高领导人的上述行动从一个侧面表明官方对索尔仁尼琴的高度重视。这是因为索尔仁尼琴已经不仅是一个作家，而且成为一种文化现象，代表着近半个世纪以来俄罗斯文化的发展。索尔仁尼琴仿佛是一个"晴雨表"，可以测出苏维埃官方和俄罗斯官方对待俄罗斯知识分子和各个时期俄罗斯文化发展的态度和变化。

索尔仁尼琴在西方世界也有很大的影响。1968年，闻名世界的布拉格之春运动，据说就是始于索尔仁尼琴的致苏联作家协会代表大会的关于取消审查制度的那封信。捷克斯洛伐克作家代表大会上宣读了索尔仁尼琴的信，于是在捷克斯洛伐克首都布拉格开始了一场民主运动。70年代末，法国的"新哲学派"分子认为《古拉格群岛》帮助他们对许多事情进行重新思考，他们甚至被称为"索尔仁尼琴的孩子们"。我们举出这几个例子并非说索尔仁尼琴在西方只受到推崇，索尔仁尼琴也受到西方的批评，尤其是他对美国的激烈批评引起美国人的不满而招来了反批评，不少西方人认为他是狭隘的民族主义者，甚至把他说成是"俄罗斯的霍梅尼"，等等。但不管西方世界对索尔仁尼琴赞扬也好，对他批判也好，索尔仁尼琴依然是索尔仁尼琴，他依然是俄罗斯文学的一位代表，索尔仁尼琴现象依然是俄罗斯文化的一种重要的现象。

四 索尔仁尼琴是俄罗斯文化的保护者

文化保护也像文化创造一样，是文化活动的一个内容。因此，最后我们来看看索尔仁尼琴对俄罗斯民族文化遗产的态度。

索尔仁尼琴珍视俄罗斯民族的文化遗产，珍视充满基督教精神的俄罗斯文化传统。他不但珍视20世纪以前的俄罗斯文化，而且对苏维埃时代的一些文化现象也予以肯定。索尔仁尼琴认为，自从1917年"震撼世界的十天"以来，俄罗斯文化像震中一样占据着世界文化的中心位置，俄罗斯文化做出的贡献让全世界刮目相看。他承认在苏维埃时代文化得到了发展："无论怎样有悖情理，文化甚至在严酷的苏维埃条件下继续鲜明地发展……文化发展是由于它创造性地继承了来自上个世纪的一些传统。尽管有来自上边的压力，文化发展着并且推出许多名字耀眼的人物。"[40]索尔仁尼琴还认为，尽管20世纪90年代俄罗斯处在"分崩离析"的状态，俄罗斯文化发生了解体——"在我们国家发生了可怕的现象：随着已经成为事实的俄罗斯行政机构的解体，也发生了俄罗斯文化的解体"[41]，但并非俄罗斯文化的所有种类发展都停止了。他举例说："我认为并非文化的所有种类都是这样。比如，我认为在音乐界，在音乐演奏方面我们如今无论如何不能说是衰退了。但是在许多其他的创作种类里，文化是衰退了，它跌到俄罗斯的谷底，它撤退到外省地区，文化在那些地方尚未遭受到普遍的崩溃，还在微微发光，也许，在文化里正在积蓄着那些让自己可能复兴的基础。"[42]

索尔仁尼琴不但肯定20世纪俄罗斯文化，而且还大力保护和积极弘扬俄罗斯文化遗产。20世纪70年代，在索尔仁尼琴的努力下创建了索尔仁尼琴俄罗斯社会基金会（Русский Общественный Фонд А.Солжениц ина），他把自己的长篇小说《古拉格群岛》的全部稿酬交给该基金会。1995年，索尔仁尼琴与俄罗斯社会基金会、巴黎的俄罗斯出版社和莫斯科市政府联袂创建了"俄罗斯侨民"基金会书库（Библиотека—фонд

" Русское зарубежье ")，专门收集俄罗斯侨民作家、诗人、画家、哲学家、文化学家以及文化界人士的图书、画作、信件和书稿，等等。1996年，索尔仁尼琴把俄罗斯侨民作家的上千部回忆录手稿，以及 C.布尔加科夫、H.别尔嘉耶夫、C.弗兰克等宗教哲学家的部分档案交给该基金会。到1998年，基金会书库已经收到了约10万件赠品。定居布拉格的俄罗斯侨民画家 E.克里莫夫把自己的整个收藏捐给基金会，其中有白银时代画家 A.别努阿、多布仁斯基等人的画作，有19世纪俄罗斯著名画家苏里科夫的画作草图。基金会还收集到了作曲家柴可夫斯基致马林剧院著名指挥 Э.纳普拉夫尼克的信件、列宾的画作《托尔斯泰和女儿在一起》的草图、侨居保加利亚的俄罗斯画家 C.彼得罗夫的画作，还有第一位获得诺贝尔文学奖的俄罗斯作家布宁的私人用品，等等。"俄罗斯侨民"基金会书库不但收集存藏图书，而且还帮助全国各地的图书馆。1998—2000年间，该基金会书库把9万册图书赠书给了俄罗斯的28个地区，甚至还赠书给乌克兰的克里米亚、爱沙尼亚和白俄罗斯。1997年10月，索尔仁尼琴基金会还设立了索尔仁尼琴文学奖。这是在俄罗斯唯一以个人名义设立的文学奖，表彰那些在文学创作中继承俄罗斯文学传统的作家。

　　这一切表明索尔仁尼琴的活动远远超出了文学领域，他也是一位活跃的文化活动家。"当文学超越了自身的界限时，才是伟大的。"[43]索尔仁尼琴的文学创作正是如此，他的文学作品是20世纪后半叶俄罗斯文学的现象，但没有局限于文学本身，而是大大越出了文学的范围，成为一种社会政治现象、一种文化现象，因此也具有更重要的意义和价值。

　　20世纪60年代以来，俄罗斯文化的发展离开索尔仁尼琴是不可思议的。因为自从1962年《伊凡·杰尼索维奇的一天》问世后，俄罗斯文学生活，或者更广泛些说，俄罗斯文化生活就在索尔仁尼琴的影响下发展。尽管索尔仁尼琴的作品曾经长期处在"地下"和"海外"，尽管他离开俄罗斯有20年之久，但是，诚如一位俄罗斯学者所说，若用一个物理术语来表达，索尔仁尼琴的"场"总是存在的。只要索尔仁尼琴的"场"存在,它就要对俄罗斯文化发展起作用,这就是索尔仁尼琴现象的力量和意义所在。

注 释

1. 《在两次纪念日之间——作家、评论家、文学理论家论索尔仁尼琴创作》,莫斯科:俄罗斯道路出版社,2005年,第187页。

2. 同上书,第240页。

3. 同上书,第60页。

4. 《世纪》1998年第48期,第9页。

5. О.穆拉莫尔诺夫:《人道主义的蜕化》,《独立报》2001年1月19日,第16页。

6. Н.斯特卢威(1931年生)是20世纪俄罗斯侨民的一位重要的代表人物。他从青年时代起就参加在法国的俄罗斯大学生基督教运动,与流亡在法国的俄罗斯宗教哲学家В.津科夫斯基、А.施莱曼、И.梅耶恩道夫有过交往,与著名的俄罗斯侨民作家И.布宁、А.列米佐夫、Б.扎伊采夫、F.莫里亚克、А.索尔仁尼琴等人过从甚密。Н.斯特卢威长期担任"YMCA-Press"出版社社长,收集并出版俄罗斯侨民的精神文化遗产。他还是一位出色的评论家,撰写过两部专著:《苏联的基督教徒》(1963)和《曼德里什塔姆创作研究》(1988)。《苏联的基督教徒》是写苏维埃时期的教会史的,引起了强烈的社会反响,并且被译成5种文字出版。

　　Н.斯特卢威是向世界推出索尔仁尼琴的文学作品的一位重要的出版家。正是在他的主张下,索尔仁尼琴的小说《古拉格群岛》于1973年12月在法国巴黎出版,并从此开始了他与索尔仁尼琴的友谊和迄今30多年的合作。

7. Н.斯特卢威在俄罗斯扎奥斯特罗维耶的农村俱乐部的一次演讲。见《"YMCA-Press"在阿尔汉格尔斯克》,阿尔汉格尔斯克:主进堂日教堂协会,2002年,第45页。

8. 《索尔仁尼琴政论文精选集》,莫斯科:瓦格利乌斯出版社,2004年,第40页。

9. 《在两次纪念日之间——作家、评论家、文学理论家论索尔仁尼琴创作》,莫斯科:俄罗斯道路出版社,2005年,第367页。

10. 同上书,第109页。

11．A．涅姆泽尔：《上帝天空下的艺术家》，《莫斯科新闻·时代》1998年11月11日，第7页。

12．索尔仁尼琴：《分崩离析的俄罗斯》，莫斯科，1998年，第170—171页。

13．1964年，索尔仁尼琴把自己的《第一圈》书稿送到《新世界》杂志编辑部，特瓦尔多夫斯基说服了同仁，准备在杂志上发表，但需要送到赫鲁晓夫的助手B．列别杰夫那里提交上面审查，6月21日，B．列别杰夫退回书稿，拒绝帮助送审。这样，《新世界》杂志无法发表这部小说。

14．《索尔仁尼琴政论文集》（三卷集）第1卷《论文和讲演》，雅罗斯拉夫尔，1995年，第24页。

15．戈尔巴乔夫改革后，索尔仁尼琴的作品与其他俄罗斯侨民作家的作品一样回归到俄罗斯，但索尔仁尼琴向苏联出版当局提出的唯一条件是：小说《古拉格群岛》的回归一定要先于他的其他任何作品，可见这部作品在作家自己心目中的地位和重要性。苏联出版当局答应了索尔仁尼琴这个请求，1988年，《古拉格群岛》率先刊登在苏联的大型文学杂志《新世界》上。此后，他的其他被禁作品（《第一圈》）等陆续刊登在苏联和俄罗斯的各种文学杂志和报刊上。

16．《"YMCA-Press"在阿尔汉格尔斯克》，阿尔汉格尔斯克：主进堂日教堂协会，2002年，第47页。

17．《在两次纪念日之间——作家、评论家、文学理论家论索尔仁尼琴创作》，莫斯科：俄罗斯道路出版社，2005年，第56页。

18．同上书，第44页。

19．同上。

20．A．索尔仁尼琴：《20世纪末俄罗斯问题》，莫斯科：声音出版社，1995年，第5页。

21．索尔仁尼琴1996年9月在特维尔州与社会界人士的一次见面的录音记录。见《特维尔大学学报》1998年第6期，第3页。

22．转引自《莫斯科新闻·时代》，1998年12月11日，第7页。

23．张晓强：《索尔仁尼琴——回归故里的流亡者》，长春：长春出版社，1996年，第171页。

24．A．索尔仁尼琴：《20世纪末俄罗斯问题》，莫斯科：声音出版社，1995年，第7页。

25．同上书，第7页。

26．《在两次纪念日之间——作家、评论家、文学理论家论索尔仁尼琴创作》，莫斯科：俄罗斯道路出版社，2005年，第56页。

27.《"YMCA-Press"在阿尔汉格尔斯克》，阿尔汉格尔斯克：主进堂日教堂协会，2002年，第46页。

28.А．索尔仁尼琴：《我们如何安置俄罗斯》，列宁格勒：苏联作家出版社，1990年，第31页。

29.《俄罗斯历史术语》（九卷集）第6卷，莫斯科：思想出版社，1989年，第94页。

30.瑞士记者彼得·霍廉什坦对索尔仁尼琴的采访记（2003年12月），见《索尔仁尼琴政论文精选集》，莫斯科：瓦格利乌斯出版社，2004年。

31.《在两次纪念日之间——作家、评论家、文学理论家论索尔仁尼琴创作》，莫斯科：俄罗斯道路出版社，2005年，第54页。

32.转引自Л．萨拉斯金娜：《索尔仁尼琴的密码》，《俄罗斯》，1996年第1期，第57页。

33.Л．麦得维杰夫、А．索尔仁尼琴等：《苏联持不同政见者论文选译》，北京：外文出版局《编译参考》编辑部，1980年，第228页。

34.转引自《在两次纪念日之间——作家、评论家、文学理论家论索尔仁尼琴创作》，莫斯科：俄罗斯道路出版社，2005年，第69—70页。

35.О．巴甫洛夫：《索尔仁尼琴——这就是索尔仁尼琴》，《莫斯科》1998年第11期，第125页。

36.由弗拉索夫这个名字而来。А．弗拉索夫原是苏军中将，在卫国战争中背叛祖国，为法西斯德国效力，后来被苏联当局抓获处以死刑。弗拉索夫分子后来成为背叛国家的叛徒名称。

37.《在两次纪念日之间——作家、评论家、文学理论家论索尔仁尼琴创作》，莫斯科：俄罗斯道路出版社，2005年，第368页。

38.作家沃伊诺维奇本人说这个人物不是对索尔仁尼琴的恶意讥讽，而是对把索尔仁尼琴神化的一种独具一格的抗议。

39.据报导，2007年6月12日，俄罗斯总统普京又一次登门拜访索尔仁尼琴，并授予他俄罗斯国家奖金。

40.《索尔仁尼琴政论文精选集》，莫斯科：瓦格利乌斯出版社，2004年。转引自《在两次纪念日之间——作家、评论家、文学理论家论索尔仁尼琴创作》，莫斯科：俄罗斯道路出版社，2005年，第36页。

41.同上书，第41页。

42.同上书，第37页。

43.《在两次纪念日之间——作家、评论家、文学理论家论索尔仁尼琴创作》，莫斯科：俄罗斯道路出版社，2005年，第262页。

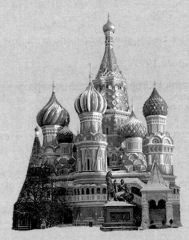

主要参考书目

俄文：

1. А.Барсенков,А.Вдовин. История России（1917-2004）.Москва., Аспект Пресс,2005 .

2. Н.Бердяев.Русская идея. Харьков., "Фолио", Москва., "Аст",2002.

3. В.Бычков. 2000 христианской литературы.в двух частях,Изд. Урао,1999.

4. Т.Георгиева.История русской культуры.Москва.,Юрайт,1999.

5. Лев.Гумилев. От Руси до России.Москва.,Айрис Пресс,2004.

6. И.Есаулов.Категория соборности в русской литературе. Петрозаводск.,Изд. Петрозаводского университета,1995.

7. А.Забияко. История древнерусской культуры. Москва., Интерпракс,1995.

8. И.Кондаков.Введение в историю русской культуры.Москва., Аспект пресс,1997.

9. В.И.Кулешов.История русской литературы 19-ого века.Москва., Изд.МГУ.1997.

10. Д.Лихачев.Раздумья о России.Санкт-Петербург.,Изд. Logos, 1999.

11. Г.Мелихов.Белый Харбин. Москва.,Русский путь,2003.

12. А.Орлов и др.Основы курса истории России.Москва.,Простор, 1999.

13. С.Перевезенцев. Смысл русской истории. Москва., "Вече", 2004.

14. О.Платонов. Русская цивилизация. Москва., "Роман-газета", 1995.

15. Л.Пятецкий.По тропам российской истории.Москва.,Московский лицей,1998.

16. Л.Рапацкая. Русская художественная культура.Москва.,Владос, 1998.

17. Е.Скворцова. Теория и история культуры.Москва.,Юнити, 1999.

18. И.Скоропанова.Русская постмодернистская литература. Москва., Флинта • Наука, 1999.

19. Н.Струве. Православие и культура.Москва.,Русский путь,2000.

20. Т.Чередниченко. Типология советской массовой культуры. Между "Брежневым" и "Пугачевой".Москва.,"культура",1994.

21. История русской культуры 9-20 вв.под редакцией Л.Климана,

Москва.,Дрофа,2004.

22. История русской культуры 9-20.вв.под редакцией Л.Кошина, Москва.,Дрофа,2004.

23. Культурология в вопросах и ответах.Москва.,Гардарики,1999.

24. Между двумя юбилеями,1998-2003.Москва.,Русский путь,2005.

25. О России и русской философской культуре.Москва.,Наука, 1990.

26. Памятники литературы древней Руси,вторая половина 16-ого века.Москва., Художественная литература,1986.

27. Публикация русского зарубежья（1920-1945）,Сборник статей,《Союзполиграфпром》, Факультет журналистики МГУ,Москва., 1999.

28. Русская литература 19-ого века. под редакцией Г.Н.Ионина.в двух частях.Москва.,Мнемозина.2004.

29. Современный словарь-справочник по литературе.Москва., Изд.Олимп,1999.

30. "YMCA-Press" в Архангельске.Архангельск., Община Храма сретения Господня, 2002.

中文：

1. И. Клеревилев дат:《宗教史》（王先睿等译），北京：中国社会科学出版社，1984年。

2. Н. 洛斯基:《俄国哲学史》，杭州：浙江人民出版社，1999年。

3. В. 索洛维约夫等:《俄罗斯思想》，杭州：浙江人民出版社，2000年。

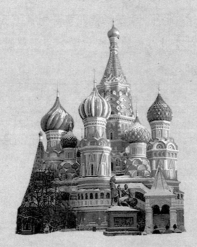

后 记

　　我过去每写完一本书就像是结束了一次长途跋涉，浑身都感到十分疲累，但疲累之余还有一种完成任务的喜悦。可是如今我把《俄罗斯文化十五讲》写完后，却只感到疲累而没有喜悦，因为我觉得我没有完成任务，这本书似乎尚未写完。

　　俄罗斯文化博大精深、丰富多彩，要写的东西太多太多，远远不是这本《俄罗斯文化十五讲》所能够囊括的。好在我在"作者的话"中已经对这本书要写的内容有过限定，因此有关俄罗斯文化的其他内容只能今后找机会补写了。

在《俄罗斯文化十五讲》问世之际，首先，我要感谢主编温儒敏先生及丛书编委会对我的信任；其次，我要深深感谢在百忙之中通读全稿并提出宝贵意见的徐振亚教授，深深感谢审阅了本书有关章节的北京大学哲学系徐凤林教授；此外，我还要借此机会对北京大学出版社编辑艾英同志以及认真校对本书书稿的北京大学外语学院博士生王帅、硕士生张全表示真诚的谢意。

任光宣

2007 年初于北京大学燕北园